国家基本药物
合理使用临床须知

（中成药）

李晓萍　王　娟　主编

陕西新华出版

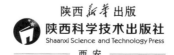

陕西科学技术出版社
Shaanxi Science and Technology Press

—— 西安 ——

图书在版编目（CIP）数据

国家基本药物合理使用临床须知. 中成药 / 李晓萍,
王娟主编. -- 西安 : 陕西科学技术出版社, 2024. 10.
ISBN 978-7-5369-9057-9

Ⅰ. R452

中国国家版本馆CIP数据核字第2024YF2094号

国家基本药物合理使用临床须知（中成药）

GUOJIA JIBENYAOWU HELISHIYONG LINCHUANGXUZHI (ZHONGCHENGYAO)

李晓萍　王　娟　主编

责任编辑	侯志艳
封面设计	梁宇琛
版式设计	建明文化

出 版 者 陕西科学技术出版社
　　　　　 西安市曲江新区登高路 1388 号陕西新华出版传媒产业大厦 B 座
　　　　　 电话（029）81205187　传真（029）81205155　邮编710061
　　　　　 http://www.snstp.com

发 行 者 陕西科学技术出版社
　　　　　 电话（029）81205180　81205178

印　　刷 西安市建明工贸有限责任公司
规　　格 787mm×1092mm　16 开本
印　　张 24.25
字　　数 484 千字
版　　次 2024 年 10 月第 1 版
　　　　　 2024 年 10 月第 1 次印刷
书　　号 ISBN 978-7-5369-9057-9
定　　价 89.00 元

《国家基本药物合理使用临床须知（中成药）》
编写组成员名单

名誉主编　阚全程　王成增　赵　杰

主　　编　李晓萍　王　娟

副 主 编　付智慧　施亚敏　贾文瑞　张晓川　周　政　朱春胜
　　　　　　聂安政　费炳红

编　　委　（以姓氏笔画为序）
　　　　　　王春合　刘　可　刘环环　闫付兴　李　梦　李飞鹏
　　　　　　李清正　张灵雁　张青君　张康康　陈　坤　林晓明
　　　　　　罗少帅　单文超　赵会晓　赵灵灵　姜晓芳　秦慧丹
　　　　　　夏胜南　徐志斌　徐曼菲　高　锟　韩永辉

编写说明

本书按照科学、严谨、简明、实用的原则，以指导临床合理用药为目的，参考 2018 年版《国家基本药物临床应用指南（中成药）》、2020 年版《中华人民共和国药典》（以下简称《中国药典》）、2020 年版《中华人民共和国临床用药须知中药成方制剂卷》（以下简称《临床用药须知》）、药品说明书及相关文献，对 2018 年版《国家基本药物目录》收载的 268 种中成药进行介绍。内容力求通俗易懂、简明扼要、便于使用，以指导和规范广大医务工作者，特别是基层医疗卫生工作者的诊疗行为。

中成药每个品种项下按【药品名称】、【药物组成】、【功能主治】、【方解】、【临床应用】、【不良反应】、【禁忌】、【注意事项】、【用法用量】、【剂型规格】的顺序撰写。书后附有药品笔画索引、药品汉语拼音索引。

【药品名称】依照《国家基本药物目录》，包括药品名称及序号。药品排序在相关中医药专家的指导下根据药品功效酌情调整。

【药物组成】依据药品说明书（辅料略）。

【功能主治】参照药品说明书及《中国药典》。

【方　　解】根据君、臣、佐、使之法，精练地分析方剂配伍。内容参考《临床用药须知》及《国家基本药物临床应用指南（中成药）》。

【临床应用】参考《临床用药须知》及《国家基本药物临床应用指南（中成药）》。

【不良反应】依据药品说明书、《临床用药须知》及相关文献报道。

【禁　　忌】依据药品说明书、《中国药典》及《临床用药须知》。主要介绍特殊人群（如孕妇、哺乳期妇女、儿童、运动员）及其他明确应禁用、忌用的情况。"对本品及所含成分过敏者禁用""辅料含蔗糖，糖尿病患者禁／慎用"适用于所有药物，在此统一说明，不再一一赘述。

【注意事项】依据药品说明书、《中国药典》及《临床用药须知》。以下注意事项："对本品过敏者禁用，过敏体质者慎用；药品性状发生改变时禁止使用；儿童必须在成人监护下使用；请将此药放在儿童不能接触的地方；如正在使用其他药品，使用本品前请咨询医师或药师。"适用于所有药物，在此统一说明，不再一一赘述。

注意事项内容包括证候禁忌、配伍禁忌、饮食禁忌、特殊人群使用禁忌、毒副作用（如有毒及含重金属元素的药物）及其他注意事项。

（1）证候禁忌：除介绍中医病证禁忌外，还包括西医疾病禁忌。

（2）配伍禁忌：十八反药物包括：甘草反甘遂、大戟、海藻、芫花；乌头反贝母、瓜蒌、半夏、白蔹、白及；藜芦反人参、党参、丹参、沙参、玄参、苦参、细辛、白芍、赤芍。十九畏药物包括：硫黄畏朴硝，水银畏砒霜，狼毒畏密陀僧，巴豆畏牵牛子，丁香畏郁金，牙硝畏三棱，川乌、草乌畏犀角，人参畏五灵脂，肉桂畏赤石脂。凡是含有上述十八反、十九畏药物的中成药在使用过程中，注意配伍禁忌。由于本书篇幅所限，对于含有十八反、十九畏药物的中成药品种的配伍禁忌在此统一说明，具体品种不再一一赘述，临床应用时注意忌与相关药物配伍使用。

（3）饮食禁忌：明确服药期间忌用的食物、服药时间等。

（4）特殊人群禁忌：明确孕妇、哺乳期妇女、老年人、儿童、过敏体质者及有高血压、心脏病、糖尿病、肝病、肾病患者等使用药物的注意事项。

（5）毒副作用：明确处方中是否配伍有毒及含重金属元素的药物，如含马兜铃酸、番木鳖碱及朱砂、雄黄等药物。

（6）其他注意事项。

【用法用量】依据药品说明书。

【剂型规格】按照 2018 年版《国家基本药物目录》规定的剂型规格。未标注具体规格的，其剂型对应的规格暂以国家药品管理部门批准的规格为准。

序

国家基本药物是适应基本医疗卫生需求，剂型适宜，价格合理，能够保障供应，公众可公平获得的药品。党的十九大以来，以习近平同志为核心的党中央高度重视中医药工作，一次次决策部署，一次次实地考察，为中医药传承创新发展指明方向。党中央、国务院高度重视中医药事业发展，国家卫生健康委积极贯彻落实中央决策部署，在国家药物政策和基本药物制度等相关工作中，注重体现中医药的特点，发挥中医药的作用，促进中医药的发展。

2018 年国务院办公厅印发的《关于完善国家基本药物制度的意见》（国办发〔2018〕88 号），从基本药物的遴选、生产、流通、使用、支付、监测等环节完善了相关政策。2018 年 10 月 25 日，国家卫生健康委员会发布《国家基本药物目录》（2018 年版），基药数从原来的 520 种增加到 685 种，新增了包括肿瘤用药 12 种、临床急需儿童用药 22 种等共 165 种。新版目录覆盖面更广，为不同疾病患者提供多种用药选择，更好地满足人民群众疾病防治基本用药需求。

安全、有效、经济、适当的使用药物，是世界卫生组织（WHO）倡导的合理用药原则，其中，安全是首要的，对于中药而言，亦是如此。国家基本药物是临床首选、优先使用的一线药品。为促进国家基本药物优先合理使用，强化医疗机构基本药物临床使用管理，不断提高基本药物合理使用水平，河南省卫生健康委员会委托郑州大学第一附属医院编印《国家基本药物合理使用临床须知》。本编写组成员负责中成药部分的整理、编辑工作，内容参考 2020 年版《中华人民共和国药典》、2020 年版《中华人民共和国临床用药须知中药成方制剂卷》、2018 年版

《国家基本药物临床应用指南（中成药）》、药品说明书、国家药品监督管理局网站及相关文献，按照科学、严谨、简明、实用的原则，对 2018 年版《国家基本药物目录》收载的 268 种中成药的临床应用、不良反应、禁忌、注意事项等进行了系统的核查、介绍，确保编写内容的准确性、科学性、实用性。

本书的出版，对于全国各级医疗机构医务人员合理使用国家基本药物，建立科学规范的用药习惯，必将起到极大的推动作用。

郑州大学第一附属医院 党委副书记、副院长
中华医学会临床药学分会 前任主委

目　录
CONTENTS

第七章　儿科用药

第一章

内科用药

第一节 解表剂

一、辛温解表

九味羌活丸（颗粒）-1

【药物组成】 羌活、防风、苍术、细辛、川芎、白芷、黄芩、甘草、地黄。

【功能主治】 疏风解表，散寒除湿。用于外感风寒挟湿所致的感冒，症见恶寒、发热、无汗、头重而痛，肢体酸痛。

【方　　解】 方中羌活性味辛温，散风寒，祛风湿，利关节，止痛行痹，为君药。防风辛甘微温，长于祛风胜湿，散寒止痛；苍术辛苦温燥，可发汗祛湿，二药共助君药散寒祛湿止痛，为臣药。细辛、川芎、白芷散寒祛风通痹，以止头身疼痛；黄芩、地黄清泄里热，地黄并可防辛温燥烈之品伤阴之弊，共为佐药。甘草调和诸药，为使药。诸药配伍，共奏疏风解表、散寒除湿之效。

【临床应用】 1.感冒　外感风寒湿邪所致，症见恶寒发热，肌表无汗，头痛项强，肢体酸楚疼痛，口苦而涩；上呼吸道感染见上述证候者。

2.痹病　风寒湿邪所致痹痛，关节疼痛，腰膝沉痛；类风湿关节炎见上述证候者。

【不良反应】 尚不明确。

【禁　　忌】 尚不明确。

【注意事项】 1. 风热感冒或湿热证慎用。

2. 不宜在服药期间同时服用滋补性中药。

3. 忌烟、酒及辛辣、生冷、油腻食物。

4. 有高血压、心脏病、肝病、糖尿病、肾病等慢性病患者应在医师指导下服用。

5. 儿童、孕妇、哺乳期妇女、年老体弱者应在医师指导下服用。

6. 运动员慎用。

7. 严格按用法用量服用，本品不宜长期服用。

8. 服药3d症状无缓解，应去医院就诊。

9. 发热体温超过38.5℃的患者，应去医院就诊。

【用法用量】丸剂：

规格（1）大蜜丸，姜葱汤或温开水送服。一次3~4.5g，一日2次。

规格（2）、（3）水丸，姜葱汤或温开水送服。一次6~9g，一日2~3次。

规格（4）小蜜丸，姜葱汤或温开水送服。一次3~4.5g，一日2次。

颗粒剂：

规格（1）姜汤或开水冲服。一次5g，一日2~3次。

规格（2）姜汤或开水冲服。一次15g，一日2~3次。

【剂型规格】丸剂：（1）每丸重9g；（2）每袋装6g；（3）每袋装9g；（4）每10丸重1.8g。

颗粒剂：（1）每袋装5g；（2）每袋装15g。

感冒清热颗粒（胶囊）-2

【药物组成】荆芥穗、薄荷、防风、柴胡、紫苏叶、葛根、桔梗、苦杏仁、白芷、苦地丁、芦根。

【功能主治】疏风散寒，解表清热。用于风寒感冒，头痛发热，恶寒身痛，鼻流清涕，咳嗽，咽干。

【方　　解】方中荆芥穗防风辛温，祛风解表散寒，为君药。紫苏叶、白芷解表散寒，柴胡、薄荷、葛根发表解肌，清散伏热，合则解表退热，共为臣药。芦根清肺胃之热、生津止渴，苦地丁清热解毒，桔梗祛痰利咽，苦杏仁降气止咳，共为佐药。诸药合用，共奏疏风散寒、解表清热之效。

【临床应用】感冒　外感风寒或内有郁热所致，症见头痛发热，恶寒身痛，鼻流清涕，咳嗽，咽干，舌红，苔薄白或薄黄，脉浮；上呼吸道感染见上述证候者。

【不良反应】不良反应监测数据显示，本品可见以下不良反应：恶心、呕吐、腹泻、腹痛、腹胀、腹部不适、口干、皮疹、瘙痒、心悸、过敏反应、呼吸困难等。

【禁　　忌】尚不明确。

【注意事项】1.风热感冒者不适用，其表现为发热重，微恶风，有汗，口渴，鼻流浊涕，咽喉红肿热痛，咳吐黄痰。

2. 不宜在服药期间同时服用滋补性中成药。

3. 忌烟、酒及辛辣、生冷、油腻食物。

4. 糖尿病患者及有高血压、心脏病、肝病、肾病等慢性病严重者应在医师指导下服用。

5. 按照用法用量服用，儿童、孕妇、哺乳期妇女、年老体弱者应在医师指导下服用。

6. 本品不宜与环孢素同用，与环孢素A同用，可引起环孢素A血药浓度升高。

7. 发热体温超过38.5℃的患者，应去医院就诊。

8. 服药3d症状无缓解，或出现发热咳嗽加重，并有其他严重症状如胸闷、心悸等时应去医院就诊。

【用法用量】颗粒剂：规格（1）、（2）、（3）开水冲服。一次1袋，一日2次。

胶囊：口服。一次3粒，一日2次。

【剂型规格】颗粒剂：（1）每袋装3g；（2）每袋装6g；（3）每袋装12g。

胶囊：每粒装0.45g。

正柴胡饮颗粒 -3

【药物组成】柴胡、陈皮、防风、甘草、赤芍、生姜。

【功能主治】发散风寒，解热止痛。用于外感风寒所致的发热恶寒、无汗、头痛、鼻塞、喷嚏、咽痒咳嗽、四肢酸痛；流感初起、轻度上呼吸道感染见上述证候者。

【方　　解】方中柴胡疏散退热，为君药。防风发表散寒，胜湿止痛；生姜发汗解表，温肺止咳，两味共为臣药。赤芍散瘀止痛，陈皮理气健脾，共为佐药。甘草祛痰止咳，调和诸药，为使药。全方共奏发散风寒、解热止痛之功。

【临床应用】感冒　外感风寒初起所致，症见发热恶寒，头痛，身痛，鼻塞流涕，无汗，咽痒，咳嗽，四肢酸痛，舌质淡红，苔薄白，脉浮或浮紧；流感初起、轻度上呼吸道感染见上述证候者。

此外，本品还可治疗肿瘤发热和骨折发热。

【不良反应】尚不明确。

【禁　　忌】孕妇禁用。

【注意事项】1. 风热感冒者不适用，其表现为发热明显，微恶风，有汗，口渴，鼻流浊涕，咽喉肿痛，咳吐黄痰。

2. 不宜在服药期间同时服用滋补性中药。

3. 忌烟、酒及辛辣、生冷、油腻食物。

4. 有高血压、心脏病、肝病、肾病等慢性病严重者应在医师指导下服用。

5. 儿童、年老体弱者应在医师指导下服用。

6. 服药3d症状无缓解，应去医院就诊。

【用法用量】 规格（1）、（2）开水冲服。一次1袋，一日3次；小儿酌减。

【剂型规格】 颗粒剂：（1）每袋装3g；（2）每袋装10g。

二、辛凉解表

柴胡注射液 –4

【药物组成】 北柴胡。

【功能主治】 清热解表。用于感冒、流行性感冒及疟疾等的发热。

【方　　解】 北柴胡苦辛微寒，辛散苦泄，微寒退热，善于解表清热，和解少阳，为治疗外感发热、疟疾发热的良药。单药为方，药力专一，可奏解表退热之效。

【临床应用】 1.**感冒**　外感风热所致，症见发热，微恶风，头胀痛，汗出，咽干或咽痛，或咽喉红肿疼痛，鼻塞流浊涕，咳嗽，咯黄黏痰，口渴欲饮，舌边尖红，苔薄白或薄黄，脉浮数；上呼吸道感染见上述证候者。

2.**时行感冒**　外感时邪所致，症见高热恶寒，头身疼痛，口干口渴，舌红苔薄白，脉浮数；流行性感冒见上述证候者。

3.**疟疾**　感受疟邪，邪伏少阳，正邪交争所致寒战高热，头痛，烦渴。

此外，本品还有治疗寻常疣、银屑病、单纯疱疹病毒性角膜炎、流行性腮腺炎以及穴位注射治疗痤疮的临床报道。

【不良反应】 1.**过敏反应**：皮肤潮红或苍白、皮疹、瘙痒、呼吸困难、心悸、发绀、血压下降、过敏性休克、过敏样反应等。

2. 全身性反应：畏寒、寒战、发热、疼痛、乏力等。

3. 皮肤及其附件：可表现多种皮疹，以荨麻疹、皮炎伴瘙痒为主。

4. 呼吸系统：憋气、呼吸急促、呼吸困难等。

5. 心血管系统：心悸、胸闷、发绀、血压下降等。

6. 神经、精神系统：头晕、头痛、麻木、眩晕、晕厥、抽搐、意识模糊等。

7. 消化系统：口干、恶心、呕吐、腹痛、腹泻等。

8. 用药部位：疼痛、皮疹、瘙痒、局部红肿硬结等。

【禁　　忌】 1. 儿童禁用。

2. 本品为肌内注射剂，禁止静脉注射给药。

【注意事项】1. 严格按照药品说明书规定的功能主治使用，禁止超功能主治用药。

2. 本品为退热解表药，无发热者不宜用药。

3. 用药前应仔细询问患者情况、用药史和过敏史。有药物过敏史或过敏体质者慎用。

4. 有家族过敏史者慎用。

5. 对老人、孕妇、肝肾功能异常患者等特殊人群和初次使用中药注射剂的患者应慎重使用，加强监测。

6. 本品不良反应包括过敏性休克，应在有抢救条件的医疗机构使用，使用者应接受过过敏性休克抢救培训，用药后出现过敏反应或其他严重不良反应须立即停药并及时救治。

7. 本品保存不当可能会影响药品质量，用药前应认真检查本品，发现药液出现混浊、沉淀、变色、结晶等药物性状改变以及瓶身有漏气、裂纹等现象时，均不得使用。

8. 严格按照药品说明书推荐的用法用量使用，尤其注意不超剂量、不长期连续用药。

9. 本品应单独使用，严禁混合配伍，谨慎联合用药。

10. 加强用药监护。用药过程中，应密切观察用药反应，特别是开始30min。发现异常，立即停药，采取积极救治措施，救治患者。

【用法用量】肌内注射。一次2～4mL，一日1～2次。

【剂型规格】注射液：每支装2mL。

金花清感颗粒 –5

【药物组成】金银花、石膏、蜜麻黄、炒苦杏仁、黄芩、连翘、浙贝母、知母、牛蒡子、青蒿、薄荷、甘草。

【功能主治】疏风宣肺，清热解毒。用于单纯型流行性感冒轻症，中医辨证属风热犯肺证者，症见发热，头痛，全身酸痛，咽痛，咳嗽，恶风或恶寒，鼻塞流涕，舌质红，舌苔薄黄，脉数。在新型冠状病毒感染的常规治疗中，可用于轻型、普通型引起的发热、咳嗽、乏力。

【方　　解】方中金银花味甘性寒，善清热解毒，疏风透表；石膏味辛甘性寒，辛以透热于外，寒可泻热于肺，二药合用，解表宣肺，外解内清，共为君药。蜜麻黄辛温，宣肺平喘；炒苦杏仁味苦性温，宣降肺气，止咳平喘；黄芩善清肺热，燥湿解毒；连翘清热解毒，疏散风热，四药合用，辅助君药增强疏风解表，宣降肺气，清热解毒之功，共为臣药。浙贝母清肺热化痰止咳；知母清热泻火，润肺止咳；牛蒡子透散邪热，利咽消肿，化痰止咳；青蒿清透邪热；薄荷疏风散热，清咽利喉，以上五味药，佐助君药增强透散疫毒邪热，化痰利咽之效，共为佐药。甘草清热解毒，化痰止咳，调和诸药，引药入经，为佐使药。诸药配伍，共奏疏风宣肺、清热解毒之效。

【临床应用】时行感冒　因外感时邪，肺失宣肃所致，症见发热，头痛，全身酸痛，咽痛，咳嗽，恶风或恶寒，鼻塞流涕，舌质红，舌苔薄黄，脉数；单纯型流行性感冒轻症见上述证候者。

【不良反应】1. 可见恶心、呕吐、腹泻、胃部不适、烧心、纳差等胃肠道不良反应。

2. 偶见用药后肝功能异常、心悸或皮疹。

【禁　　忌】尚不明确。

【注意事项】1. 本品尚无研究数据支持用于体温≥39.1℃，或血常规中白细胞＞$11.0×10^9$/L，或中性粒细胞＞75%，或重症流感者。

2. 服药期间不宜同时服用滋补性中药。

3. 服药期间忌烟、酒及辛辣、生冷、油腻食物。

4. 运动员及脾胃虚寒者慎用。

5. 既往有肝脏病史或用药前肝功能异常者慎用。

6. 本品尚无研究数据支持用于孕妇、哺乳期妇女、儿童及老龄人群。

【用法用量】开水冲服。一次1袋，一日3次。

【剂型规格】颗粒剂：每袋装5g（相当于饮片17.3g）。

银翘解毒丸（颗粒、胶囊、软胶囊、片）-6

【药物组成】金银花、连翘、薄荷、荆芥、淡豆豉、牛蒡子（炒）、桔梗、淡竹叶、甘草。

【功能主治】疏风解表，清热解毒。用于风热感冒，症见发热头痛、咳嗽口干、咽喉疼痛。

【方　　解】方中金银花、连翘辛凉透邪，清热解毒，用量最重，为君药。薄荷、荆芥、淡豆豉辛散表邪，透热外出，为臣药。其中淡豆豉、荆芥虽为辛温解表之品，但温而不燥，又与金银花、连翘同用，温性被制约，而增强其疏散清热之力。牛蒡子、桔梗宣肺止咳、清利咽喉，淡竹叶甘凉轻清，以清热生津止咳，均为佐药。甘草调和诸药为使药。诸药合用，共奏疏风解表、清热解毒之功。

【临床应用】感冒 外感风热所致发热、微恶风寒、鼻塞、流黄浊涕、身热、无汗、头痛、咳嗽、口干、咽喉疼痛、舌苔薄黄、脉浮数；上呼吸道感染见上述证候者。

【不良反应】有文献报道，服用银翘解毒丸出现心慌、胸闷、憋气、呼吸困难、大汗淋漓、面色苍白、眼前发黑、恶心呕吐及过敏性休克等不良反应。

【禁　　忌】尚不明确。

【注意事项】1. 风寒感冒者不适用，其表现为恶寒重，发热轻，无汗，头痛，鼻塞，流清涕，喉痒咳嗽。

2. 不宜在服药期间同时服用滋补性中药。

3. 忌烟、酒及辛辣、生冷、油腻食物。

4. 有高血压、心脏病、肝病、糖尿病、肾病等慢性病严重者应在医师指导下服用。

5. 儿童、孕妇、哺乳期妇女、年老体弱及脾虚便溏者应在医师指导下服用。

6. 发热体温超过38.5℃的患者，应去医院就诊。

7. 服药3d症状无缓解，应去医院就诊。

【用法用量】丸剂：

规格（1）、（2）浓缩蜜丸，以芦根汤或温开水送服。一次1丸，一日2～3次。

规格（3）浓缩丸，口服。一次5丸，一日3次。

颗粒剂：规格（1）、（2）开水冲服。一次1袋，一日3次；重症者加服1次。

胶囊：口服。一次4粒，一日2～3次。

软胶囊：口服。一次2粒，一日3次。

片剂：规格（1）、（2）、（3）口服。一次4片，一日2～3次。

【剂型规格】丸剂：（1）每丸重3g；（2）每丸重9g；（3）每10丸重1.5g。

颗粒剂：（1）每袋装2.5g；（2）每袋装15g。

胶囊：每粒装0.4g。

软胶囊：每粒装0.45g。

片剂：（1）每片重0.3g；（2）素片每片重0.5g；（3）薄膜衣片每片重0.52g。

芎菊上清丸（颗粒、片）-7

【药物组成】川芎、菊花、黄芩、白芷、桔梗、栀子、连翘、防风、炒蔓荆子、荆芥穗、黄连、甘草、羌活、薄荷、藁本。

【功能主治】清热解表，散风止痛。用于外感风邪引起的恶风身热、偏正头痛、鼻流清涕、牙疼喉痛。

【方　　解】方中菊花、川芎合用，清热解表，行气活血，祛风止痛，共为君药。连翘、薄荷、炒蔓荆子疏散风热，清利头目，祛风止痛；黄芩、栀子、黄连清热泻火、解毒止痛，辅助君药清热解表、祛风止痛，共为臣药。羌活、藁本、防风、白芷、荆芥穗祛风解表、通络止痛，共为佐药。桔梗载药上行，甘草调和药性，共为使药。全方共奏清热解表、散风止痛之效。

【临床应用】1. **头痛**　因感受风邪所致，症见头痛，头晕目眩，头目不清，恶风，苔薄黄，脉浮数；偏头痛见上述证候者。

2. **伤风**　因外感风邪所致，症见鼻塞流涕，喷嚏，发热恶风，头疼，头晕，口苦咽干，舌质红，苔薄黄，脉浮数；上呼吸道感染见上述证候者。

【不良反应】尚不明确。

【禁　　忌】尚不明确。

【注意事项】1. 肝火上攻、风阳上扰头痛者慎用。

2. 不宜在服药期间同时服用滋补性中药。

3. 服用期间忌烟、酒及辛辣、生冷、油腻食物。

4. 体虚者慎用。儿童、孕妇、哺乳期妇女、年老患者应在医师指导下服用。

5. 有高血压、心脏病、肝病、糖尿病、肾病等慢性病严重者应在医师指导下服用。

6. 服药后大便次数增多且不成形者，应酌情减量。

7. 服药3d后症状未改善，应去医院就诊。

【用法用量】丸剂：

规格（1）大蜜丸，口服。一次1丸，一日2次。

规格（2）、（3）水丸，口服。一次6g，一日2次。

颗粒剂：开水冲服。一次1袋，一日3次。

片剂：规格（1）、（2）口服。一次4片，一日2次。

【剂型规格】丸剂：（1）每丸重9g；（2）每袋装6g；（3）每100粒重6g。

颗粒剂：每袋装10g。

片剂：（1）糖衣片片芯重0.25g；（2）糖衣片片芯重0.3g。

牛黄清感胶囊 -8

【药物组成】黄芩、金银花、连翘、人工牛黄、珍珠母。

【功能主治】疏风解表，清热解毒。用于外感风热、内郁化火所致的发热、咽喉肿痛、咳嗽等；舌红苔黄，脉弦滑。

【方　　解】方中黄芩泻肺及上焦实热；金银花、连翘此二味芳香清解，辛凉透表清热，共为君药。牛黄、珍珠母可有清热解毒、去腐生肌之功效，为臣药。此方用于外感风热、内郁化火之证。

【临床应用】外感风热所致的发热、咳嗽、咽痛等。感冒、流行性感冒、咽喉炎、扁桃体炎见上述证候者。

【不良反应】尚不明确。

【禁　　忌】孕妇禁用。

【注意事项】1. 风寒感冒者不适用，其表现为恶寒重，发热轻，无汗，头痛，鼻塞，流清涕，喉痒咳嗽。

2. 脾胃虚寒证见腹痛、喜暖、泄泻者慎用。

3. 不宜在服药期间同时服用滋补性中药。

4. 忌烟酒、辛辣、生冷、油腻食物。

5. 有高血压、心脏病、肝病、肾病、糖尿病等慢性病严重者应在医师指导下服用。

6. 儿童、年老体弱者应在医师指导下服用。

7. 服药3d症状无缓解，应去医院就诊。

【用法用量】口服。一次2～4粒，一日3次。

【剂型规格】胶囊：每粒装0.3g。

祖卡木颗粒 -9

【药物组成】山柰、睡莲花、破布木果、薄荷、大枣、洋甘菊、甘草、蜀葵子、大黄、罂粟壳。

【功能主治】调节异常气质，清热，发汗，通窍。用于感冒咳嗽，发热无汗，咽喉肿痛，鼻塞流涕。

【方　　解】方中洋甘菊发汗祛风，清热解毒，止咳平喘；薄荷疏散风热，宣肺利咽，清利头目，针对外感风热之邪，能疏散外邪，宣肺止咳，共为君药。蜀葵子解毒并祛风，能助洋甘菊祛风解毒之功，破布木果化痰止咳，罂粟壳敛肺止咳，协助君药，宣肺散邪，止咳化痰，共为臣药。睡莲花清热消暑，山柰辟湿浊，祛秽气，和中止痛，顾护中焦；大黄苦降，清热泻火，使上炎之火得以下泄，用为佐药。大枣益气养脾安中，甘草调和诸药，用作使药。全方共奏清热、发汗、通窍之效。

【临床应用】**感冒** 因感受风热所致，症见发热，微恶风寒，无汗，咳嗽，咽喉肿痛，鼻塞流涕等；急性上呼吸道感染见上述证候者。

【不良反应】监测数据显示，本品可见以下不良反应：

1. 消化系统：恶心、呕吐、腹泻、腹痛、腹胀、腹部不适、口干、肝功能异常等。

2. 精神及神经系统：失眠、兴奋、烦躁、嗜睡、头晕、头痛等。

3. 其他：乏力、胸部不适、心悸、血压降低或升高、过敏或过敏样反应等，有过敏性休克个例报告。

【禁　　忌】孕妇、哺乳期妇女及儿童禁用。

【注意事项】1. 脾胃虚寒泄泻者慎用。

2. 风寒感冒者不宜用。

3. 不宜在服药期间同时服用滋补性中药。

4. 忌烟、酒及辛辣、生冷、油腻食物。

5. 运动员慎用。糖尿病患者遵医嘱。

6. 本品含罂粟壳，严格按照剂量服用，不宜常服，连续使用时间不应超过7d。

7. 肝生化指标异常者慎用。

8. 服药期间出现上述不良反应时应当停药，如症状未缓解应立即前往医院就诊。

【用法用量】规格（1）、（2）口服。一次1袋，一日3次。

【剂型规格】颗粒剂：（1）每袋装6g；（2）每袋装12g。

复方银花解毒颗粒 –10

【药物组成】青蒿、山银花、荆芥、薄荷、野菊花、大青叶、连翘、鸭跖草、淡豆豉、前胡。

【功能主治】疏风解表，清热解毒。用于普通感冒、流行性感冒属风热证，症见发热，微恶风，头痛，鼻塞流涕，咳嗽，咽痛，全身酸痛，苔薄白或微黄，脉浮数。

【方　　解】方中山银花味甘性寒，连翘苦而微寒，二药既能解表透邪，疏散风热，又能清热解毒，针对主要病机，共为君药。薄荷辛凉，疏散风热，清头目，利咽喉；荆芥味辛微温，疏风解表透邪；淡豆豉解表除烦，宣发郁热，三者共用辅助君药增强疏散风热，清利头目，宣发郁热之效，故为臣药。青蒿苦寒清热，芳香透邪，退热力胜；大青叶、野菊花、鸭跖草清热解毒，凉血利咽；前胡宣散风热，降气化痰，五药合用，佐助君药透散邪热，解毒利咽，降气消痰，共为佐药。诸药配伍，共奏疏风解表、清热解毒之效。

【临床应用】1.**感冒** 因外感风热所致，症见发热，微恶风，鼻塞流涕，咳嗽，咽痛，头痛，全身酸痛，苔薄白或微黄，脉浮数；普通感冒见上述证候者。

2.**时行感冒** 因外感时邪所致，症见高热，恶风，头痛，鼻塞流涕，咳嗽，咽痛，全身酸痛，苔薄白或微黄，脉浮数者；流行性感冒见上述证候者。

【不良反应】个别患者偶见恶心，呕吐，腹痛。

【禁　　忌】尚不明确。

【注意事项】风寒感冒者不宜使用。

【用法用量】开水冲服。一次1袋，一日3次；重症者加服1次。

【剂型规格】颗粒剂：每袋装15g。

三、表里双解

防风通圣丸（颗粒）-12

【药物组成】防风、荆芥穗、薄荷、麻黄、大黄、芒硝、栀子、滑石、桔梗、石膏、川芎、当归、白芍、黄芩、连翘、甘草、白术（炒）。

【功能主治】解表通里，清热解毒。用于外寒内热，表里俱实，恶寒壮热，头痛咽干，小便短赤，大便秘结，瘰疬初起，风疹湿疮。

【方　　解】方中麻黄、荆芥穗、防风、薄荷疏风解表，使外邪从汗而解，共为君药。大黄、芒硝泻热通便，滑石、栀子清热利湿，使里热从二便分消，石膏、黄芩、连翘、桔梗清热泻火解毒，共为臣药。当归、白芍、川芎养血和血；白术健脾燥湿，为佐药。甘草益气和中，调和诸药，为使药。诸药合用，汗、下、清、利四法具备，共奏解表通里、清热解毒之效。

【临床应用】1.**感冒** 外感风寒、内有蕴热所致恶寒壮热，头痛，咽干，小便短赤，大便秘结，舌红苔黄厚，脉浮紧或弦数；上呼吸道感染见上述证候者。

2. **风疹湿疮**　内蕴湿热、复感风邪所致恶寒发热，头痛，咽干，小便短赤，大便秘结；丹斑隐疹，瘙痒难忍或湿疮；荨麻疹、湿疹见上述证候者。

3. **瘰疬**　颈部一侧或两侧见结块肿大如豆，兼见恶寒发热，小便短赤，大便秘结；淋巴结结核早期见上述证候者。

此外，还有用于治疗扁平疣、慢性荨麻疹、儿童舔口皮炎、肥胖症、急性细菌性痢疾、鼻旁窦炎风热证的报道。

【不良反应】有恶心、呕吐、腹泻、腹痛或胃肠不适、皮疹、瘙痒等不良反应。

【禁　　忌】1. 脾虚便溏者忌用。

2. 运动员禁用。

【注意事项】1. 虚寒证者慎用。

2. 不宜在服药期间同时服用滋补性中药。

3. 忌烟、酒及辛辣、油腻、鱼虾海鲜类食物。

4. 孕妇、儿童、哺乳期妇女、年老体弱及脾虚便溏者与有高血压、心脏病、肝病、糖尿病、肾病等慢性病患者应在医师指导下服用。

5. 服药后大便次数增多且不成形者，应酌情减量。

6. 因服用或注射某种药物后出现荨麻疹等相似的皮肤症状者属于药物过敏（药疹），应立即去医院就诊。

7. 本品不宜长期服用，服药3d后症状未改善或皮疹面积扩大，病情加重，应去医院就诊。

8. 发热体温超过38.5℃的患者，应去医院就诊。

【用法用量】丸剂：

规格（1）大蜜丸，口服。一次1丸，一日2次。

规格（2）浓缩丸，口服。一次8丸，一日2次。

规格（3）水丸，口服。一次6g，一日2次。

颗粒剂：口服。一次1袋，一日2次。

【剂型规格】丸剂：（1）每丸重9g；（2）每8丸相当于原药材6g；（3）每20丸重1g。

颗粒剂：每袋装3g。

疏风解毒胶囊 –20

【药物组成】虎杖、连翘、板蓝根、柴胡、败酱草、马鞭草、芦根、甘草。

【功能主治】疏风清热，解毒利咽。用于急性上呼吸道感染属风热证，症见发热，恶风，咽痛，头痛，鼻塞，流浊涕，咳嗽等。

【方　　解】方中柴胡解表退热，连翘疏散风热，清热解毒，共为君药。虎杖、板蓝根、败酱草、马鞭草清热解毒，凉血利咽，消肿止痛，共为臣药。芦根清宣肺热，生津止渴，用为佐药。甘草调和诸药，用为使药。全方共收疏风清热、解毒利咽之功。

【临床应用】感冒　因风热侵袭所致，症见发热，恶风，咽喉红肿疼痛，头痛，鼻塞，流浊涕，咳嗽等；急性上呼吸道感染见上述证候者。

【不良反应】偶见恶心。

【禁　　忌】尚不明确。

【注意事项】1. 风寒感冒者不宜用。

2. 脾胃虚寒者慎用。

3. 建议餐后服用。服药期间忌辛辣、生冷、油腻食品，忌烟酒。

4. 不宜在服药期间同时服用滋补性中药。

5. 有高血压、心脏病、糖尿病、肝病、肾病等慢性病患者应在医师指导下服用。

6. 年老体弱者应在医师指导下服用。

7. 发热体温超过38.5℃的患者，应去医院就诊。

8. 目前尚无体温超过39.1℃、白细胞总数$>10 \times 10^9/L$、中性粒细胞$>80\%$的研究数据。结膜炎、疱疹性咽峡炎、妊娠及哺乳期妇女不在本次研究范畴。

9. 服药3d症状无缓解，应去医院就诊。

【用法用量】口服。一次4粒，一日3次。

【剂型规格】胶囊：每粒装0.52g。

四、扶正解表

玉屏风颗粒 -13

【药物组成】黄芪、白术（炒）、防风。

【功能主治】益气，固表，止汗。用于表虚不固，自汗、恶风、面色㿠白，或体虚易感风邪者。

【方　　解】方中黄芪重用，益气固表，实卫而止汗，为君药。白术健脾益气，助黄芪益气固表，而为臣药。防风走表而御风邪，为佐药。黄芪得防风，固表不留邪；防风得黄芪，祛邪不伤正。本剂补中有散，散中有补，合奏益气固表止汗之效。

【临床应用】1.**自汗**　由气虚卫外不固所致，症见自汗、恶风、气短、乏力、舌淡、脉虚弱。

2.**体虚易感冒**　由表虚不固所致，症见神疲乏力，自汗恶风，反复感冒，舌淡，脉虚。

此外，还有治疗反复呼吸道感染、小儿肾病综合征、小儿喘息型慢性支气管炎、哮喘、慢性支气管炎、支原体肺炎、小儿变应性鼻炎、角膜溃疡病、复发性口腔溃疡、慢性荨麻疹、慢性湿疹、慢性阻塞性肺疾病肺气虚证的报道。

【不良反应】尚不明确。

【禁　　忌】尚不明确。

【注意事项】1. 热病汗出者慎用。

2. 阴虚盗汗者慎用。

3. 服药期间饮食宜选清淡食品，忌油腻食物。

4. 本品宜饭前服用。

5. 按照用法用量服用，小儿、孕妇，高血压、糖尿病患者应在医师指导下服用。

6. 服药2周或服药期间症状无明显改善，或症状加重者，应立即停药并去医院就诊。

【用法用量】开水冲服。一次1袋，一日3次。

【剂型规格】颗粒剂：每袋装5g。

第二节　泻下剂

润肠通便

麻仁润肠丸（软胶囊）-14

【**药物组成**】火麻仁、炒苦杏仁（去皮）、大黄、木香、陈皮、白芍。

【**功能主治**】润肠通便。用于肠胃积热，胸腹胀满，大便秘结。

【**方　　解**】方中以质润多脂的火麻仁润肠通便，为君药。大黄攻积泻下，取苦杏仁、白芍，一则益阴增液以润肠通便，使腑气通，津液行，二则甘润可减缓大黄攻伐之力，使泻下而不伤正，共为臣药。陈皮、木香行气导滞，加强降泄通便之力，共为佐药。诸药相合，共奏润肠通便之功。

【**临床应用**】便秘　胃肠积热所致大便秘结，胸腹胀满，口苦，尿黄，舌红苔黄或黄燥，脉滑数；习惯性便秘见上述证候者。有临床报道用于促进剖宫产术后胃肠功能的恢复。

【**不良反应**】少数患者服药后出现腹痛，大便次数过多，大便偏稀，可酌情减量或停服。

【**禁　　忌**】孕妇禁用。

【**注意事项**】1. 严重器质性病变引起的排便困难，如结肠癌，严重的肠道憩室，肠梗阻及炎症性肠病等忌用。

2. 年轻体壮者便秘时不宜用，虚寒便秘者不宜用。

3. 胸腹胀满严重者应去医院就诊。

4. 不宜在服药期间同时服用滋补性中药。

5. 饮食宜清淡，忌酒及辛辣食物。

6. 月经期慎用。

7. 儿童、哺乳期妇女、年老体弱及脾虚便溏者应在医师指导下服用。

8. 有高血压、心脏病、肝病、糖尿病、肾病等慢性病严重者应在医师指导下服用。

9. 服用后大便次数过多，大便偏稀，可酌情减量或停服。

10. 严格按用法用量服用，本品不宜长期服用。

11. 服药3d症状无缓解，应去医院就诊。

【用法用量】丸剂：

规格（1）大蜜丸，口服。一次1~2丸，一日2次。

规格（2）小蜜丸，口服。一次1~2袋，一日2次。

规格（3）水蜜丸，口服。一次3.2~6.4g，一日2次。

软胶囊：口服。一次8粒，一日2次；年老体弱者酌情减量服用。

【剂型规格】丸剂：（1）每丸重6g；（2）每袋装6g；（3）每10粒重1.6g。

软胶囊：每粒装0.5g。

第三节　清热剂

一、清热泻火

黄连上清丸（颗粒、胶囊、片）–15

【药物组成】黄连、栀子（姜制）、连翘、炒蔓荆子、防风、荆芥穗、白芷、黄芩、菊花、薄荷、酒大黄、黄柏（酒炒）、桔梗、川芎、石膏、旋覆花、甘草。

【功能主治】散风清热，泻火止痛。用于风热上攻、肺胃热盛所致的头晕目眩、暴发火眼、牙齿疼痛、口舌生疮、咽喉肿痛、耳痛耳鸣、大便秘结、小便短赤。

【方　　解】方中黄连、黄芩、黄柏、石膏清热泻火，燥湿解毒；栀子、大黄清热凉血解毒，引热毒从二便而出，共为君药。连翘、菊花、荆芥穗、白芷、蔓荆子、川芎、防风、薄荷疏散风热，共为臣药。旋覆花下气行水，桔梗清热利咽排脓，载药上行，共为佐药。甘草清热解毒，调和诸药，为使药。诸药合用，散风清热、泻火止痛、上通下行，使火热随之而解。

【临床应用】1.暴风客热　因风热上攻，肺胃热盛，上蒸头目所致，眼内刺痒交作，羞明流泪，眵多，白睛红赤，头痛，身热，口渴，尿赤，舌苔黄，脉浮数；急性结膜炎见上述证候者。

2.脓耳　风热邪毒上犯，并肺胃热盛，毒热结聚，循经上蒸耳窍，气血相搏，化腐成脓所致。耳痛显著，眩晕流脓，重听耳鸣，头痛，发热，鼻塞流涕，舌红苔薄黄，脉浮数；急性化脓性中耳炎见上述证候者。

3.口疮　因风热邪毒内侵，或肺胃热盛，循经上攻于口所致，口腔黏膜充血发红，水肿破溃，渗出疼痛，口热口臭，身痛，口干口渴，便干，尿黄，舌红苔黄，脉浮滑数；急性口炎、复发性口疮见上述证候者。

4.牙宣　因肺胃火盛，风热内侵，火热蕴郁，循经上蒸于龈所致，牙龈红肿，出血渗出，疼痛，口干口渴，口臭口黏，便秘，尿黄，舌苔黄，脉浮弦数；急性牙龈（周）炎见上述证候者。

5.尽牙痛　因风热邪毒侵袭，并有肺胃火盛，蕴热化火结毒，循经郁结牙龈冠周所致，冠周牙龈充血肿胀，渗出化脓，疼痛剧烈，口热口臭，口渴口干，张口可受限，便秘，尿黄，舌苔黄厚，脉弦实数；急性智齿冠周炎见上述证候者。

6.喉痹　因风热邪毒内侵，并肺胃热盛，蕴热生火相结，循经上蒸咽喉，咽喉红肿疼痛，头痛，身热，尿黄，便干，舌苔黄，脉弦数；急性咽炎见上述证候者。

【不良反应】个别患者服药后可出现腹泻或伴轻度腹痛；另有报道服用本品后出现恶心、呕吐、皮疹、瘙痒、大便次数增加、腹部不适、乏力、过敏或过敏样反应、急性肝损害。

【禁　　忌】1. 孕妇禁用。

2. 脾胃虚寒者禁用。

【注意事项】1. 阴虚火旺者慎用。

2. 不宜在服药期间同时服用滋补性中药。

3. 忌烟、酒及辛辣食物。

4. 有高血压、心脏病、肝病、糖尿病、肾病等慢性病严重者应在医师指导下服用。

5. 儿童、哺乳期妇女、年老体弱者应在医师指导下服药。

6. 服药后大便次数增多且不成形者，应酌情减量。

7. 严格按用法用量服用，本品不宜长期服用。

8. 服药3d症状无缓解，或出现其他严重症状，应去医院就诊。

【用法用量】丸剂：

规格（1）大蜜丸，口服。一次1～2丸，一日2次。

规格（2）水蜜丸，口服。一次3～6g，一日2次。

规格（3）水丸，口服。一次3～6g，一日2次。

颗粒剂：口服。一次2g，一日2次。

胶囊：口服。一次2粒，一日2次。

片剂：规格（1）、（2）口服。一次6片，一日2次。

【剂型规格】丸剂：（1）每丸重6g；（2）每40丸重3g；（3）每袋装6g。

颗粒剂：每袋装2g。

胶囊：每粒装0.4g。

片剂：（1）薄膜衣片每片重0.31g；（2）糖衣片片芯重0.3g。

牛黄解毒丸（胶囊、软胶囊、片）-16

【药物组成】人工牛黄、雄黄、石膏、大黄、黄芩、桔梗、冰片、甘草。

【功能主治】清热解毒。用于火热内盛，咽喉肿痛，牙龈肿痛，口舌生疮，目赤肿痛。

【方　　解】方中人工牛黄味苦性凉，入肝、心经，功善清心泻火解毒，为君药。生石膏味辛能散，性大寒可清胃泻火，除烦止渴；黄芩味苦性寒，清热燥湿，泻火解毒；大黄苦寒沉降，清热泻火，凉血解毒，泻下通便，开实火下行之途，共为臣药。雄黄、冰片清热解毒，消肿止痛；桔梗味苦辛，归肺经，宣肺利咽，共为佐药。甘草调和诸药，为使药。诸药合用，共奏清热解毒之效。

【临床应用】1.口疮　胃火亢盛所致的口舌生疮，疼痛剧烈，反复发作，口干喜饮，大便秘结，舌质红苔黄，脉沉实有力；口腔炎、口腔溃疡见上述证候者。

2.牙痛　三焦火盛所致的牙龈红肿疼痛，发热，甚则牵引头痛，日轻夜重，口渴引饮，大便燥结，小便黄赤，或面颊红肿，颌下瘰疬疼痛，苔黄，脉滑数有力；急性牙周炎、牙龈炎见上述证候者。

3.喉痹　火毒内盛，火热上攻所致的咽痛红肿，壮热，烦渴，大便秘结，腹胀，胸满，小便黄赤，舌红苔黄，脉滑数有力；急性咽炎见上述证候者。

此外，尚有肛肠用药治疗痔源性便秘、外敷防治化疗性静脉炎的报道。

【不良反应】1. 消化系统：腹泻、腹痛、恶心、呕吐、口干、胃不适等；有肝生化指标异常、消化道出血的个案报告。

2. 皮肤及其附件：皮疹、瘙痒、面部水肿等，有重症药疹的个案报道。长期过量使用可能出现皮肤粗糙、增厚、色素沉着等砷中毒表现。

3. 神经、精神系统：头晕、头痛、嗜睡、失眠等。

4. 免疫系统：过敏样反应、过敏性休克等。

5. 心血管系统：心悸等。

6. 呼吸系统：呼吸困难、胸闷等。

7. 泌尿系统：有血尿、急性肾损伤等个案报道。

此外，有长期使用导致砷中毒的个案报道。

【禁　　忌】1. 孕妇、哺乳期妇女禁用。

2. 婴幼儿禁用。

3. 严重肝损伤患者禁用。

【注意事项】1. 虚火上炎所致口疮、牙痛、喉痹者慎用。

2. 脾胃虚弱、大便溏薄者慎用。

3. 本品含有雄黄，不宜过服、久服。有连续用药半年以上出现砷中毒的报告。

4. 急、慢性肾损害患者慎用。

5 本品不宜与含雄黄的其他药品同时服用。

6. 用药后如出现不良反应，应及时停药，去医院就诊。

【用法用量】 丸剂：

规格（1）大蜜丸，口服。一次1丸，一日2～3次。

规格（2）水蜜丸，口服。一次2g（40丸），一日2～3次。

规格（3）水丸，口服。一次2g，一日3次。

胶囊：口服。一次3粒，一日2～3次。

软胶囊：口服。一次4粒，一日2～3次。

片剂：

规格（1）口服。一次3片，一日2～3次。

规格（2）口服。一次2片，一日2～3次。

【剂型规格】 丸剂：（1）每丸重3g；（2）每100丸重5g；（3）每袋装4g。

胶囊：每粒装0.3g。

软胶囊：每粒装0.4g。

片剂：（1）每片重0.25g；（2）每片重0.3g。

牛黄上清丸（胶囊、片）-17

【药物组成】 人工牛黄、薄荷、菊花、荆芥穗、白芷、川芎、栀子、黄连、黄柏、黄芩、大黄、连翘、赤芍、当归、地黄、桔梗、甘草、石膏、冰片。

【功能主治】 清热泻火，散风止痛。用于热毒内盛、风火上攻所致的头痛眩晕、目赤耳鸣、咽喉肿痛、口舌生疮、牙龈肿痛、大便燥结。

【方　解】 方中人工牛黄性凉，功能清热解毒，消肿止痛，故为君药。黄芩、黄连、黄柏、大黄、栀子苦寒清热燥湿，解毒泻火，凉血消肿，能够清泻三焦实火；石膏清解阳明经实热火邪，共为臣药。菊花、连翘凉散风热，清热解毒；荆芥穗、白芷解表散风，消肿止痛；薄荷疏风清热，解毒利咽，诸药均有发散火邪之能，有"火郁发之"之意，赤芍、地黄、当归、川芎凉血活血，上行头目，祛风止痛；冰片疏散郁火，通关开窍，清利咽喉，聪耳明目，以助清解上焦热邪，透发火郁，共为佐药。桔梗轻清上浮，载药上行；甘草调和诸药，共为使药。诸药合用，共奏清热泻火、散风止痛之效。

【临床应用】**1.头痛** 由热毒内盛，风火上攻所致。用于头痛，伴有头晕，面红目赤，口干口苦；原发性高血压、血管神经性头痛见上述证候者。

2.眩晕 由热毒内盛，风火上攻所致。用于眩晕，面红目赤，耳鸣耳聋；原发性高血压见上述证候者。

3.暴风客热 由热毒内盛，风火上攻，引动肝火，上犯头目所致。用于眼内刺痒交作，畏光流泪，眵多，白睛红赤，头痛，身热，口渴，尿赤，舌苔黄，脉浮数；急性结膜炎见上述证候者。

4.喉痹 由热毒内盛，蕴热生火相结，循经上蒸咽喉所致。用于咽喉红肿疼痛，头痛，身热，尿黄，便干，舌苔黄，脉弦数；急性咽炎见上述证候者。

5.口疮、口糜 由热毒内盛，风火上攻，结聚口腔所致。用于黏膜充血发红，水肿破溃，渗出疼痛，口干口渴，身痛，乏力，便干，尿黄，舌红苔黄，脉弦洪数；急性口炎、复发性口疮见上述证候者。

6.牙宣 由热毒内盛，风火上攻牙龈所致。用于牙龈红肿，出血渗出疼痛，口干口渴，口臭口热，便秘，尿黄，舌苔黄，脉浮弦数；急性牙龈（周）炎见上述证候者。

7.牙痛 由热毒内盛，蕴热化火结毒，循经上犯冠周牙龈所致。用于牙龈充血肿胀，渗出化脓，疼痛剧烈，口热口臭，张口可受限，便秘，尿黄，舌苔黄厚，脉弦实数；急性智齿冠周炎见上述证候者。

此外，尚有治疗脸腺炎的报道。

【不良反应】有服用本品出现药疹、贫血及过敏性休克的报道。

【禁　　忌】孕妇禁用。

【注意事项】1. 阴虚火旺所致的头痛、眩晕、牙痛、咽痛慎用。

2. 忌烟、酒及辛辣食物。

3. 不宜在服药期间同时服用滋补性中药。

4. 高血压、心脏病、肝病、糖尿病、肾病等慢性病严重者应在医师指导下服用。

5. 儿童、哺乳期妇女、年老体弱及脾虚便溏者应在医师指导下服用。

6. 服药后大便次数增多且不成形者，应酌情减量。

7. 严格按用法用量服用，本品不宜长期服用。

8. 服药3d症状无缓解，应去医院就诊。

9. 用本品治疗喉痹、口疮、口糜、牙宣、牙痛时，可配合使用外用药物。

【用法用量】丸剂：

规格（1）大蜜丸，口服。一次1丸，一日2次。

规格（2）水丸，口服。一次3g，一日2次。

规格（3）水蜜丸，口服。一次4g，一日2次。

胶囊：口服。一次3粒，一日2次。

片剂：规格（1）、（2）、（3）口服。一次4片，一日2次。

【剂型规格】丸剂：（1）每丸重6g；（2）每16粒重3g；（3）每100粒重10g。

胶囊：每粒装0.3g。

片剂：（1）糖衣基片每片重0.25g；（2）薄膜衣片每片重0.265g；（3）每片重0.3g。

一清颗粒（胶囊）-18

【药物组成】黄连、大黄、黄芩。

【功能主治】清热泻火解毒，化瘀凉血止血。用于火毒血热所致的身热烦躁、目赤口疮、咽喉、牙龈肿痛、大便秘结、吐血、咯血、衄血、痔血；咽炎、扁桃体炎、牙龈炎见上述证候者。

【方　　解】方中大黄苦寒既可清热泻火解毒，又能化瘀凉血止血，为君药。黄芩味苦可泻肺胃之火解毒，性寒可清热凉血止血；黄连也为苦寒之品，可泻心火，解热毒，二者辅助大黄，共为臣药。三药合用，直清其热，共奏清热泻火解毒、化瘀凉血止血之效。

【临床应用】1.暴风客热　火毒血热上攻于目所致的目赤肿痛，口渴咽干，大便秘结，小便黄赤，舌红苔黄，脉数；急性结膜炎见上述证候者。

2.口疮　心脾火毒熏蒸口舌所致的口舌发红，起小疱或溃烂，疼痛灼热，口臭，便秘，舌红苔黄，脉数；急性口炎、口疮见上述证候者。

3.喉痹　肺胃火毒客于咽喉所致的咽喉红肿疼痛，声音嘶哑，口干喜饮，便秘，尿赤，舌红苔黄，脉数；急性咽炎见上述证候者。

4.乳蛾　肺胃火毒熏灼咽核所致的咽核红肿疼痛，吞咽时疼痛加重，口干喜饮，便秘，尿赤，舌红苔黄，脉数；急性扁桃体炎见上述证候者。

5.便秘　火毒内热结于胃肠所致的大便干燥，小便黄赤，烦躁，或兼有腹胀腹痛，口干口臭，舌红苔黄燥，脉滑数。

6.牙宣　胃火炽盛，熏蒸牙龈所致的牙龈红肿疼痛，烦渴多饮，口臭，便秘，尿黄，舌红苔黄，脉数；牙龈（周）炎见上述证候者。

7.吐血　火毒血热灼伤胃络所致的吐血，血色鲜红，夹有食物残渣，身热烦躁，牙龈肿痛，便秘尿赤，舌红苔黄，脉数有力；胃及十二指肠溃疡出血见上述证候者。

8.咯血　火毒血热灼伤肺络所致的咯血，血色鲜红，夹有痰涎，咽痒咳嗽，舌红苔黄，脉数有力；支气管扩张见上述证候者。

9.衄血　肺胃热盛，灼伤络脉所致的鼻出血，齿龈或牙缝出血，血色鲜红，身热烦躁，口鼻干燥，牙龈肿痛，大便秘结，小便黄赤，舌红苔黄，脉数有力；干燥性鼻炎、萎缩性鼻炎、牙周炎见上述证候者。

10.便血　火热壅遏肠道，灼伤络脉所致的大便带血，血色鲜红，肛门肿胀，舌红苔黄，脉数；胃及十二指肠溃疡出血、痔疮、肛裂出血见上述证候者。

此外，尚有治疗痤疮、带状疱疹的临床报道。

【不良反应】偶见皮疹、恶心、腹泻、腹痛。

【禁　　忌】孕妇、绞窄性肠梗阻患者及结、直肠黑便病患者禁用。

【注意事项】1. 阴虚火旺者慎用。

2. 扁桃体有化脓或发热体温超过38.5℃的患者应去医院就诊。

3. 忌烟、酒及辛辣、油腻食物。

4. 不宜在服药期间同时服用滋补性中药。

5. 糖尿病患者及有高血压、心脏病、肝病、肾病等慢性病严重者应在医师指导下服用。

6. 儿童、哺乳期妇女、年老体弱及脾虚便溏者应在医师指导下服用。

7. 出现腹泻时可酌情减量。服药后大便次数每日2～3次者，应减量；每日3次以上者，应停用并向医师咨询。

8. 出血过多者，应采取综合急救措施。

9. 本药苦寒，易伤正气，体弱年迈者慎服；中病即止，不可过量、久服。

10. 服药3d症状无缓解，应去医院就诊。

【用法用量】颗粒剂：规格（1）、（2）开水冲服。一次1袋，一日3～4次。

胶囊：口服。一次2粒，一日3次。

【剂型规格】颗粒剂：（1）每袋装5g；（2）每袋装7.5g。

胶囊：每粒装0.5g。

清热八味胶囊（散、丸）–24

【药物组成】 檀香、石膏、红花、苦地丁、瞿麦、胡黄连、麦冬、人工牛黄。

【功能主治】 清热解毒。用于脏腑热，肺热咳嗽，痰中带血，肝火胁痛。

【方　　解】 方中人工牛黄性凉，功能清热泻火、凉血解毒，力主祛邪；石膏辛甘大寒，具辛散透达经络郁热、清热泻火解毒之功，共为君药。苦地丁、胡黄连清热解毒，破瘀消积；麦冬滋阴清热，润燥生津，辅君清热解毒，共为臣药。檀香、红花理气活血通络，瞿麦性寒，具清热、利尿和通淋之效，使热从小便而去，共为佐使药。诸药合用，共奏清热解毒之功。

【临床应用】 1.咳嗽　因热毒蕴肺所致，症见咳嗽，咯痰色黄，痰中带血，发热，胸痛，舌质红，苔黄，脉数。

　　　　　　　2.胁痛　因肝火旺盛所致，症见胁肋疼痛，烦热易怒，口苦，咽干，口渴，或便秘，尿赤，脉弦数者。

【不良反应】 尚不明确。

【禁　　忌】 尚不明确。

【注意事项】 1. 服药期间忌食辛辣、油腻食物。

　　　　　　　2. 服用本品后大便显黑色，注意与消化道疾病引起的黑便相鉴别。

　　　　　　　3. 孕妇慎用。

【用法用量】 胶囊：口服，白糖水为引。一次3～5粒，一次1～2次。

　　　　　　　散剂：口服。一次1.5～3g，一日1～2次。

　　　　　　　丸剂：口服。一次8～15丸，一日1～2次。

【剂型规格】 胶囊：每粒装0.3g。

　　　　　　　散剂：每袋装15g。

　　　　　　　丸剂：每10粒重2g。

二、清热解毒

金叶败毒颗粒 –11

【药物组成】 金银花、大青叶、蒲公英、鱼腥草。

【功能主治】 清热解毒。用于风温肺热病热在肺卫证，症见发热，咽痛或乳蛾红肿，流涕，咳嗽，咯痰，头痛，口渴等。

【方　　解】方中金银花性味甘寒，清热解毒，疏散风热，善散肺经热邪，透热达表，为
君药。大青叶性味苦寒，清热解毒，利咽消肿，为臣药。鱼腥草性辛味微
寒，清热解毒，消肿排脓；蒲公英清热解毒，消肿散结，配合君臣治疗肺卫
咽喉热毒之邪，二者共为佐药。四药配伍，共达清热解毒之功。

【临床应用】风温肺热病　因外感风热，热在肺卫证所致，症见发热，咽痛或乳蛾红肿，流
涕，头痛，咳嗽，痰黏或黄，口渴，舌边尖红，苔薄黄，脉浮数。

【不良反应】临床研究中发现个别病例服药后ALT、BUN轻度异常，是否与服用本品有
关，尚不明确。

【禁　　忌】尚不明确。

【注意事项】对肝、肾功能异常者，服药期间应予复查。

【用法用量】开水冲服。一次10g，一日3次。

【剂型规格】颗粒剂：每袋装10g。

板蓝根颗粒 –19

【药物组成】板蓝根。

【功能主治】清热解毒，凉血利咽。用于肺胃热盛所致的咽喉肿痛、口咽干燥、腮部肿
胀；急性扁桃体炎、腮腺炎见上述证候者。

【方　　解】方中板蓝根性味苦寒，苦能泄降，寒能清热，本品有清热解毒、消肿利咽之
功能。无论是火毒内蕴、肺胃热盛所致的喉痹、乳蛾，还是瘟疫时毒、热毒
蕴结所致的痄腮、咽喉肿痛，皆可用之。

【临床应用】1.喉痹　因火毒炽盛、上灼于咽而致，症见咽部红肿、疼痛，发热，舌红苔
黄，脉数；急性咽炎见上述证候者。

2.乳蛾　因肺胃热毒壅盛、上蒸喉核而致，症见喉核红肿，疼痛剧烈，或化
脓，吞咽困难，发热，舌红，苔黄，脉数；急性扁桃体炎见上述证候者。

3.痄腮　因瘟疫时毒、热毒蕴结所致，症见发热，腮部肿胀，舌红苔黄，脉
数；急性腮腺炎见上述证候者。

【不良反应】尚不明确。

【禁　　忌】尚不明确。

【注意事项】1. 阴虚火旺者慎用。

2. 用于腮腺炎时，应隔离治疗。

3. 扁桃体有化脓或发热体温超过38.5℃的患者应去医院就诊。

4. 风寒感冒者不适用，其表现为恶寒重，发热轻，无汗，鼻塞流清涕，口不渴，咳吐稀白痰。

5. 忌烟酒及辛辣、鱼腥、油腻食物。

6. 不宜在服药期间同时服用滋补性中药。

7. 儿童、孕妇、哺乳期妇女、年老体弱，脾虚便溏者应在医师指导下服用。

8. 糖尿病患者及高血压、心脏病、肝病、肾病等慢性病严重者应在医师指导下服用。

9. 服药3d症状无缓解，应去医院就诊。

【用法用量】规格（1）开水冲服。一次3～6g，一日3～4次。

规格（2）、（3）开水冲服。一次5～10g，一日3～4次。

【剂型规格】颗粒剂：（1）每袋装3g（相当于饮片7g）；（2）每袋装5g（相当于饮片7g）；（3）每袋装10g（相当于饮片14g）。

清热解毒颗粒 –21

清热解毒颗粒 21–1

【药物组成】金银花、连翘、水牛角、大青叶、石膏、黄连、地黄、知母、玄参。

【功能主治】清热解毒，养阴生津，泻火。用于风热型感冒、流行性腮腺炎及轻、中型乙型脑炎。

【方　　解】方中黄连、石膏、知母清热泻火，重在清气分之热，水牛角、玄参、地黄、大青叶凉血解毒，重在清血分之热，其中地黄、玄参、知母又能养阴生津，金银花、连翘疏散风热，透热外出，清热解毒。诸药同用气血两清，且兼顾正气，养阴生津，共奏清热解毒、养阴生津、泻火之功。

【临床应用】1.感冒　由外感风热，内郁化火所致，症见发热重，微恶风寒，头痛，咽痛，口干，舌红，脉浮数；急性上呼吸道感染见上述证候者。

2.痄腮　由外感瘟疫时毒所致，症见腮颊灼热肿胀疼痛，发热，烦躁，舌红，脉数；流行性腮腺炎见上述证候者。

3.暑温　由感受暑热邪毒所致，症见高热，头痛，烦躁，呕吐，口渴，舌红，脉数；轻、中型乙型脑炎见上述证候者。

【不良反应】尚不明确。

【禁　　忌】孕妇禁用。

【注意事项】1. 本品适用于风热感冒，症见发热咽痛，口干或渴，咳嗽痰黄。

2. 风寒感冒者不适用，其表现为恶寒重，发热轻，无汗，头痛，鼻塞，流清涕，喉痒咳嗽。

3. 脾胃虚寒泄泻者慎服。

4. 忌烟、酒及辛辣、生冷、油腻食物。

5. 不宜在服药期间同时服用滋补性中药。

6. 高血压、心脏病、肝病、肾病等慢性病严重者应在医生指导下服用。

7. 服药3d症状无缓解，应去医院就诊。

【用法用量】规格（1）、（2）开水冲服。一次1袋，一日3次；小儿酌减，或遵医嘱。

【剂型规格】颗粒剂：（1）每袋装9g；（2）每袋装18g。

清热解毒颗粒 21-2

【药物组成】石膏、金银花、玄参、地黄、连翘、栀子、甜地丁、黄芩、龙胆、板蓝根、知母、麦冬。

【功能主治】清热解毒。用于热毒壅盛所致的发热面赤、烦躁口渴、咽喉肿痛等症；流感、上呼吸道感染见上述证候者。

【方　　解】方中石膏、知母清热泻火，除烦止渴，重在解气分实热，以玄参、地黄凉血解毒，重在清血分之热，以轻扬疏泄的金银花、疏散表热的连翘，清热解毒，兼以透散营分之热，以苦寒的栀子泻三焦之火，用黄芩清上焦邪热，龙胆泻下焦肝胆实火，辅以甜地丁、板蓝根以增强清热解毒利咽之功；同时，玄参、地黄、知母、麦冬以养阴生津，解除烦渴。诸药同用，气血两清，兼顾三焦，并顾护正气，养阴生津，共奏清热解毒之功。

【临床应用】1. 时行感冒　由外感时行疫毒之邪，内郁化火所致，症见发热较重，发病较急，身热面赤，烦躁口渴，咽喉肿痛，舌红，脉浮数；流行性感冒见上述证候者。

2. 感冒　由外感风热，内郁化火所致，症见发热重，微恶风寒，身热面赤，烦躁口渴，咽喉肿痛，舌红，脉浮数；急性上呼吸道感染见上述证候者。

【不良反应】尚不明确。

【禁　　忌】孕妇禁用。

【注意事项】1. 本品适用于风热感冒，症见发热咽痛，口干或渴，咳嗽痰黄；发高热体温超过38.5℃的患者，应去医院就诊。

2. 风寒感冒者不适用，其表现为恶寒重，发热轻，无汗，头痛，鼻塞，流清涕，喉痒咳嗽。

3. 脾胃虚寒泄泻者慎服。

4. 忌烟、酒及辛辣、生冷、油腻食物。

5. 不宜在服药期间同时服用滋补性中药。

6. 高血压、心脏病、肝病、肾病等慢性病严重者应在医生指导下服用。

7. 儿童、年老体弱者应在医师指导下服用。

8. 服药3d症状无缓解，应去医院就诊。

【用法用量】口服。一次5～10g，一日3次，或遵医嘱。

【剂型规格】颗粒剂：每袋装5g。

复方黄黛片 –22

【药物组成】青黛、雄黄、太子参、丹参。

【功能主治】清热解毒，益气生血。用于初治的急性早幼粒细胞白血病。

【方　　解】方中雄黄具有解毒抗癌，散结消癥之功，用为君药。青黛可清热解毒，凉血消斑，泻肝定惊，为臣药。丹参活血祛瘀，消肿止痛，清心除烦；太子参益气健脾，养血生津，扶正祛邪，二药相伍为佐使药。诸药合用，共奏清热解毒、益气生血之效。

【临床应用】初治的急性早幼粒细胞白血病　因热毒炽盛、气血两虚所致，属虚劳范畴，症见发热，乏力，心悸，胸骨压痛，皮肤黏膜苍白，皮肤出血点或瘀斑，舌质淡，脉细弱。

此外，本品还有用于治疗慢性粒细胞性白血病的文献报道。

【不良反应】用药期间，部分患者可发生恶心、呕吐、浮肿、腹痛、腹泻、肌肉疼痛、眼干口干、口腔黏膜水肿、皮肤溃疡、皮肤干燥、皮疹、乳房胀痛、色素沉着、头痛、胃痛、胸闷胸痛、出血、发热、肺部感染、肝功能损害、关节痛、血尿等现象。

【禁　　忌】妊娠及哺乳期患者禁用。

【注意事项】1. 本品用于急性早幼粒细胞白血病（APL）的诱导缓解治疗。本品尚未有复治的APL、儿童等特殊人群，以及远期疗效的研究资料。

2. 治疗期间如发生维甲酸综合征则按常规处理。

3. 本品尚未有研究数据支持出凝血功能障碍者的应用。

4. 肝肾功能异常者慎用。

5. 注意监测血砷浓度情况，如异常范围严重或有相关临床表现，则进行相应的处理。

【用法用量】口服。一次3～5片，一日3次，逐步加大剂量，到第10d左右，达到30片/日，分3次服用，疗程最长不超过60d。

【剂型规格】片剂：每片重0.27g。

唐草片 -23

【药物组成】老鹳草、金银花、瓜蒌皮、柴胡、香薷、石榴皮、黄芪、甘草、木棉花、鸡血藤、红花、糯稻根、诃子、白花蛇舌草、菱角、银杏叶、马齿苋、胡黄连、龙葵、全蝎。

【功能主治】清热解毒，活血益气。用于艾滋病病毒感染者以及艾滋病患者（CD4淋巴细胞在100～400个/mm^{3}之间），有提高CD4淋巴细胞计数作用，可改善乏力、脱发、食欲减退和腹泻等症状，改善活动功能状况。

【方　　解】方中金银花清热解毒，散邪凉血；白花蛇舌草清热解毒，利水消肿；龙葵清热解毒，活血利水，三者同用，增强清热解毒之功，用为主药。黄芪健脾益气，升阳止泻，托毒排脓，扶正祛邪；柴胡和解退热，疏肝解郁，升发清阳；胡黄连清热燥湿，退热除蒸，三者同用以散邪退热。鸡血藤、红花、银杏叶同用以活血化瘀通络；全蝎攻毒散结，通络止痛；瓜蒌皮利气，化痰，通络，五者同用，通达气血，化瘀通络。木棉花、老鹳草、马齿苋、菱角、糯稻根、香薷、诃子、石榴皮同用，共奏清热除湿，益胃和中，涩肠止泻之功。甘草清热解毒，调和诸药。诸药同用，共奏清热解毒、活血益气之功。

【临床应用】艾滋病病毒感染者以及艾滋病患者（CD4淋巴细胞在100～400个/mm^{3}之间）　因气血两虚，热毒内蕴所致，症见食欲缺乏、乏力、腹泻、疲倦、脱发。

【不良反应】服药后可能出现恶心、消化不良、失眠，一般不需停药，可自行缓解。

【禁　　忌】尚不明确。

【注意事项】1. 急性感染期、严重的机会性感染、机会性肿瘤、过敏体质、严重的精神及神经疾病的患者服用应遵医嘱。

2. 服药期间，忌食生冷、辛辣刺激食物及含酒精类饮料。

3. 尚未进行对儿童、老年患者、孕期及哺乳期妇女的临床研究，因此上述人群慎用。

【用法用量】口服。一日3次，一次8片。6个月为1个疗程。

【剂型规格】片剂：每片重0.4g（薄膜包衣）。

连花清瘟胶囊（颗粒）-33

【药物组成】连翘、金银花、炙麻黄、炒苦杏仁、石膏、板蓝根、绵马贯众、鱼腥草、广藿香、大黄、红景天、薄荷脑、甘草。

【功能主治】清瘟解毒，宣肺泄热。用于治疗流行性感冒属热毒袭肺证，症见发热或高热，恶寒，肌肉酸痛，鼻塞流涕，咳嗽，头痛，咽干咽痛，舌偏红，苔黄或黄腻等。

【方　　解】方中金银花、连翘清热解毒，为君药。炙麻黄宣肺散寒，炒苦杏仁降气止咳，石膏清解肺热，合为臣药。板蓝根、绵马贯众、鱼腥草清热解毒，薄荷疏散风热，广藿香和中祛湿，大黄通里泄热，红景天清肺止咳，共为佐药。甘草益气和中，调和诸药，为使药。全方合用，共奏清瘟解毒、宣肺泄热之功。

【临床应用】1.时行感冒　瘟热毒邪引起，症见发热甚或高热，恶寒，肌肉酸痛，咳嗽，头痛，舌偏红，苔黄或黄腻；流行性感冒见上述证候者。

2.喉痹　感受风热毒邪引起，症见咽干，咽痛，咳嗽，或有发热，舌偏红，苔黄或黄腻；急性咽炎见上述证候者。

【不良反应】上市后监测数据显示本品可见以下胃肠道不良反应，如恶心、腹泻、呕吐、腹痛、腹胀、口干，以及皮疹、瘙痒、头晕等。

【禁　　忌】运动员禁用。

【注意事项】1. 风寒感冒者慎用。

2. 不宜在服药期间同时服用滋补性中药。

3. 忌烟、酒及辛辣、生冷、油腻食物。

4. 本品含有麻黄，高血压、心脏病患者慎用。有肝病、糖尿病、肾病等慢性病严重者应在医师指导下服用。

5. 儿童、孕妇、哺乳期妇女、年老体弱及脾虚便溏者应在医师指导下服用。

6. 发热体温超过38.5℃的患者，应去医院就诊。

7. 严格按用法用量服用，本品不宜长期服用。

8. 服药3d症状无缓解，应去医院就诊。

【用法用量】胶囊：口服。一次4粒，一日3次。

颗粒剂：口服。一次1袋，一日3次。

【剂型规格】胶囊：每粒装0.35g。

颗粒剂：每袋装6g。

三、清热燥湿

复方黄连素片 -32

【**药物组成**】盐酸小檗碱、木香、吴茱萸、白芍。

【**功能主治**】清热燥湿，行气止痛，止痢止泻。用于大肠湿热，赤白下痢，里急后重或暴注下泻，肛门灼热；肠炎、痢疾见上述证候者。

【**方　　解**】本方为中西合方制剂。方中中药部分木香行气止痛，吴茱萸温中燥湿止泻，白芍养血和血，缓急止痛。方中西药部分盐酸小檗碱有较强的抑菌作用，用于多种肠道细菌感染。方中中西药合用，共达清热燥湿、行气止痛、止痢止泻之效。

【**临床应用**】1.痢疾　饮食不洁，大肠湿热所致，症见腹泻脓血样大便，里急后重，腹痛，恶心，呕吐，发热；细菌性痢疾见上述证候者。

2.泄泻　大肠湿热所致，症见大便稀软，甚则如稀水样，次数明显增加，气味酸腐臭，或完谷不化，伴腹痛，恶心呕吐，不思饮食，口干渴；肠炎见上述证候者。

【**不良反应**】口服不良反应较少，偶有恶心、呕吐、皮疹和药热，停药后消失。

【**禁　　忌**】溶血性贫血患者及葡萄糖-6-磷酸脱氢酶缺乏患者禁用。

【**注意事项**】1. 虚寒性泻痢者慎用。

2. 服药期间饮食宜清淡，忌辛辣、油腻食物。

3. 妊娠期前3个月慎用。

4. 本品苦寒，易伤胃气，不可过服、久服。

5. 严重脱水者，则应采取相应的治疗措施。

6. 含鞣质的中药与盐酸小檗碱合用后，生成难溶性鞣酸盐沉淀，降低疗效。

【**用法用量**】口服。一次4片，一日3次。

【**剂型规格**】片剂：每片含盐酸小檗碱30mg。

香连丸 -34

【**药物组成**】萸黄连、木香。

【**功能主治**】清热化湿，行气止痛。用于大肠湿热所致的痢疾，症见大便脓血、里急后重、发热腹痛；肠炎、细菌性痢疾见上述证候者。

【方　　解】方中以大量黄连清热燥湿，解毒止痢，为君药。以少量木香行气止痛而除腹痛、里急后重，为臣药。再取吴茱萸制黄连，既制黄连之苦寒，又能调和肝胃，是为佐药。诸药相合，共奏清热化湿，行气止痛之功。

【临床应用】1.痢疾　湿热下注所致，症见赤白下痢，腹痛，里急后重，舌红苔黄腻，脉滑数；细菌性痢疾见上述证候者。

2.泄泻　湿热下注所致，症见腹痛，泄泻，泻下急迫或不爽，小便短赤，舌红苔黄腻，脉滑数；急性肠炎见上述证候者。

【不良反应】本品可致恶心、胃部嘈杂，或上腹部不适。

【禁　　忌】尚不明确。

【注意事项】1. 寒湿及虚寒下痢者慎用。

2. 忌生冷、辛辣、油腻刺激性食物。

3. 孕妇慎用。

4. 按照用法用量服用，小儿、哺乳期妇女及年老体虚者应在医师指导下服用。

5. 服药3d后症状未改善，应去医院就诊。

【用法用量】规格（1）浓缩丸，口服。一次6～12丸，一日2～3次；小儿酌减。

规格（2）、（3）、（4）水丸，口服。一次3～6g，一日2~3次；小儿酌减。

规格（5）、（6）水丸，口服。一次3～6g，一日2～3次。

【剂型规格】丸剂：（1）每6g相当于原生药3g；（2）每10丸重1.5g；（3）每12丸重约1g；（4）每20粒重1g；（5）每40丸重约3g；（6）每100粒重3g。

四、清热利湿

四妙丸 -28

【药物组成】苍术、牛膝、盐黄柏、薏苡仁。

【功能主治】清热利湿。用于湿热下注所致的痹病，症见足膝红肿，筋骨疼痛。

【方　　解】方中黄柏味苦性寒，取其寒以胜热，苦以燥湿，且善除下焦之湿热，重用为君药。苍术味苦性温，燥湿除痹；薏苡仁利湿除痹，共为臣药。牛膝活血通经络，补肝肾，强筋骨，且引药直达下焦，为使药。诸药合用，共奏清热利湿之功。

【临床应用】痹病　因湿热下注，经络痹阻所致，症见下肢关节肿痛，痛处灼热，筋脉拘急，关节屈伸不利，小便热赤，舌质红，舌苔黄，脉滑数；类风湿关节炎、风湿热、痛风性关节炎、膝骨关节炎见上述证候者。

此外，用于肝胆湿热下注所致阴囊湿疹，湿热内蕴所致亚急性湿疹、慢性湿疹。

【不良反应】尚不明确。

【禁　　忌】孕妇禁用。

【注意事项】1. 风寒湿痹，虚寒痿证者慎用。

2. 服药期间饮食宜清淡，忌饮酒，忌食鱼腥、辛辣食物。

【用法用量】口服。一次6g（一次1袋），一日2次。

【剂型规格】丸剂：每15粒重1g。

五、清脏腑热

双黄连合剂（口服液、颗粒、胶囊、片）-29

【药物组成】金银花、黄芩、连翘。

【功能主治】疏风解表，清热解毒。用于外感风热所致的感冒，症见发热、咳嗽、咽痛。

【方　　解】方中金银花性味甘寒，芳香疏散，善散肺经热邪，又可清解心胃之热毒，故为君药。黄芩苦寒，长于清肺热，并能清热燥湿，泻火解毒；连翘味苦，性微寒，既能清热解毒，又能透表达邪，长于清心火而散上焦之热，二药共为臣药。全方配合，药少而力专，共奏疏风解表、清热解毒之功。

【临床应用】感冒　外感风热所致，症见发热，微恶风，汗泄不畅，头胀痛，鼻塞，流黄浊涕，咳嗽，舌红苔薄黄，脉浮数；上呼吸道感染见上述证候者。

此外，双黄连口服液还可治疗流行性感冒、支气管炎、肺炎、扁桃体炎、咽炎，及热毒壅盛引起的口腔炎、舌叶状乳头炎、小儿肺炎；双黄连口服液外敷还可用于治疗烧烫伤感染。

【不良反应】监测数据显示，双黄连口服制剂有皮疹、瘙痒、恶心、呕吐、腹痛、腹泻、胸闷、潮红、过敏或过敏样反应、头晕、呼吸困难、心悸等不良反应报告，有肝功能生化指标异常、过敏性休克个例报告。

【禁　　忌】风寒感冒者禁用。

【注意事项】1. 不宜在服药期间同时服用滋补性中药。

2. 忌烟、酒及辛辣、生冷、油腻食物。

3. 高血压、心脏病、肝病、糖尿病、肾病等慢性病严重者应在医师指导下服用。

4. 按照用法用量服用，儿童、孕妇、哺乳期妇女、年老体弱及脾虚便溏者应在医师指导下服用。

5. 服药3d症状无缓解，应去医院就诊。

6. 发热体温超过38.5℃的患者，应去医院就诊。

【用法用量】合剂：规格（1）~（4）口服。一次20mL，一日3次；小儿酌减，或遵医嘱。

颗粒剂：规格（1）、（2）口服或开水冲服。一次10g，一日3次；6个月以下，一次2~3g；6个月~1岁，一次3~4g；1~3岁，一次4~5g；3岁以上儿童酌量，或遵医嘱。无蔗糖颗粒服用量减半。

胶囊：口服。一次4粒，一日3次；小儿酌减，或遵医嘱。

片剂：口服。一次4片，一日3次；小儿酌减，或遵医嘱。

【剂型规格】合剂：（1）每瓶装100mL；（2）每瓶装200mL；（3）每支装10mL；（4）每支装20mL。

颗粒剂：（1）每袋装5g（相当于净饮片15g）；（2）每袋装5g（相当于净饮片30g）。

胶囊：每粒装0.4g。

片剂：每片重0.53g。

银黄口服液（颗粒、胶囊、片）–30

【药物组成】金银花提取物、黄芩提取物。

【功能主治】清热疏风，利咽解毒。用于外感风热、肺胃热盛所致的咽干、咽痛、喉核肿大、口渴、发热；急慢性扁桃体炎、急慢性咽炎、上呼吸道感染见上述证候者。

【方　　解】方中金银花性味甘寒，功善清热解毒，又兼疏风散热，透散表邪，为君药。黄芩味苦气寒，既除上焦湿热火毒，又清肺热，泻肺火，为臣药。二药合用，共奏清热疏风，利咽解毒之效。

【临床应用】1.乳蛾　由外感风热，邪热入里，肺胃热盛所致，症见咽喉疼痛剧烈，咽痛连及耳根及颌下，吞咽困难，喉核红肿较甚，表面有黄白色脓点，或连成伪膜，高热，渴饮，口臭，舌质红赤，苔黄厚，脉洪大而数；急、慢性扁桃体炎见上述证候者。

2.喉痹　由外感风热，邪热入里，肺胃热盛所致，症见咽部红肿，疼痛较剧，高热，口干，大便秘结，小便黄，舌赤苔黄，脉洪数；急、慢性咽炎见上述证候者。

3. 感冒　由外感风热，邪热入里化热，肺胃热盛所致，症见身热较著，微恶风，头胀痛，咳嗽，痰黏或黄，咽燥，或咽喉红肿疼痛，鼻塞，流黄浊涕，口渴欲饮，舌苔黄，脉浮数；上呼吸道感染见上述证候者。

此外，尚有用银黄口服液治疗急性菌痢、老年人带状疱疹、烧烫伤感染的报道。

【不良反应】监测数据显示，本品可见以下不良反应报告：腹泻、腹痛、腹部不适、腹胀、恶心、呕吐、口干、口苦、皮疹、瘙痒、红斑、荨麻疹、头晕、头痛、乏力、胸部不适、心悸、潮红、过敏反应等，有严重过敏反应个案报告。

【禁　　忌】尚不明确。

【注意事项】1. 脾气虚寒症见有大便溏者慎用。

2. 扁桃体有化脓或者发热体温超过38.5℃的患者应去医院就诊。

3. 不宜在服药期间同时服用温补性中成药。

4. 忌烟、酒及辛辣、厚味、油腻、鱼腥食物。

5. 按照本品说明书用法用量服用。儿童、孕妇、哺乳期妇女、年老体弱者应在医师指导下服用。

6. 高血压、心脏病、肝病、糖尿病、肾病等患者应在医师指导下服用。

7. 服药3d后症状无改善，或者症状加重，或出现其他症状，应去医院就诊。

【用法用量】合剂：口服。一次10～20mL，一日3次；小儿酌减。

颗粒剂：

规格（1）、（2）开水冲服。一次1～2袋，一日2次。

规格（3）开水冲服。一次0.5～1袋，一日2次。

胶囊：口服。一次2～4粒，一日4次。

片剂：口服。一次2～4片，一日4次。

【剂型规格】合剂：每支装10mL。

颗粒剂：（1）每袋装2g；（2）每袋装4g；（3）每袋装4g（无蔗糖）。

胶囊：每粒装0.3g。

片剂：片心重0.25g。

茵栀黄口服液（颗粒）-31

【药物组成】茵陈提取物、栀子提取物、黄芩提取物、金银花提取物。

【功能主治】清热解毒，利湿退黄。用于肝胆湿热所致的黄疸，症见面目悉黄、胸胁胀痛、恶心呕吐、小便黄赤；急、慢性肝炎见上述证候者。

【方　　解】方中茵陈味苦性微寒，善能清热祛湿，利胆退黄，为治疗黄疸之要药，为君药。栀子清三焦火邪，除肝胆湿热而退黄；黄芩清热燥湿、泻火解毒，以加强君药清热利湿之功，为臣药。金银花甘寒，清热解毒，用为佐药。诸药合用，共奏清热解毒、利湿退黄之功。

【临床应用】黄疸　因湿热熏蒸肝胆，胆汁外溢所致，症见面目昏黄，胸胁胀痛，恶心呕吐，小便黄赤，舌红苔黄腻，脉弦滑数；急、慢性肝炎见上述证候者。

【不良反应】监测数据显示，茵栀黄口服制剂有腹泻、呕吐、皮疹、瘙痒、发热、头晕等不良反应报告。有新生儿应用茵栀黄口服制剂后出现严重腹泻、大便带血的报告。

【禁　　忌】对本品任何成分过敏者禁用。

【注意事项】1. 脾虚大便溏者慎用。

2. 黄疸属阴黄者（面目黄而晦暗）不宜使用。

3. 服药期间忌饮酒，忌辛辣、油腻食物。

4. 妊娠及哺乳期妇女慎用。

5. 鉴于茵栀黄口服制剂有葡萄糖-6-磷酸脱氢酶（G6PD）缺乏患者发生溶血的个例，目前关联性尚无法确定，有待进一步研究，建议G6PD缺乏者谨慎使用。

6. 服用过程中，注意观察大便性状，若大便性状发生改变（如水分增多等）或肛周出现红肿，应酌情减量或暂停使用。如大便有黏液、蛋花汤样等，可能是肠道感染所致，请及时就医。

【用法用量】合剂：口服。一次10mL，一日3次。

颗粒剂：开水冲服。一次6g，一日3次。

【剂型规格】合剂：每支装10mL（含黄芩苷0.4g）。

颗粒剂：每袋装3g。

第四节　祛暑剂

保济丸（口服液）-25

【**药物组成**】钩藤、菊花、蒺藜、厚朴、木香、苍术、天花粉、广藿香、葛根、化橘红、白芷、薏苡仁、稻芽、薄荷、茯苓、广东神曲。

【**功能主治**】解表，祛湿，和中。用于暑湿感冒，症见发热头痛、腹痛腹泻、恶心呕吐、肠胃不适；亦可用于晕车晕船。

【**方　解**】方中广藿香芳香辛散，解表化湿；苍术、白芷解表散寒，燥湿宽中，三药共为君药。化橘红、厚朴燥湿除满，下气和中；菊花、蒺藜、钩藤、薄荷清宣透邪，六药共为臣药。茯苓、薏苡仁淡渗利湿；广东神曲、稻芽、木香醒脾开胃，行气和中；葛根升清止泻；天花粉清热生津，七药共为佐药。全方配伍，共收解表、祛湿、和中之功。

【**临床应用**】1.**感冒**　外感表邪、胃失和降所致发热，头痛，腹痛，腹泻，嗳食嗳酸，恶心呕吐，舌质淡，苔腻，脉浮；胃肠型感冒见上述证候者。

2.**吐泻**　感受时邪、饮食不节所致吐泻不止，下利清稀或如米泔水，腹痛或不痛，胸膈满闷，四肢清冷，舌苔白腻，脉濡弱；急性胃肠炎见上述证候者。

3.**晕动病**　乘坐交通工具时出现头晕，恶心，呕吐，面色苍白，汗出肢冷。

【**不良反应**】尚不明确。

【**禁　忌**】孕妇忌用。

【**注意事项**】1. 外感燥热者不宜服用。

2. 吞咽食物有噎感者，尽早到医院诊治。

3. 忌烟、酒及辛辣、生冷、油腻食物。

4. 不适用于急性肠道传染病之剧烈恶心、呕吐、水泻不止。

5. 不宜在服药期间同时服用滋补性中药。

6. 有高血压、心脏病、肝病、糖尿病、肾病等慢性病严重者应在医师指导下服用。

7. 儿童、孕妇、哺乳期妇女、年老体弱者应在医师指导下服用。

8. 发热体温超过38.5℃的患者，应去医院就诊。

9. 吐泻严重者应及时去医院就诊。

10. 服药3d症状无缓解，应去医院就诊。

【用法用量】丸剂：规格（1）、（2）口服。一次1.85～3.7g，一日3次。

合剂：口服。一次10～20mL，一日3次。

【剂型规格】丸剂：（1）每瓶装1.85g；（2）每瓶装3.7g。

合剂：每瓶装10mL。

藿香正气水（口服液、软胶囊）-26

【药物组成】广藿香油、紫苏叶油、白芷、厚朴（姜制）、大腹皮、生半夏、陈皮、苍术、茯苓、甘草浸膏。

【功能主治】解表化湿，理气和中。用于外感风寒、内伤湿滞或夏伤暑湿所致的感冒，症见头痛昏重、胸膈痞闷、脘腹胀满、呕吐泄泻；胃肠型感冒见上述证候者。

【方　　解】方中藿香味辛，性微温，既可解表散风寒，又芳香化湿浊，且辟秽和中，升清降浊，以为君药。以紫苏、白芷二药辛温发散，助藿香外散风寒，芳化湿浊，为臣药。厚朴、大腹皮行气燥湿、除满消胀，半夏、陈皮燥湿和胃、降逆止呕，苍术、茯苓燥湿健脾、和中止泻，共为佐药。甘草调和脾胃与药性，为使药。诸药相合，共奏解表化湿、理气和中之效。

【临床应用】1.感冒　外感风寒、内伤湿滞所致的恶寒发热，头身困重疼痛，胸脘满闷，恶心纳呆，舌质淡红，舌苔白腻，脉浮缓；胃肠型感冒见上述证候者。

2.呕吐　湿阻中焦所致的呕吐，脘腹胀痛，伴发热恶寒，周身酸困，头身疼痛；胃肠型感冒见上述证候者。

3.泄泻　湿阻气机所致的泄泻暴作，便下清稀，肠鸣，腹痛，脘闷，纳呆，伴见恶寒发热，周身酸楚；胃肠型感冒见上述证候者。

4.中暑　外感暑湿、气机受阻所致的突然恶寒发热，头晕昏沉，胸脘满闷，恶心欲呕，甚则昏仆，舌苔白厚腻。

此外，藿香正气水还有治疗急性胃炎外邪犯胃型、糖尿病腹泻、足癣、慢性荨麻疹、湿疹、过敏性药疹的报道。

【不良反应】1. 本品可能引起恶心、呕吐、皮疹、瘙痒、头晕、潮红、心悸等。

2. 藿香正气水（酊剂）含乙醇（酒精），有服用本品后出现过敏性休克的病例；乙醇（酒精）与头孢菌素类（如头孢氨苄、头孢呋辛、头孢他啶等）、甲硝唑、替硝唑、酮康唑、呋喃唑酮等药联合使用，可出现双硫仑样反应（主要表现为颜面潮红、头痛、恶心、呕吐、心悸、血压下降、胸闷、胸痛、气短、呼吸困难、休克等）；有过量服用本品出现抽搐的病例。

【禁　　忌】酒精过敏者禁用藿香正气水（酊剂）。

【注意事项】1. 忌烟、酒及辛辣、生冷、油腻食物，饮食宜清淡。

2. 不宜在服药期间同时服用滋补性中药。

3. 有高血压、心脏病、肝病、糖尿病、肾病等慢性病严重者应在医师指导下服用。

4. 儿童、孕妇、哺乳期妇女、年老体弱者应在医师指导下服用。

5. 吐泻严重者应及时去医院就诊。

6. 本品含生半夏，应严格按用法用量服用，不宜过量或长期服用。用药后如出现说明书描述的不良反应或其他不适时应停药，症状严重者应及时去医院就诊。

7. 藿香正气水（酊剂）含乙醇（酒精）40%～50%，服药期间不得与头孢菌素类（如头孢氨苄、头孢呋辛、头孢他啶等）、甲硝唑、替硝唑、酮康唑、呋喃唑酮等药联合使用，以及导致双硫仑样反应；此外，服药后不得驾驶机、车、船，从事高空作业、机械作业及操作精密仪器。

8. 服药3d后症状未改善，或出现吐泻明显，并有其他严重症状时应去医院就诊。

【用法用量】酊剂：口服。一次5～10mL，一日2次，用时摇匀。

合剂：口服。一次5～10mL，一日2次，用时摇匀。

软胶囊：口服。一次2～4粒，一日2次。

【剂型规格】酊剂：每支装10mL。

合剂：每支装10mL。

软胶囊：每粒装0.45g。

十滴水 –27

【药物组成】樟脑、干姜、大黄、小茴香、肉桂、辣椒、桉油。

【功能主治】健胃，祛暑。用于因中暑而引起的头晕、恶心、腹痛、胃肠不适。

【方　　解】方中樟脑辛香辟秽，开窍祛暑，为君药。干姜温脾和中，化湿除满；桉油透邪疏风，清热解暑，二药共为臣药。小茴香理气开胃，辛香止痛；肉桂温中理气；辣椒消食解结，辟毒开胃；大黄荡涤实浊，四药共为佐药。全方配伍，共收健胃祛暑之功。

【临床应用】中暑　夏秋季节感受暑湿所致头晕、头重如裹、恶心、脘腹胀痛、胃肠不适或泄泻、身热不扬、舌苔白腻、脉濡缓。

此外，文献报道还可用于治疗皮炎、烧伤烫伤、冻疮、新生儿毒性红斑。

【不良反应】 有文献报道，十滴水能引起猩红热样药疹、接触性皮炎、误致眼损伤。

【禁　　忌】 孕妇及对酒精过敏者禁用。

【注意事项】 1. 饮食宜清淡，忌酒及辛辣、生冷、油腻食物。

2. 不宜在服药期间同时服用滋补性中药。

3. 有高血压、心脏病、肝病、糖尿病、肾病等慢性病严重者应在医师指导下服用。

4. 儿童、哺乳期妇女、年老体弱者应在医师指导下服用。

5. 驾驶员、高空作业者慎用。

6. 严格按用法用量服用，本品不宜长期或过量服用。

7. 服药3d症状无缓解，应去医院就诊。

【用法用量】 规格（1）~（4）口服。一次2~5mL；儿童酌减。

【剂型规格】 酊剂：（1）每瓶（支）装5mL；（2）每瓶（支）装10mL；（3）每瓶（支）装100mL；（4）每瓶（支）装500mL。

第五节　温里剂

一、温中散寒

附子理中丸（片）-36

【**药物组成**】附子（制）、党参、炒白术、干姜、甘草。

【**功能主治**】温中健脾。用于脾胃虚寒，脘腹冷痛，呕吐泄泻，手足不温。

【**方　　解**】方中制附子补火助阳、温肾暖脾，为君药。干姜辛热，温运脾阳，功专温脾暖中，祛寒止泻；党参甘温，大补元气，补脾胃，疗中虚，合为臣药。炒白术苦温，健脾燥湿，合人参复运化而正升降，有佐助之能，为佐药。甘草益气补中，缓急止痛，兼和药性，为佐使药。全方配伍，共奏温中健脾之功。

【**临床应用**】1.**胃痛**　中虚有寒，不能运化所致，症见胃脘冷痛，畏寒肢凉，喜热饮食，舌淡苔白，脉细弦；急、慢性胃炎见上述证候者。

2.**泄泻**　脾胃虚弱，寒邪困脾所致，症见脘腹冷痛，呕吐清水，或大便稀溏，手足不温；急、慢性肠炎、肠功能紊乱见上述证候者。

【**不良反应**】有文献报道，口服本品可引起心律失常。

【**禁　　忌**】孕妇禁用。

【**注意事项**】1. 感冒发热病人不宜服用。

2. 大肠湿热泄泻者不宜使用。

3. 急性肠胃炎，泄泻兼有大便不畅，肛门灼热者不宜用。

4. 忌不易消化食物。

5. 高血压、心脏病、肝病、糖尿病、肾病等慢性病严重者应在医师指导下服用。

6. 哺乳期妇女、儿童应在医师指导下服用。

7. 本品中有附子，服药后如有血压增高、头痛、心悸等症状，应立即停药去医院就诊。

8. 吐泻严重者应及时去医院就诊。

9. 严格按用法用量服用，本品不宜长期服用。

10. 服药2周症状无缓解，应去医院就诊。

【用法用量】丸剂：

  规格（1）大蜜丸，口服。一次1丸，一日2~3次。

  规格（2）浓缩丸，口服。一次8~12丸，一日3次。

  规格（3）水蜜丸，口服。一次6g，一日2~3次。

  片剂：口服。一次6~8片，一日1~3次。

【剂型规格】丸剂：（1）每丸重9g；（2）每8丸相当于原生药3g；（3）每袋装6g。

  片剂：片重0.25g。

香砂养胃丸（颗粒、片）–37

香砂养胃丸（颗粒）37–1

【药物组成】木香、砂仁、白术、陈皮、茯苓、半夏（制）、醋香附、枳实（炒）、豆蔻（去壳）、姜厚朴、广藿香、甘草、生姜、大枣。

【功能主治】温中和胃。用于胃阳不足、湿阻气滞所致的胃痛、痞满，症见胃痛隐隐、脘闷不舒、呕吐酸水、嘈杂不适、不思饮食、四肢倦怠。

【方 解】方中白术补气健脾、燥湿利水，木香和胃止痛，砂仁醒脾开胃，为君药。豆蔻、藿香化湿行气、和中止呕，陈皮、厚朴理气和中、燥湿除积，香附理气止痛，共为臣药。茯苓健脾利湿，枳实破气消积，半夏降逆止呕，共为佐药。生姜、大枣调和脾胃，甘草调和诸药，共为使药。诸药合用，共奏温中和胃之功。

【临床应用】1. **痞满**　脾虚不运，胃气阻滞所致，症见不思饮食，脘腹痞满，胸脘堵闷，嘈杂不适，苔薄白，脉细滑；功能性消化不良，胃炎见上述证候者。

  2. **胃痛**　胃阳不足，湿阻气滞所致，症见胃脘胀痛，痛窜胁背，脘闷不适，呕吐酸水；胃炎、溃疡病见上述证候者。

  3. **纳呆**　脾胃虚弱，胃不受纳，脾不运化所致，症见不思饮食，食则饱胀，大便稀溏，体乏无力；消化不良见上述证候者。

【不良反应】尚不明确。

【禁 忌】尚不明确。

【注意事项】1. 胃阴不足或湿热中阻所致痞满、胃痛、呕吐者不宜使用。

2. 饮食宜清淡，忌辛辣、生冷、油腻及酸性食物。

3. 忌愤怒、忧郁，保持心情舒畅。

4. 有高血压、心脏病、肝病、糖尿病、肾病等慢性病严重者应在医师指导下服用。

5. 儿童、孕妇、哺乳期妇女、年老体弱者应在医师指导下服用。

6. 胃痛严重者，应及时去医院就诊。

7. 服药3d症状无缓解，应去医院就诊。

【用法用量】丸剂：

规格（1）浓缩丸，口服。一次8丸，一日3次。

规格（2）水丸，口服。一次9g，一日2次。

颗粒剂：开水冲服。一次5g，一日2次。

【剂型规格】丸剂：（1）每8丸相当于饮片3g；（2）每袋装9g。

颗粒剂：每袋装5g。

香砂养胃片 37-2

【药物组成】木香、麦芽、茯苓、甘草、陈皮、砂仁、豆蔻、白术、苍术、香附、厚朴、党参、神曲、半夏曲、广藿香油。

【功能主治】健胃消食，行气止痛。用于胃肠衰弱、消化不良、胸膈满闷、腹痛呕吐、肠鸣泄泻。

【方　　解】方中党参、白术补气健脾、燥湿利水，木香、砂仁行气止痛，健脾和胃，共为君药。苍术燥湿健脾；豆蔻、藿香化湿行气，和胃止呕；陈皮、厚朴理气和中，行气除胀；香附疏肝理气止痛，共为臣药。茯苓健脾利湿，麦芽、神曲健脾消食，半夏曲降逆止呕，共为佐药。甘草调和诸药，为使药。诸药合用，共奏健胃消食、行气止痛之功。

【临床应用】1.**纳呆** 因脾胃虚弱，胃不受纳，脾不运化所致，症见不思饮食，食则饱胀，大便稀溏，体乏无力，舌质淡，苔薄白，脉细弱；消化不良见上述证候者。

2.**痞满** 因脾虚不运，胃气阻滞所致，症见脘腹胀满，胸膈堵闷，不思饮食，嘈杂不适，苔薄白，脉细滑；功能性消化不良、慢性胃炎见上述证候者。

3.**胃痛** 因胃阳不足，寒凝气滞所致，症见胃脘胀痛，痛窜胁背，脘闷不适，呕吐酸水，畏寒肢冷，舌质淡，苔薄白，脉弦紧；急、慢性胃炎，胃及十二指肠溃疡见上述证候者。

4.**泄泻** 因脾虚不运，胃气阻滞所致，症见腹泻肠鸣，脘腹胀满，不思饮食，嗳腐酸臭，舌质淡，苔薄白，脉弦紧。

【不良反应】尚不明确。

【禁　　忌】尚不明确。

【注意事项】1. 胃阴虚，表现为口干欲饮、大便干结、小便短少者不宜用。

2. 湿热中阻所致痞满、胃痛者慎用。

3. 饮食宜清淡，忌酒及辛辣、生冷、油腻食物。

4. 孕妇慎用。

【用法用量】口服。一次4~8片，一日2次。

【剂型规格】片剂：每片重0.6g。

香砂平胃丸（颗粒）-38

香砂平胃丸 38-1

【药物组成】苍术、陈皮、厚朴（姜制）、木香、砂仁、甘草。

【功能主治】健胃，舒气，止痛。用于胃肠衰弱，消化不良，胸膈满闷，胃痛呕吐。

【方　　解】方中苍术芳香苦温，有燥湿运脾之力，为君药。厚朴理气宽中，化湿除满；木香辛温，行气和胃，芳香化湿，善调脾胃气滞而止痛，二药为臣药。砂仁、陈皮辛香温燥，皆入脾胃而有行气调中之功，砂仁偏于化湿醒脾，陈皮长于燥湿和胃，二者同用，理气除湿，同为佐药。甘草既可和中，又调诸药，为使药。全方合用，共奏健胃、舒气止痛之功。

【临床应用】1.痞证　湿浊中阻，脾胃不和，中焦气滞所致，症见胸脘满闷，痞塞不舒，纳呆食少，饮食乏味，呕哕恶心，肢体倦怠，大便溏软，舌苔白腻，脉细缓；胃肠功能紊乱、慢性胃炎、慢性胃肠炎、胃神经官能症、消化不良见上述证候者。

2.胃痛　湿浊中阻，胃失和降所致，症见胃脘胀满，隐隐作痛，口淡无味，不思饮食，泛泛欲呕，肢体困倦，神疲乏力，大便溏薄，舌苔白腻，脉濡缓；急、慢性胃炎，胃及十二指肠溃疡，胃神经官能症见上述证候者。

3.呕吐　湿浊中阻，脾胃不和，胃气上逆所致，症见呕吐，恶心，胸脘痞闷，不思饮食，时泛清水，倦怠体重，大便溏薄，舌苔白腻，脉濡缓；急性胃炎、胃神经官能症见上述证候者。

【不良反应】尚不明确。

【禁　　忌】尚不明确。

【注意事项】1. 脾胃阴虚者慎用。

2. 服药期间饮食宜清淡，忌生冷、油腻、煎炸食物和海腥发物。

3. 重度胃痛者应在医师指导下服用。

4. 按照用法用量服用，小儿及年老体虚者应在医师指导下服用。

5. 服药3d症状未改善，应停止服用，并去医院就诊。

【用法用量】口服。一次6g，一日1~2次。

【剂型规格】丸剂：每袋（瓶）装6g。

香砂平胃颗粒 38-2

【药物组成】苍术（炒）、陈皮、厚朴（姜炙）、香附（醋炙）、砂仁、甘草。

【功能主治】健脾，温中，燥湿。用于饮食不节，食湿互滞，胃脘胀痛，消化不良。

【方　　解】方中苍术苦温，有燥湿健脾、温中助运之功，为君药。厚朴理气消积，化湿除满；陈皮理气健脾，燥湿和胃；砂仁化湿醒脾，理气温中，共为臣药。香附理气疏肝，和胃止痛，用作佐药。甘草既可和中，又调和诸药，为使药。诸药相和，共奏健胃、温中、燥湿之功。

【临床应用】1. **胃痛**　因寒湿中阻，中焦气滞所致，症见胃痛隐隐，胃胀不适，口淡无味，不思饮食，泛泛欲吐，肢体倦怠，神疲乏力，大便溏薄，舌苔白腻，脉濡缓；急、慢性胃炎，功能性消化不良、胃肠功能紊乱见上述证候者。

2. **痞满**　因寒湿中阻，脾胃不和，中焦气滞所致，症见脘腹满闷，痞塞不舒，纳呆食少，呕恶嗳气，大便溏薄，舌苔白腻，脉细缓；慢性胃炎、功能性消化不良、胃肠功能紊乱见上述证候者。

【不良反应】尚不明确。

【禁　　忌】尚不明确。

【注意事项】1. 脾胃阴虚者慎用。

2. 脾胃湿火蕴结者慎用。

3. 服药期间饮食宜清淡，忌生冷、油腻、煎炸食物和海腥发物。

【用法用量】规格（1）开水冲服。一次5g，一日2次。

规格（2）开水冲服。一次10g，一日2次。

【剂型规格】颗粒剂：（1）每袋装5g（无蔗糖）；（2）每袋装10g。

理中丸 -39

【**药物组成**】党参、土白术、炙甘草、炮姜。

【**功能主治**】温中散寒，健胃。用于脾胃虚寒，呕吐泄泻，胸满腹痛，消化不良。

【**方　解**】方中炮姜大辛大热，归脾胃经，温中散寒、健运脾阳、温暖中焦，为君药。党参甘温入脾，补中益气，培补后天之本，气旺阳复，为臣药。白术甘苦，健脾燥湿，以资化源，为佐药。炙甘草甘温，补脾益气，调和诸药，用之为使药。诸药合用，共奏温中散寒、健胃之功。

【**临床应用**】1.**胃痛**　脾胃虚寒，运化失司所致，症见胃脘冷痛，畏寒肢凉，喜热饮食，舌淡苔白，脉细弦；胃及十二指肠溃疡、慢性胃炎见上述证候者。

2.**泄泻**　脾胃虚弱，内寒自生，升降失常，清浊相干所致，症见腹痛喜暖，畏寒肢冷，舌淡苔白，脉细滑；慢性腹泻见上述证候者。

3.**呕吐**　脾胃虚寒，升降失常，胃气上逆所致，症见恶心呕吐，口淡乏味，纳少脘胀，大便溏薄，畏寒肢冷，倦怠乏力，舌淡苔白，脉沉细；胃肠功能紊乱见上述证候者。

【**不良反应**】尚不明确。

【**禁　忌**】泄泻时腹部热胀痛者忌服。

【**注意事项**】1. 阴虚内热、感冒发热者不宜使用。

2. 湿热中阻所致胃痛、呕吐、泄泻者不宜使用。

3. 服药期间忌食生冷、辛辣油腻之物。

4. 孕妇慎用。

5. 有慢性结肠炎、溃疡性结肠炎便脓血等慢性病史者，患泄泻后应在医师指导下使用。

6. 小儿用法用量，请咨询医师或药师。

7. 服药3d症状未改善，或症状加重，或出现新的症状者，应立即停药并去医院就诊。

【**用法用量**】规格（1）大蜜丸，口服。一次1丸，一日2次；小儿酌减。

规格（2）浓缩丸，口服。一次8丸，一日3次。

【**剂型规格**】丸剂：（1）每丸重9g；（2）每8丸相当于原药材3g。

二、益气复脉

参麦注射液 -40

【药物组成】红参、麦冬。

【功能主治】益气固脱，养阴生津，生脉。用于治疗气阴两虚型之休克、冠心病、病毒性心肌炎、慢性肺心病、粒细胞减少症。能提高肿瘤病人的免疫机能，与化疗药物合用时，有一定的增效作用，并能减少化疗药物所引起的毒副反应。

【方　解】红参甘温益气，复脉固脱为君药。麦冬甘寒滋阴生津为臣药。二药为伍，相得益彰，共奏益气固脱、养阴生津复脉之功。

【临床应用】1.**厥脱**　元气大虚，阴液耗竭，真气欲脱而致，症见突然面色苍白，口唇青紫，汗出肢冷，呼吸微弱，口干舌燥，脉细数或微细欲绝；各种原因引起的休克见上述证候者。

2.**胸痹**　因心气不足、心阴亏耗引起的心脉失养，胸阳失于舒展，症见胸闷，心前区刺痛，心悸，气短，心烦，少寐，倦怠懒言，面色㿠白，舌红，少苔，脉细数；冠心病心绞痛见上述证候者。

3.**心悸**　因心气亏耗，心阴受损而致心中悸动不安，气短，自汗，胸闷，心烦不寐，耳鸣，口干，烘热，舌红，脉细数；病毒性心肌炎、其他原因引起的心律失常见上述证候者。

4.**喘证**　因气阴两虚所致，症见喘息，短促无力，语声低微，自汗心悸，心烦不寐，口干舌燥，舌淡红，脉细数；慢性肺心病见上述证候者。

5.**气阴两虚证**　因气虚阴亏所致头晕，心悸，倦怠乏力，失眠，心烦，口干舌燥，腰膝酸软，潮热盗汗，舌红，脉细数；慢性粒细胞减少症见上述证候者。

此外，本品尚有用于治疗各种原因引起的心力衰竭、肺癌，减轻恶性肿瘤患者化疗、放疗副作用的报道。

【不良反应】1.过敏反应：潮红、皮疹、瘙痒、呼吸困难、憋气、心悸、发绀、血压下降、喉水肿、过敏性休克等。

2. 全身性损害：畏寒、寒战、发热、高热、疼痛、乏力、面色苍白、胸闷、多汗、晕厥等。

3. 呼吸系统：呼吸急促、咳嗽、喷嚏、哮喘等。

4. 心血管系统：心悸、胸闷、胸痛、发绀、心律失常、心动过速、血压升高等。

5. 消化系统：口干、舌燥、呃逆、恶心、呕吐、腹痛、腹泻、便秘、胀气、肝生化指标异常等。

6. 精神、神经系统：头晕、头胀、头痛、麻木、震颤、抽搐、意识模糊、烦躁、精神紧张、失眠等。

7. 皮肤及其附件：皮疹、斑丘疹、红斑疹、荨麻疹、瘙痒、肿胀、皮炎等。

8. 用药部位：疼痛、红肿、麻木、瘙痒、皮疹、静脉炎等。

9. 骨骼肌肉系统：肌肉骨骼痛等。

10. 其他：腰背疼痛、肌痛、视物模糊、局部疼痛、静脉炎、药物热等。

【禁　　忌】1. 对本品或含有红参、麦冬制剂及成分中所列辅料过敏或有严重不良反应病史者禁用。

2. 新生儿、婴幼儿禁用。

3. 孕妇、哺乳期妇女禁用。

4. 对药物有家族过敏史或过敏史者、过敏体质者禁用。

【注意事项】1. 本品不良反应包括过敏性休克，应在有抢救条件的医疗机构使用，使用者应接受过过敏性休克抢救培训，用药后出现过敏反应或其他严重不良反应须立即停药并及时救治。

2. 严格按照药品说明书规定的功能主治使用，禁止超功能主治用药。阴盛阳衰者不宜使用。

3. 严格掌握用法用量。按照药品说明书推荐剂量使用药品。不得超剂量、过快滴注和长期连续用药。儿童及年老体弱者以20~40滴/分为宜，成年人以40~60滴/分为宜，以防止不良反应的发生。

4. 本品保存不当可能影响药品质量；用药前和配制后及使用过程中应认真检查本品及滴注液，发现药液出现混浊、沉淀、变色、结晶等药物性状改变以及瓶身有漏气、裂纹等现象时，均不得使用。

5. 严禁混合配伍，谨慎联合用药。本品应单独使用，禁忌与其他药品混合配伍使用。如确需要联合使用其他药品时，应谨慎考虑与本品的间隔时间以及药物相互作用等问题。应以适量稀释液对输液管道进行冲洗，避免参麦注射液与其他药液在管道内混合的风险。

6. 用药前应仔细询问患者情况、用药史和过敏史。心脏严重疾患者、肝肾功能异常患者、老人、儿童等特殊人群以及初次使用本品的患者应慎重使用。如确需使用，应加强临床用药监护。

7. 本品不宜与藜芦、五灵脂及其制剂配伍使用。

8. 本品不能与甘油果糖注射液、青霉素类高敏类药物联合使用。

9. 规格为2mL/支、5mL/支、10mL/支、15mL/支、20mL/支：静脉滴注需稀释以后使用，现配现用。首次用药，宜选用小剂量，慢速滴注。禁止静脉推注的给药方法。规格为50mL/瓶和100mL/瓶：静脉滴注建议稀释以后使用，现配现用。首次用药，宜选用小剂量，慢速滴注。禁止静脉推注的给药方法。

10. 加强用药监护。用药过程中，应密切观察用药反应，特别是开始30min，发现异常，立即停药，采用积极的救治措施，救治患者。

11. 除按【用法用量】中说明使用以外，伴有糖尿病等特殊情况时，改用0.9%氯化钠注射液稀释后使用。

12. 配制好后，请在4h内使用。

【用法用量】规格（1）～（4）肌内注射。一次2～4mL，一日1次。

规格（1）～（4）静脉滴注。一次 20 ～ 100mL（用5%葡萄糖注射液250～500mL稀释后应用）或遵医嘱，规格（3）、（4）也可直接滴注。

【剂型规格】注射液：（1）每支装10mL；（2）每支装20mL；（3）每瓶装50mL；（4）每瓶装100mL。

生脉饮（颗粒、胶囊、注射液）-41

生脉饮（颗粒、胶囊）41-1

【药物组成】红参、麦冬、五味子。

【功能主治】益气复脉，养阴生津。用于气阴两亏，心悸气短，脉微自汗。

【方　解】方中以红参为君药，能补脾益肺，健运中气，鼓舞清阳，生津止渴。臣以麦冬养阴生津，清心除烦，与红参合用，可使气旺津生，脉气得复。以五味子敛肺宁心，止汗生津，用为佐药。三药配合，一补、一清、一敛，共奏益气复脉、养阴生津之效。

【临床应用】1.胸痹　多因气阴两虚所致，症见胸痛胸闷，心悸气短，头晕乏力，舌微红，脉微细；冠心病心绞痛见上述证候者。

2.心悸　多因气阴两虚而致，症见心悸气短，乏力自汗，夜寐不安，多梦，健忘，口舌干燥，惊悸，怔忡，舌质略红而干燥少津，脉微细；病毒性心肌炎见上述证候者。

此外，本品还有治疗突发性耳聋、慢性咽炎、原发性高血压病、肺结核、慢性肺心病急性发作、慢性阻塞性肺疾病合并急性呼吸衰竭的报道。

【不良反应】尚不明确。

【禁　　忌】尚不明确。

【注意事项】1. 感冒发热病人不宜服用。

2. 热邪尚盛者，咳而尚有表证未解者慎用。

3. 凡脾胃虚弱，呕吐泄泻，腹胀便溏、咳嗽痰多者慎用。

4. 忌辛辣、油腻不易消化的食物。

5. 本品宜饭前服用。

6. 糖尿病患者及有高血压、心脏病、肝病、肾病等慢性病严重者应在医师指导下服用。

7. 儿童、孕妇、哺乳期妇女应在医师指导下服用。

8. 心悸气短严重者应去医院就诊。

9. 服药4周症状无缓解，应去医院就诊。

10. 在治疗期间，心绞痛持续发作，宜加用硝酸酯类药。若出现剧烈心绞痛，心肌梗死，见有气促、汗出、面色苍白者，应及时急诊救治。

【用法用量】合剂：口服。一次10mL，一日3次。

颗粒剂：

规格（1）开水冲服。一次2g，一日3次。

规格（2）开水冲服。一次10g，一日3次。

胶囊：规格（1）、（2）口服。一次3粒，一日3次。

【剂型规格】合剂：每支装10mL。

颗粒剂：（1）每袋装2g；（2）每袋装10g。

胶囊：（1）每粒装0.3g；（2）每粒装0.35g。

生脉注射液 41-2

【药物组成】红参、麦冬、五味子。

【功能主治】益气养阴，复脉固脱。用于气阴两亏，脉虚欲脱的心悸、气短、四肢厥冷、汗出、脉欲绝及心肌梗死、心源性休克、感染性休克等具有上述证候者。

【方　　解】方中以人参味甘性平，归脾、肺经，能大补元气，补脾益肺，健运中气，鼓舞清阳，生津止渴为君药。麦冬甘寒，入肺、胃、心经，养阴生津，清心除烦，与人参合用，可使气旺津生，脉气得复为臣药。五味子敛肺宁心，止汗生津为佐药。三药配合，制成注射液应用，效捷而力宏，共奏益气养阴、复脉固脱之功。

【临床应用】1.**厥脱**　因气阴两虚而致，症见心悸，气短，面色无华或面色潮红，烦躁，口渴，小便短少，四肢厥冷，大汗淋漓，舌红少苔，脉细数或至数不匀；休克见上述证候者。

2.**心悸**　因气阴两虚而致，症见心悸，怔忡，胸闷气短，面色不华或面色潮红，头晕，自汗或盗汗，舌红，苔少，脉细数或至数不匀；病毒性心肌炎见上述证候者。

3.**胸痹**　因气阴两虚而致，症见胸闷或心痛阵作，心悸，气短，头晕，乏力，失眠，舌偏红，脉细或结代；冠心病心绞痛、心肌梗死见上述证候者。此外，本品还可用于心律失常、原发性低血压、脑梗死、中暑、肿瘤病人化疗白细胞减少、甲状腺功能亢进症并发心律失常者。

【不良反应】1.过敏反应：潮红、皮疹、瘙痒、呼吸困难、心悸、发绀、血压下降、喉水肿、过敏性休克等。

2.全身性损害：寒战、发热、高热、畏寒、乏力、疼痛、面色苍白等。

3.皮肤及其附件：皮疹、瘙痒、多汗、局部皮肤反应等，有剥脱性皮炎个案报告。

4.消化系统：恶心、呕吐、腹胀、腹痛、腹泻、胃不适、口干、口麻木等。

5.心血管系统：心悸、胸闷、胸痛、发绀、血压升高、心律失常、血压下降、心区不适等。

6.精神及神经系统：头晕、头痛、局部麻木、抽搐、震颤、头胀、意识模糊、失眠、精神障碍等。

7.呼吸系统：呼吸困难、呼吸急促、咳嗽、哮喘、喉水肿、咽喉不适等。

8.用药部位：静脉炎、局部疼痛、局部麻木等。

9.其他：腰背剧痛、肌痛、球结膜水肿、视力异常、排尿异常、眶周水肿等。

【禁　　忌】1.对本品或含有红参、麦冬、五味子制剂及成分中所列辅料过敏或有严重不良反应病史者禁用。过敏体质者禁用。

2.新生儿、婴幼儿禁用。

3.孕妇禁用。

4.对实证及暑热等病热邪尚存者，咳而尚有表证未解者禁用。

【注意事项】1.本品不良反应包括过敏性休克，应在有抢救条件的医疗机构使用，使用者应接受过过敏性休克抢救培训，用药后出现过敏反应或其他严重不良反应须立即停药并及时救治。

2.严格掌握功能主治、辨证用药。严格按照药品说明书规定的功能主治使用，禁止超功能主治用药。

3.严格掌握用法用量。按照药品说明书推荐剂量、调配要求用药，不得超剂量、高浓度、过快滴注或长期连续用药，儿童、老人应按年龄或体质情况酌情减量；不得使用静脉推注的方法给药。

4.严格控制滴速，一般控制在40～50滴/分，耐受者方可逐步提高滴速，不宜超过60滴/分。

5.严禁混合配伍，谨慎联合用药。本品应单独使用，禁忌与其他药品混合配伍使用。如确需要联合使用其他药品时，应谨慎考虑与本品的间隔时间以及药物相互作用等问题。输注本品前后，应用适量稀释液对输液管道进行冲洗，避免输液的前后两种药物在管道内混合，引起不良反应。

6.用药前应仔细询问患者情况、用药史和过敏史。寒凝血瘀胸痹心痛者、非气阴两虚病患者不宜使用。对儿童、年老体弱者、高血压患者、心肺严重疾患者、肝肾功能异常者等特殊人群和初次使用本品的患者应慎重使用，加强临床用药监护。对有其他药物过敏史者慎用。

7.加强用药监护。用药过程中，应密切观察用药反应，特别是开始30min，发现异常，立即停药，采用积极救治措施，救治患者。

8.本品保存不当可能影响药品质量。本品需滴注前新鲜配制。用药前和配制后及使用过程中应认真检查本品及滴注液，发现药液出现混浊、沉淀、变色、结晶等药物性状改变以及瓶身有漏气、裂纹等现象时，均不得使用。

9.本品有升压反应，高血压患者使用时需注意观察血压变化。

10.本品不宜与中药藜芦、五灵脂及其制剂同时使用。

【用法用量】规格（1）、（2）肌内注射。一次2～4mL，一日1～2次。

规格（1）、（2）静脉滴注。一次20～60mL，用5%葡萄糖注射液250～500mL稀释后使用；或遵医嘱。

【剂型规格】注射液：（1）每支装10mL；（2）每支装20mL。

稳心颗粒 –42

【药物组成】党参、黄精、三七、琥珀、甘松。

【功能主治】益气养阴，活血化瘀。用于气阴两虚，心脉瘀阻所致的心悸不宁、气短乏力、胸闷胸痛；室性早搏、房性早搏见上述证候者。

【方　　解】方中黄精性味甘平，滋肾润肺，补脾益气，气阴双补，用为君药。党参益气，用为臣药。三七化瘀止血，活血定痛；琥珀镇惊安神，活血散瘀；甘松理气止痛，醒脾健胃，以防补益之品滞腻碍胃，以上三药共为佐药。诸药配合，共奏益气养阴、活血化瘀之功。

【临床应用】心悸　由于气阴两虚，心脉瘀阻，心神失养所致，症见心悸不宁，怔忡，短气喘息，胸闷不舒，胸痛时作，神疲乏力，心烦少寐，舌暗有瘀点、瘀斑，脉虚或结代；心律失常见上述证候者。

【不良反应】不良反应监测数据显示本品可见以下不良反应：恶心、呕吐、腹部不适、腹胀、腹痛、腹泻、头晕、头痛、皮疹、瘙痒、胸闷等。

【禁　　忌】缓慢性心律失常者禁用。

【注意事项】1. 忌生冷食物，忌烟酒、浓茶。

2. 孕妇慎用。

3. 用前请将药液充分搅匀，勿将杯底药粉丢弃。

4. 危重病人应采取综合治疗方法。

【用法用量】规格（1）、（2）开水冲服。一次1袋，一日3次；或遵医嘱。

【剂型规格】颗粒剂：（1）每袋装5g（无蔗糖）；（2）每袋装9g。

芪苈强心胶囊 –87

【药物组成】黄芪、人参、黑顺片、丹参、葶苈子、泽泻、玉竹、桂枝、红花、香加皮、陈皮。

【功能主治】益气温阳，活血通络，利水消肿。用于冠心病、高血压病所致轻、中度充血性心力衰竭证属阳气虚乏，络瘀水停证，症见心慌气短，动则加剧，夜间不能平卧，下肢浮肿，倦怠乏力，小便短少，口唇青紫，畏寒肢冷，咳吐稀白痰。

【方　　解】方中黄芪益气利水，黑顺片温阳化气以治心气虚乏、心阳式微之本，共为君药。丹参活血化瘀，葶苈子泻肺利水，人参补气通络，助君药益气活血利水，共为臣药。红花活血化瘀，泽泻利水消肿，香加皮强心利尿，玉竹养心阴以防利水伤正，陈皮畅气机以防壅补滞气，共为佐药。桂枝辛温通络，温阳化气，兼引诸药入络，用为使药。诸药合用，共奏益气温阳、活血通络、利水消肿之功。

【临床应用】心悸　因阳气虚乏，络瘀水停所致，症见心慌气短，动则加剧，夜间不能平卧，下肢浮肿，倦怠乏力，小便短少，口唇青紫，畏寒肢冷，咳痰稀白，舌质淡或紫暗，苔白，脉虚弱，或沉涩；冠心病、高血压病所致轻、中度充血性心力衰竭见上述证候者。

【不良反应】尚不明确。

【禁　　忌】尚不明确。

【注意事项】1. 孕妇慎用。

2.本品宜饭后服用。

3.临床应用时，如果正在服用其他治疗心衰的药物，不宜突然停用。

【用法用量】口服。一次4粒，一日3次。

【剂型规格】胶囊：每粒装0.3g。

第六节 化痰、止咳、平喘剂

一、温化寒痰

通宣理肺丸（颗粒、胶囊、片）-43

【药物组成】紫苏叶、前胡、桔梗、苦杏仁、麻黄、甘草、陈皮、半夏（制）、茯苓、枳壳（炒）、黄芩。

【功能主治】解表散寒，宣肺止嗽。用于风寒束表、肺气不宣所致的感冒咳嗽，症见发热、恶寒、咳嗽、鼻塞流涕、头痛、无汗、肢体酸痛。

【方　　解】方中紫苏、麻黄性温辛散，疏风散寒，发汗解表，宣肺平喘，共为君药。前胡、苦杏仁降气化痰平喘，桔梗宣肺化痰利咽，三药相伍，以复肺脏宣发肃降之机；陈皮、半夏燥湿化痰，茯苓健脾渗湿，以绝生痰之源，共为臣药。黄芩清泻肺热，以防外邪内郁而化热，并防麻黄、半夏等温燥太过；枳壳理气，使气行则痰化津复，共为佐药。甘草化痰止咳，调和诸药，为使药。诸药相合，共奏解表散寒、宣肺止咳之功。

【临床应用】咳嗽　风寒外束，肺气不宣，气逆痰阻所致；症见发热恶寒，恶寒较甚，头痛鼻塞，咳嗽痰白，无汗而喘，骨节身痛，舌苔薄白，脉象浮紧；感冒、急性支气管炎见上述证候者。

此外，尚可治疗慢性鼻炎。

【不良反应】尚不明确。

【禁　　忌】1. 运动员禁用。

2. 孕妇禁用。

【注意事项】1. 风热或痰热咳嗽、阴虚干咳者不适用。

2. 不宜在服药期间同时服用滋补性中药。

3. 支气管扩张、肺脓疡、肺心病、肺结核患者出现咳嗽时应去医院就诊。

4. 忌烟、酒及辛辣、生冷、油腻性食物。

5. 高血压、心脏病患者慎用。有肝病、糖尿病、肾病等慢性病严重者应在医师指导下服用。

6. 儿童、哺乳期妇女、年老体弱者应在医师指导下服用。

7. 服药期间，若患者发热体温超过38.5℃，或出现喘促气急者，或咳嗽加重、痰量明显增多者应去医院就诊。

8. 服药3d症状无缓解，应去医院就诊。

【用法用量】丸剂：

　　规格（1）大蜜丸，口服。一次2丸，一日2~3次。

　　规格（2）水蜜丸，口服。一次7g，一日2~3次。

　　规格（3）浓缩丸，口服。一次8~10丸，一日2~3次。

　　颗粒剂： 规格（1）、（2）开水冲服。一次1袋，一日2次。

　　胶囊： 口服。一次2粒，一日2~3次。

　　片剂： 口服。一次4片，一日2~3次。

【剂型规格】丸剂：（1）每丸重6g；（2）每100丸重10g；（3）每8丸相当于原药材3g。

　　颗粒剂：（1）每袋装3g；（2）每袋装9g。

　　胶囊： 每粒装0.36g。

　　片剂： 每片重0.3g。

寒喘祖帕颗粒 -44

【药物组成】 神香草、铁线蕨、甘草浸膏、小茴香、芹菜子、胡芦巴、芸香草、玫瑰花、荨麻子。

【功能主治】 镇咳，化痰，温肺止喘。用于急性感冒，寒性乃孜来所致的咳嗽及异常黏液质性哮喘。

【方　　解】 小茴香、芹菜子温阳散寒，温肺化饮。神香草止咳化痰，平喘利肺。玫瑰花、芸香草散寒渗湿，止咳平喘。荨麻子、铁线蕨、胡芦巴祛寒燥湿，活血解痉，镇咳化痰。甘草浸膏止咳化痰定喘。诸药相合，共奏镇咳化痰、温肺定喘之功。

【临床应用】 1. 感冒　由外感风寒所致，症见恶寒重，发热轻，头痛，肢节酸痛，鼻塞声重，时流清涕，脉浮或紧；急性上呼吸道感染见上述证候者。

　　2. 咳嗽　由外感风寒所致，症见咳嗽痰多，质稀易咯出；急性支气管炎见上述证候者。

3.哮喘 由外感风寒所致，症见气喘，咳嗽，痰清稀有泡沫；支气管哮喘见上述证候者。

【不良反应】尚不明确。

【禁　　忌】尚不明确。

【注意事项】1. 外感风热者不宜服用。

2. 服药期间忌烟、酒，饮食宜清淡，忌食辛辣、生冷、油腻之物。

3. 服用1周，症状无改善者，应去医院就诊。

【用法用量】规格（1）、（2）、（3）口服。一次1袋，一日2次。

【剂型规格】颗粒剂：（1）每袋装6g；（2）每袋装10g；（3）每袋装12g。

二、清热化痰

蛇胆川贝液 -45

【药物组成】蛇胆汁、川贝母。

【功能主治】祛风止咳，除痰散结。用于风热咳嗽，痰多气喘，胸闷，咳痰不爽或久咳不止。

【方　　解】方中蛇胆汁、川贝母性味苦寒，均可清肺化痰，蛇胆汁可清热解毒，川贝母能清热散结，两者同用，用于外感风热咳嗽，痰火郁结，咯痰黄稠。全方共奏清肺、止咳、祛痰之功。

【临床应用】**咳嗽** 外感风热犯肺，或风寒郁肺化热所致的咳嗽，气粗，痰稠黄，咯吐不爽，发热，咽喉疼痛，舌红苔黄腻，脉滑数；急、慢性支气管炎见上述证候者。

【不良反应】本品可见以下不良反应：恶心、呕吐、口干、腹胀、腹泻、腹痛、腹部不适、皮疹、瘙痒、潮红、头晕、头痛、乏力、嗜睡、发热、心悸、胸部不适、呼吸困难、过敏反应等。

【禁　　忌】尚不明确。

【注意事项】1. 痰湿犯肺，久咳不止者慎用。

2. 支气管扩张、肺脓疡、肺心痛、肺结核患者应在医师指导下服用。

3. 服药期间忌食辛辣、油腻食物，忌烟酒。

4. 孕妇、体质虚弱者慎用。

5. 本品含少量乙醇（酒精），对酒精过敏者慎用。

6. 本品含少量乙醇（酒精），服药期间不建议与头孢菌素类、甲硝唑、替硝唑、酮康唑、呋喃唑酮等药联合使用。

7. 服药期间，若患者出现高热，体温超过38℃，或出现喘促气急者，或咳嗽加重，痰量明显增多者应到医院就诊。

8. 服用1周症状无改善，应停止服用并去医院就诊。

【用法用量】 口服。一次10mL，一日2次；小儿酌减。

【剂型规格】 糖浆剂、合剂：每支装10mL。

橘红丸（颗粒、胶囊、片）-46

【药物组成】 化橘红、陈皮、半夏（制）、茯苓、甘草、桔梗、苦杏仁、炒紫苏子、紫菀、款冬花、瓜蒌皮、浙贝母、地黄、麦冬、石膏。

【功能主治】 清肺，化痰，止咳。用于痰热咳嗽，痰多，色黄黏稠，胸闷口干。

【方　　解】 方中化橘红理气宽中，燥湿化痰；浙贝母清热泻火，化痰止咳，共为君药。陈皮、半夏、茯苓合用，取二陈汤之意，健脾燥湿，理气祛痰，使湿去脾旺，痰无由生，共为臣药。苦杏仁、炒紫苏子降气化痰；桔梗宣肺化痰，畅壅塞之气，使气利痰自愈；紫菀、款冬花、瓜蒌皮、石膏清肺中郁热，加强清热化痰作用；地黄、麦冬防温燥痰热伤阴，共为佐药。甘草益气化痰，调和诸药，为使药。全方共奏清肺、化痰、止咳之功。

【临床应用】 咳嗽　痰浊阻肺，郁而化热，肺失宣降所致的咳嗽，痰多色黄，不易咯出，胸闷，口干，纳呆，舌红，苔黄腻，脉弦数；急、慢性气管炎见上述证候者。

【不良反应】 尚不明确。

【禁　　忌】 孕妇禁用。

【注意事项】 1. 气虚咳喘及阴虚燥咳者不适用。

2. 支气管扩张、肺脓疡、肺心病、肺结核患者出现咳嗽时应去医院就诊。

3. 运动员慎用。

4. 不宜在服药期间同时服用滋补性中药。

5. 忌烟、酒及辛辣、油腻食物。

6. 有高血压、心脏病、肝病、糖尿病、肾病等慢性病严重者应在医师指导下服用。

7. 儿童、哺乳期妇女、年老体弱者应在医师指导下服用。

8. 服药期间，若患者发热体温超过38.5℃，或出现喘促气急者，或咳嗽加重、痰量明显增多者应去医院就诊。

9. 服药3d症状无缓解，应去医院就诊。

【用法用量】 丸剂：

规格（1）大蜜丸，口服。一次4丸，一日2次。

规格（2）大蜜丸，口服。一次2丸，一日2次。

规格（3）水蜜丸，口服。一次7.2g，一日2次。

颗粒剂：开水冲服。一次1袋，一日2次。

胶囊：口服。一次5粒，一日2次。

片剂：规格（1）、（2）口服。一次6片，一日2次。

【剂型规格】 丸剂：（1）每丸重3g；（2）每丸重6g；（3）每100丸重10g。

颗粒剂：每袋装11g。

胶囊：每粒装0.5g。

片剂：（1）每片重0.3g；（2）每片重0.6g。

急支糖浆（颗粒）-47

【药物组成】 鱼腥草、金荞麦、四季青、麻黄、紫菀、前胡、枳壳、甘草。

【功能主治】 清热化痰，宣肺止咳。用于外感风热所致的咳嗽，症见发热、恶寒、胸膈满闷、咳嗽咽痛；急性支气管炎、慢性支气管炎急性发作见上述证候者。

【方　　解】 方中鱼腥草长于清肺解毒，为君药。金荞麦、四季青清热泻火，排脓解毒，加强君药清肺热之功，为臣药。麻黄宣肺降气，止咳平喘；前胡宣散风热，降气化痰，止咳平喘；紫菀化痰止咳；枳壳疏利气机，共为佐药。甘草化痰止咳，调和诸药，为使药。诸药合用，共奏清热化痰、宣肺止咳之功。

【临床应用】 咳嗽　外感风热或痰热壅肺所致，症见发热恶寒，咳嗽，痰黄，口渴，咽痛，舌边尖红，苔薄黄，脉浮数；或咳嗽胸闷，痰多黄稠，小便短赤，舌红苔黄，脉滑数；急性气管、支气管炎，慢性支气管炎急性发作见上述证候者。

【不良反应】 尚不明确。

【禁　　忌】 运动员禁用。

【注意事项】 1. 寒证者慎用。

2. 支气管扩张、肺脓疡、肺心病、肺结核患者出现咳嗽时应去医院就诊。

3. 忌烟、酒及辛辣、生冷、油腻食物。

4. 孕妇慎用。

5. 高血压、心脏病患者慎用。糖尿病患者及有肝病、肾病等慢性病严重者应在医师指导下服用。

6. 儿童、哺乳期妇女、年老体弱者应在医师指导下服用。

7. 服药期间，若患者发热体温超过38.5℃，或出现喘促气急者，或咳嗽加重、痰量明显增多者应去医院就诊。

8. 服药3d症状无缓解，应去医院就诊。

【用法用量】糖浆剂：规格（1）、（2）口服。一次20~30mL，一日3~4次。儿童1岁以内，一次5mL；1~3岁，一次7mL；3~7岁，一次10mL；7岁以上，一次15mL；一日3~4次。

颗粒剂：口服。一次4g，一日3~4次；小儿酌减。

【剂型规格】糖浆剂：（1）每瓶装100mL；（2）每瓶装200mL。

颗粒剂：每袋装4g。

三、润肺化痰

养阴清肺丸（膏、颗粒）-48

【药物组成】地黄、麦冬、玄参、川贝母、白芍、牡丹皮、薄荷、甘草。

【功能主治】养阴润燥，清肺利咽。用于阴虚肺燥，咽喉干痛、干咳少痰或痰中带血。

【方　　解】方中地黄养阴清热，为君药。玄参、麦冬既滋肺肾之阴，又凉血解毒，白芍敛阴泄热，共为臣药。牡丹皮凉血清热，川贝母润肺化痰，薄荷祛风利咽，共为佐药。甘草祛痰止咳，调和诸药，为使药。诸药合用，共奏养阴润燥、清肺利咽之功。

【临床应用】1.咳嗽　阴虚肺燥所致干咳无痰或痰少而黏，或痰中带血，舌质红，脉细数；慢性支气管炎见上述证候者。

2.咽痛　阴津不足所致咽干咽痛，舌质红，脉细数。

此外，有本品用于治疗慢性咽炎、急性支气管炎的报道。

【不良反应】尚不明确。

【禁　　忌】尚不明确。

【注意事项】1.脾虚便溏，痰多湿盛咳嗽者慎用。

2.支气管扩张、肺脓疡、肺心病、肺结核患者出现咳嗽时应去医院就诊。

3. 忌烟、酒及辛辣、生冷、油腻食物。

4. 孕妇慎用。

5. 有高血压、心脏病、肝病、糖尿病、肾病等慢性病严重者应在医师指导下服用。

6. 儿童、哺乳期妇女、年老体弱者应在医师指导下服用。

7. 服药期间，若患者发热体温超过38.5℃，或出现喘促气急者，或咳嗽加重、痰量明显增多者应去医院就诊。

8. 服药7d症状无缓解，应去医院就诊。

【用法用量】丸剂：

规格（1）大蜜丸，口服。一次1丸，一日2次。

规格（2）水蜜丸，口服。一次6g，一日2次。

煎膏剂：规格（1）~（4）口服。一次10~20mL，一日2~3次。

颗粒剂：规格（1）、（2）口服。一次1袋，一日2次。

【剂型规格】丸剂：（1）每丸重9g；（2）每100丸重10g。

煎膏剂：（1）每瓶装50g；（2）每瓶装150g；（3）每瓶装80mL；（4）每瓶装100mL。

颗粒剂：（1）每袋装6g；（2）每袋装15g。

二母宁嗽丸（颗粒、片）-49

【药物组成】川贝母、知母、石膏、栀子（炒）、黄芩、桑白皮（蜜炙）、茯苓、瓜蒌子（炒）、陈皮、枳实（麸炒）、甘草（蜜炙）、五味子（蒸）。

【功能主治】清肺润燥，化痰止咳。用于燥热蕴肺所致的咳嗽、痰黄而黏不易咳出、胸闷气促、久咳不止、声哑喉痛。

【方　　解】方中知母、川贝母清肺润燥，化痰止咳，共为君药。石膏、黄芩、栀子清泄肺热，桑白皮泻肺平喘，瓜蒌子润肺化痰，共为臣药。陈皮、枳实理气化痰，茯苓健脾利湿，五味子敛肺止咳，共为佐药。甘草润肺缓急止咳，调和诸药，为使药。诸药合用，共奏清肺润燥、化痰止咳之效。

【临床应用】咳嗽　因燥热犯肺所致，症见咳嗽，痰黄而黏，不易咳出，胸闷气促，久咳不止，声哑喉痛，舌苔黄，脉滑数；急、慢性支气管炎、咽喉炎见上述证候者。

【不良反应】尚不明确。

【禁　　忌】孕妇禁用。

【注意事项】 1.外感风寒，痰涎壅盛者禁用，其表现为咳嗽气急，痰多稀薄色白，易咳出，伴鼻塞，流清涕，头身疼痛，恶寒发热。

2. 脾胃虚寒症见腹痛、喜暖、泄泻者慎服。

3. 不宜在服药期间同时服用滋补性中药。

4. 忌烟、酒及辛辣、生冷、油腻食物。

5. 有支气管扩张、肺脓疡、肺心病、肺结核患者出现咳嗽时应去医院就诊。

6. 有高血压、心脏病、肝病、糖尿病、肾病等慢性病严重者应在医师指导下服用。

7. 儿童、年老体弱者应在医师指导下服用。

8. 服用3d症状无缓解，应去医院就诊。

【用法用量】 丸剂：

规格（1）大蜜丸，口服。一次1丸，一日2次。

规格（2）水蜜丸，口服。一次6g，一日2次。

颗粒剂： 规格（1）、（2）开水冲服。一次1袋，一日2次。

片剂： 口服。一次4片，一日2次。

【剂型规格】 丸剂：（1）每丸重9g；（2）每100丸重10g。

颗粒剂：（1）每袋装3g；（2）每袋装10g。

片剂： 每片重0.55g。

润肺膏 –50

【药物组成】 莱阳梨清膏、党参、黄芪（蜜炙）、紫菀（蜜炙）、百部（蜜炙）、川贝母。

【功能主治】 润肺益气，止咳化痰。用于肺虚气弱，胸闷不畅，久咳痰嗽，气喘自汗。

【方　　解】 方中莱阳梨清膏润肺止咳化痰，为君药。黄芪、党参益气生津，固表止汗；川贝母清润肺气，化痰止咳，共为臣药。紫菀、百部润肺化痰止咳，为佐药。诸药合用，共奏润肺益气、化痰止咳之功。

【临床应用】 咳嗽　久病迁延，肺虚气弱所致咳嗽声微，气短，胸闷，乏力，痰少不易咯，气喘自汗，动则加重，舌淡苔薄白，脉弱无力；慢性支气管炎、阻塞性肺气肿见上述证候者。

【不良反应】 尚不明确。

【禁　　忌】 尚不明确。

【注意事项】 1. 本品适用于气虚咳嗽，其表现为咳嗽短气，咳声低弱，吐痰稀薄，自汗畏风，体虚乏力。外感咳嗽及痰湿壅盛者慎用。

2. 忌辛辣、油腻食物。

3. 糖尿病患者慎用。

4. 支气管扩张、肺脓疡、肺心病、肺结核患者应在医师指导下服用。

5. 服药期间，若患者出现寒热表现，或出现喘促气急者，或咳嗽加重，痰量明显增多者应到医院就诊。

6. 服用1周症状无改善，应停止服用并去医院就诊。

7. 长期服用，应向医师或药师咨询。

【用法用量】 口服或开水冲服。一次15g，一日2次。

【剂型规格】 煎膏剂：每瓶装250g。

强力枇杷膏（蜜炼）、强力枇杷露 -51

【药物组成】 枇杷叶、罂粟壳、百部、白前、桑白皮、桔梗、薄荷脑。

【功能主治】 养阴敛肺、止咳祛痰。用于支气管炎咳嗽。

【方　　解】 方中枇杷叶味苦能降，性寒能清，归肺、胃经，可清泄肺热，化痰降气而止咳；罂粟壳性味酸平，可敛肺止咳，二者共为君药。百部清泄肺热，化痰止咳；桑白皮降肺气，泻肺火；白前清肺化痰止咳，三药共为臣药。桔梗辛散苦泻，宣开肺气；薄荷脑芳香疏散，祛风利咽，二药共为佐使药。诸药合用，共奏清热化痰、敛肺止咳之功。

【临床应用】 咳嗽　痰热伤肺所致的咳嗽经久不愈，胸闷气短，痰少而黄或干咳无痰，口干咽燥；急、慢性支气管炎见上述证候者。

【不良反应】 监测及文献数据显示：本品可见恶心、便秘、嗜睡等不良反应报告。有过量服用强力枇杷制剂导致药物依赖的个案报告。

【禁　　忌】 1. 儿童、孕妇、哺乳期妇女禁用。

2. 糖尿病患者禁用。

3. 运动员禁用。

【注意事项】 1. 外感咳嗽及痰浊壅盛者慎用。

2. 不宜在服药期间同时服用滋补性中药。

3. 忌烟、酒及辛辣、生冷、油腻食物。

4. 严格按用法用量服用，年老体弱者应在医师指导下服用。

5. 支气管扩张、肺脓疡、肺心病、肺结核患者出现咳嗽时应去医院就诊。

6. 本品含有罂粟壳，不宜过量、常服或久服。

7. 服药3d症状无缓解，应去医院就诊。

【用法用量】煎膏剂：规格（1）、（2）、（3）口服。一次20g，一日3次。

糖浆剂：规格（1）~（4）口服。一次15mL，一日3次。

【剂型规格】煎膏剂：（1）每瓶装180g；（2）每瓶装240g；（3）每瓶装300g。

糖浆剂：（1）每瓶装100mL；（2）每瓶装150mL；（3）每瓶装250mL；

（4）每瓶装330mL。

四、疏风清热

清宣止咳颗粒 –52

【药物组成】桑叶、薄荷、苦杏仁（炒）、桔梗、白芍、枳壳、陈皮、紫菀、甘草。

【功能主治】疏风清热，宣肺止咳。用于小儿外感风热咳嗽，症见咳嗽，咯痰，发热或鼻塞，流涕，微恶风寒，咽红或痛。

【方　　解】方中桑叶、薄荷辛凉解表，疏散风热，宣肺止咳，共为君药。苦杏仁、紫菀苦降肺气，消痰止咳，桔梗宣肺祛痰，共为臣药。白芍缓中止痛，敛阴收汗；枳壳理气，使气行则痰化；陈皮燥湿健脾化痰，共为佐药。甘草调和诸药，为使药。诸药合用，共奏疏风清热、宣肺止咳之功。

【临床应用】咳嗽　外感风热袭肺所致，症见咳嗽，发热或鼻塞，咯痰，咽喉肿痛，舌红苔薄黄，脉浮数；小儿急性上呼吸道感染、小儿支气管肺炎见上述证候者。

【不良反应】常见不良反应为轻度便秘，停药后自行消失。

【禁　　忌】辅料含蔗糖，糖尿病患儿禁服。

【注意事项】1. 脾虚易腹泻者慎服。

2. 风寒袭肺咳嗽不适用，症见发热恶寒、鼻流清涕、咳嗽痰白等。

3. 忌辛辣、生冷、油腻食物。

4. 婴儿应在医师指导下服用。

5. 服药3d症状无缓解，应去医院就诊。

【用法用量】开水冲服。1~3岁，每次1/2包；4~6岁，每次3/4包；7~14岁，每次1包，一日3次。

【剂型规格】颗粒剂：每袋装10g。

杏贝止咳颗粒 -53

【药物组成】麻黄（蜜炙）、苦杏仁、桔梗、前胡、浙贝母、百部、北沙参、木蝴蝶、甘草。

【功能主治】清宣肺气，止咳化痰。用于外感咳嗽属表寒里热证，症见微恶寒、发热、咳嗽、咯痰、痰稠质黏、口干苦、烦躁等。

【方　　解】方中浙贝母清热化痰，解毒散结；苦杏仁宣降肺气，止咳化痰，合以清宣肺气，止咳化痰，共为君药。蜜麻黄开宣肺气，止咳平喘；前胡宣降肺气，止咳化痰；桔梗宣肺，化痰，利咽；木蝴蝶清肺利咽，四药合用增强君药宣降肺气，化痰止咳，散结利咽之效，共为臣药。北沙参、百部养阴清肺，润燥止咳，肺喜润恶燥，二药合用佐助君药增强润肺止咳之力，共为佐药。甘草调和诸药，化痰止咳，引药入经，为佐使药。诸药配伍，共奏清宣肺气、止咳化痰之功。

【临床应用】咳嗽　因表寒未解，里有郁热，肺气不宣所致，症见咳嗽，咯痰，痰稠质黏，咽喉不爽，音哑，口干苦，烦躁，或伴微恶寒、发热者。

【不良反应】监测及文献数据显示，本品可见以下不良反应：

1. 胃肠道反应：恶心、呕吐、腹痛、腹泻、腹部不适等。

2. 过敏反应：皮疹、瘙痒等。

3. 其他：心悸。

【禁　　忌】尚不明确。

【注意事项】1. 支气管扩张、肺脓疡、肺心病、肺结核患者出现咳嗽时应去医院就诊。

2. 不宜在服药期间同时服用滋补性中药。

3. 忌烟、酒及辛辣、生冷、油腻食物。

4. 高血压、心脏病患者慎用。有肝病、糖尿病、肾病等慢性病患者应在医师指导下服用。

5. 运动员慎用。

6. 孕妇慎用，儿童、哺乳期妇女、年老体弱者应在医师指导下服用。

7. 服药期间，若患者出现发热体温超过38.5℃，或出现喘促气急者，或咳嗽加重、痰量明显增多，应去医院就诊。

8. 服药3d症状无缓解，应去医院就诊。

【用法用量】开水冲服。一次1袋，一日3次，疗程7d。

【剂型规格】颗粒剂：每袋装4g。

五、疏风宣肺

苏黄止咳胶囊 –54

【药物组成】麻黄、紫苏叶、地龙、蜜枇杷叶、炒紫苏子、蝉蜕、前胡、炒牛蒡子、五味子。

【功能主治】疏风宣肺，止咳利咽。用于风邪犯肺，肺气失宣所致的咳嗽，咽痒，痒时咳嗽，或呛咳阵作，气急，遇冷空气、异味等因素突发或加重，或夜卧晨起咳剧，多呈反复性发作，干咳无痰或少痰，舌苔薄白等。感冒后咳嗽及咳嗽变异性哮喘见上述证候者。

【方　　解】方中紫苏叶辛温疏散，宣肺止咳以疗肺气失宣；麻黄疏风解表，宣肺止咳，二药共为君药疏风宣肺，缓急止咳利气。地龙疏风解痉，宣降缓急，止咳利气；蝉蜕疏风利咽，用于气急咳嗽，缓解气道；牛蒡子疏风利咽，治疗咽痒气急，生津止咳；五味子收敛肺气，缓解气道，与麻黄宣散一收一散，臣药共辅君药针对气急咳嗽、肺气不宣共奏辛平宣散，疏风，利咽，止咳之效。前胡、枇杷叶亦助群臣润肺止咳，降气利咽，舒缓气道，共为佐药。紫苏子降气润肺止咳，亦有缓急之用，入肺经，为使药。诸药合用，共奏疏风宣肺、止咳利咽之功。

【临床应用】咳嗽　风邪犯肺，肺气失宣所致的咳嗽，咽痒，痒时咳嗽，或呛咳阵作，气急，遇冷空气、异味等因素突发或加重，或夜卧晨起咳剧，多呈反复性发作，干咳无痰或少痰，舌苔薄白等。感冒后咳嗽及咳嗽变异性哮喘见上述证候者。

【不良反应】偶见恶心、呕吐，胃部不适，便秘，咽干。

【禁　　忌】孕妇忌用。

【注意事项】1. 服药期间忌辛辣等刺激性食物。

2. 运动员慎用，高血压、心脏病患者慎用。

3. 尚无研究数据表明本品对外感发热、咽炎、慢性阻塞性肺疾病、肺癌、肺结核等有效。

4. 尚无研究数据支持本品可用于65岁以上和18岁以下患者，以及妊娠期或哺乳期妇女。

5. 尚无研究数据支持本品可用于儿童咳嗽变异性哮喘。

【用法用量】口服。一次3粒，一日3次，疗程7～14d。

【剂型规格】胶囊：每粒装0.45g。

六、平喘剂

蛤蚧定喘丸（胶囊）-55

【药物组成】蛤蚧、瓜蒌子、紫菀、麻黄、醋鳖甲、黄芩、甘草、麦冬、黄连、百合、炒紫苏子、石膏、炒苦杏仁、煅石膏。

【功能主治】滋阴清肺，止咳平喘。用于肺肾两虚，阴虚肺热所致的虚劳咳喘、气短烦热、胸满郁闷、自汗盗汗。

【方　解】方中蛤蚧补肺益肾，止咳定喘；百合养阴清热，共为君药。紫苏子、苦杏仁降气平喘，紫菀化痰止咳，瓜蒌子润肺化痰，麻黄宣肺平喘，为臣药。黄芩、黄连、石膏、煅石膏清泻肺热，鳖甲养阴敛汗，麦冬养阴润肺，为佐药。甘草调和诸药，为使药。本品寒温并用，宣敛结合，补清兼施，共奏滋阴清肺、止咳平喘之功。

【临床应用】1.喘证　肺肾两虚，肾不纳气，痰热内阻所致气喘，动则尤甚，干咳少痰或无痰，自汗盗汗，不思饮食，舌质红，苔薄黄，脉细数；喘息性支气管炎、肺气肿见上述证候者。

2.咳嗽　肺肾两虚，阴虚内热所致的虚劳久嗽，症见干咳无痰或痰少黏白，兼见喘息，动则尤甚，不思饮食，舌质红，苔薄黄，脉细数；慢性支气管炎见上述证候者。

此外，本品还有治疗慢性阻塞性肺部疾病的临床报道。

【不良反应】尚不明确。

【禁　忌】运动员禁用。

【注意事项】1. 本品用于虚劳咳喘，咳嗽新发者不适用。

2. 忌烟、酒及辛辣、生冷、油腻食物。

3. 本品含麻黄，高血压、心脏病、青光眼患者慎用。有肝病、糖尿病、肾病等慢性病严重者应在医师指导下服用。

4. 支气管扩张、肺脓疡、肺心病、肺结核患者出现咳嗽时应去医院就诊。

5. 孕妇慎用。儿童、哺乳期妇女、年老体弱及脾虚便溏者应在医师指导下服用。

6. 服药期间，若患者发热体温超过38.5℃，或出现喘促气急者，或咳嗽加重、痰量明显增多者应去医院就诊。

7. 若哮喘急性发作，或胸闷严重者应及时去医院就诊。

8. 服药7d（胶囊服用3d）症状无缓解，应去医院就诊。

【用法用量】丸剂：

规格（1）大蜜丸，口服。一次1丸，一日2次。

规格（2）小蜜丸，口服。一次9g，一日2次。

胶囊：口服。一次3粒，一日2次；或遵医嘱。

【剂型规格】丸剂：（1）每丸重9g；（2）每60丸重9g。

胶囊：每粒装0.5g。

桂龙咳喘宁胶囊（片）–56

【药物组成】桂枝、龙骨、白芍、生姜、大枣、炙甘草、牡蛎、黄连、法半夏、瓜蒌皮、苦杏仁（炒）。

【功能主治】止咳化痰，降气平喘。用于外感风寒、痰湿阻肺引起的咳嗽、气喘、痰涎壅盛等症；急、慢性支气管炎见上述证候者。

【方　　解】方中桂枝发汗解肌散寒，为君药。白芍敛阴和营，配合桂枝调和营卫；苦杏仁降气止咳平喘，润肠通便；瓜蒌皮清热涤痰，宽胸散结；法半夏燥湿化痰，四药肃肺化痰，止咳平喘，共为臣药。龙骨、牡蛎重镇降气，敛阴纳气，又可防辛散太过而耗散肺气；生姜解表散寒，化痰止咳；大枣配生姜补益脾胃，调和营卫；黄连清热解毒，佐制诸药温燥之性，以上五味均为佐药。甘草化痰止咳，调和诸药，为使药。诸药相合，共奏止咳化痰、降气平喘之效。

【临床应用】1.咳嗽　外感风寒，痰湿阻肺所致咳嗽，气喘，痰涎壅盛，苔白滑腻，脉浮滑；急、慢性支气管炎见上述证候者。

2.喘证　外感风寒，痰湿阻肺，肺气上逆所致呼吸急促，痰涎壅盛，苔白滑腻，脉浮滑数；喘息性支气管炎、支气管哮喘见上述证候者。

此外，还有用于治疗慢性咽炎、硅肺、空调病、咳嗽变异性哮喘的临床报道。

【不良反应】文献报道有患者服用本品后出现心慌、胸闷、憋气、呼吸困难等过敏反应。

【禁　　忌】尚不明确。

【注意事项】1.外感风热者慎用。

2.不宜在服药期间同时服用滋补性中药。

3.用药期间忌烟、酒、猪肉及生冷食物。

4.支气管扩张、肺脓疡、肺心病、肺结核患者出现咳嗽时应去医院就诊。

5.高血压、心脏病、肝病、糖尿病、肾病等慢性病严重者应在医师指导下服用。

6. 服药期间，若患者发热体温超过38.5℃，或出现喘促气急者，或咳嗽加重、痰量明显增多者应去医院就诊。

7. 孕妇慎用，儿童、哺乳期妇女、年老体弱者应在医师指导下服用。

8. 服药3d症状无缓解，应去医院就诊。

【用法用量】 胶囊：口服。一次3粒，一日3次。

片剂：

规格（1）、（2）口服。一次5片，一日3次。

规格（3）口服。一次4片，一日3次。

规格（4）口服。一次3片，一日3次。

【剂型规格】 胶囊：每粒装0.5g（相当于饮片1.67g）。

片剂：（1）每片重0.33g；（2）每片重0.34g；（3）每片重0.41g；（4）每片重0.54g。

第七节　开窍剂

一、清热开窍

安宫牛黄丸 –57

【**药物组成**】牛黄或体外培育牛黄、水牛角浓缩粉、麝香或人工麝香、珍珠、朱砂、雄黄、黄连、黄芩、栀子、郁金、冰片。

【**功能主治**】清热解毒，镇惊开窍。用于热病，邪入心包，高热惊厥，神昏谵语；中风昏迷及脑炎、脑膜炎、中毒性脑病、脑出血、败血症见上述证候者。

【**方　　解**】方中牛黄清心凉肝，豁痰开窍，息风止痉；水牛角清营凉血，解毒定惊；麝香芳香开窍，通络醒神，共为君药。黄连、黄芩、栀子清热泻火解毒，雄黄解毒豁痰，共为臣药。冰片、郁金通窍醒神，化浊开郁；朱砂、珍珠镇心安神，定惊止搐，共为佐药。诸药合用，共奏清热解毒、镇静开窍之效。

【**临床应用**】1.神昏　风温、春温、暑温疫毒，燔灼营血，内陷心包，风动痰生，上蒙清窍所致高热烦躁，神昏谵语，喉间痰鸣，痉厥抽搐，斑疹吐衄，舌绛苔焦，脉细数者；流行性脑脊髓膜炎、乙型脑炎、中毒性脑病、败血症见上述证候者。

2.中风　痰火内盛，肝阳化风，风阳挟痰，上扰神明所致突然昏迷，不省人事，两拳握固，牙关紧闭，面赤气粗，口舌歪斜，喉间痰声辘辘，舌质红，苔黄腻，脉弦滑而数者；脑梗死、脑出血见上述证候者。

3.惊风　小儿外感热病，热极生风，兼痰热内盛，闭塞神明所致，症见高热烦躁，头痛，咳嗽，喉间痰鸣，神昏谵妄，惊厥抽搐，舌红绛，苔焦黄，脉弦数者；流行性脑脊髓膜炎、乙型脑炎见上述证候者。

此外，本品有用于颅脑损伤、重型肝炎、肺性脑病所见高热、神昏的报道。

【**不良反应**】文献报道本品使用不当可致体温过低；亦有用药后引起过敏反应的报道。

【**禁　　忌**】孕妇禁用。

【**注意事项**】1.寒闭神昏者不宜使用。

2. 治疗期间如出现肢寒畏冷、面色苍白、冷汗不止、脉微欲绝，由闭证变为脱证时，应立即停药。

3. 服药期间饮食宜清淡，忌辛辣食物。

4. 运动员慎用。

5. 本品含朱砂、雄黄，不宜与溴化物、碘化物及硝酸盐、硫酸盐类同服，不宜过量、久用，肝肾功能不全者慎用。

6. 高热神昏、中风昏迷口服本品困难者，当鼻饲给药。

7. 服用前应除去蜡皮及塑料球壳；本品不可整丸吞服。

【用法用量】规格（1）大蜜丸，口服。一次2丸，一日1次；小儿3岁以内一次1/2丸，4~6岁一次1丸，一日1次；或遵医嘱。

规格（2）大蜜丸，口服。一次1丸，一日1次；小儿3岁以内一次1/4丸，4~6岁一次1/2丸，一日1次；或遵医嘱。

【剂型规格】丸剂：（1）每丸重1.5g；（2）每丸重3g。

清开灵颗粒（胶囊、软胶囊、片、注射液）–58

清开灵颗粒（胶囊、软胶囊、片）58–1

【药物组成】胆酸、珍珠母、猪去氧胆酸、栀子、水牛角、板蓝根、黄芩苷、金银花。

【功能主治】清热解毒，镇静安神。用于外感风热湿毒、火毒内盛所致高热不退、烦躁不安、咽喉肿痛、舌质红绛、苔黄、脉数者；上呼吸道感染，病毒性感冒，急性化脓性扁桃体炎，急性咽炎，急性气管炎，高热等症属上述证候者。

【方　　解】方中胆酸、猪去氧胆酸清热解毒，化痰开窍，凉肝息风；黄芩苷清热解毒；水牛角、金银花、栀子、板蓝根相伍，清热泻火，凉血解毒；珍珠母平肝潜阳，镇惊安神。诸药相配，共奏清热解毒、镇静安神之功。

【临床应用】1.感冒　外感风热之邪而致发热，微恶风，或高热不退，烦躁不安，咳嗽痰黄，咽喉肿痛，小便短赤，舌红苔黄，脉浮数；上呼吸道感染见上述证候者。

2.乳蛾　外感风热之邪所致，症见发热，头痛，咽喉肿痛，烦躁不安，舌红，苔薄黄，脉浮数；扁桃体炎见上述证候者。

3.喉痹　外感风热之邪所致，症见咽部红肿，咽痛，吞咽困难，发热，舌红，苔薄黄，脉数；急性咽炎见上述证候者。

4.咳嗽　由感受风热，肺失宣肃，痰热阻肺所致，症见咳嗽，胸闷，痰多色黄；上呼吸道感染、急性气管炎见上述证候者。

【不良反应】胃脘不适，腹泻。偶见恶心、呕吐、腹痛。

【禁　　忌】孕妇禁用。

【注意事项】1. 风寒感冒者不适用，其表现为恶寒重，发热轻，无汗，头痛，鼻塞，流清涕，喉痒咳嗽。

2. 不宜在服药期间同时服滋补性中药。

3. 忌烟、酒及辛辣、生冷、油腻食物。

4. 高血压、心脏病患者慎服；平素脾胃虚寒及久病体虚患者如出现腹泻时慎服。

5. 患有肝病、肾病、糖尿病等慢性病严重者应在医师指导下服用。

6. 儿童、哺乳期妇女、年老体弱及脾虚便秘者应在医师指导下服用。

7. 服药3d后或服药期间症状无改善，或症状加重，或出现新的严重症状如胸闷、心悸等应立即停药，并去医院就诊。

8. 本品含有黄芩苷，黄芩苷与含镁、铝、锌类药物使用时，会发生络合作用，影响药物吸收。

【用法用量】颗粒剂：口服。一次3～6g（1～2袋），一日2～3次；儿童酌减，或遵医嘱。

胶囊：口服。一次2～4粒，一日3次；儿童酌减，或遵医嘱。

软胶囊：

规格（1）口服。一次2～4粒，一日3次；儿童酌减，或遵医嘱。

规格（2）口服。一次1～2粒，一日3次；儿童酌减，或遵医嘱。

片剂：口服。一次1～2片，一日3次；儿童酌减，或遵医嘱。

【剂型规格】颗粒剂：每袋装3g（含黄芩苷20mg）。

胶囊：每粒装0.25g（含黄芩苷10mg）。

软胶囊：（1）每粒装0.2g（含黄芩苷10mg）；（2）每粒装0.4g（含黄芩苷20mg）。

片剂：每片重0.5g（含黄芩苷20mg）。

清开灵注射液 58-2

【药物组成】胆酸、珍珠母（粉）、猪去氧胆酸、栀子、水牛角（粉）、板蓝根、黄芩苷、金银花。

【功能主治】清热解毒，化痰通络，醒神开窍。用于热病、神昏，中风偏瘫，神志不清；急性肝炎、上呼吸道感染、肺炎、脑血栓、脑出血见上述证候者。

【方　　解】方中胆酸、猪去氧胆酸味苦而凉，清热解毒，化痰开窍，凉肝息风，为君药。珍珠母、水牛角平肝潜阳，镇惊安神，为臣药。板蓝根、黄芩苷、栀子、金银花清热泻火，凉血解毒，共为佐药。诸药相配，共奏清热解毒、化痰通络、醒神开窍之效。

【临床应用】 1.**外感发热** 外感温热邪毒所致，症见高热烦躁，口渴饮冷，胸闷咳喘，痰多色黄，甚至神昏谵语，四肢抽搐，角弓反张，或斑疹，吐衄，舌绛苔黄，脉数；上呼吸道感染、肺炎、流行性脑脊髓膜炎、流行性乙型脑炎见上述证候者。

2.**中风** 热毒内盛，痰阻清窍所致，症见突然昏倒，不省人事，半身不遂，口舌歪斜，言语不利，牙关紧闭，面赤气粗，舌苔黄腻，脉弦滑；脑梗死、脑出血见上述证候者。

3.**急性肝炎** 因肝胆热盛所致，症见高热烦躁，胁痛，口苦，纳呆，腹胀，尿赤，便结，或见黄疸，舌红苔黄，脉弦数。

本品还有用于热毒内盛所致的肺性脑病、肝性脑病、胰腺炎的报道。

【不良反应】 1.过敏反应：皮肤潮红或苍白、皮疹、瘙痒、面红、局部疼痛、呼吸困难、心悸、发绀、血压下降、喉头水肿、过敏性休克、过敏性哮喘、过敏性间质性肾炎等。

2.全身性反应：畏寒、寒战、发热、高热、疼痛、乏力、多汗、水肿、颤抖等。

3.呼吸系统：鼻塞、喷嚏、流涕、咽喉不适、咳嗽、喘憋、呼吸急促、呼吸困难、支气管痉挛、哮喘、咽喉阻塞、喉头发紧等。

4.心血管系统：心悸、胸闷、胸痛、发绀、血压下降或升高、心律失常、心力衰竭、心脏停搏、突发性早搏等。

5.消化系统：恶心、呕吐、腹胀、腹痛、腹泻、急性小肠出血等。

6.神经精神系统：眩晕、头痛、烦躁、抽搐、惊厥、晕厥、震颤、意识障碍、意识模糊、昏迷、口舌或（及）肢体麻木、嗜睡、失眠、四肢痉挛等。

7.皮肤及其附件：皮肤发红、瘙痒、皮疹、斑丘疹、红斑疹、荨麻疹、局部肿胀、血管神经性水肿、大疱性药疹、大疱性表皮松解性药疹、剥脱性皮炎等。

8.血管损害和出凝血障碍：黏膜充血、紫癜、静脉炎等。

9.用药部位：疼痛、红肿、皮疹、瘙痒等。

10.其他：面部不适、耳鸣、流泪异常、视觉异常、眼充血、肌痛、肢体疼痛、疱疹、低血钾症、血尿等。

【禁　　忌】 1.对本品或胆酸、珍珠母（粉）、猪去氧胆酸、栀子、水牛角（粉）、板蓝根、黄芩苷、金银花制剂及成分中所列辅料过敏或有严重不良反应病史者禁用。

2.新生儿、婴幼儿、孕妇禁用。

3. 过敏体质者禁用。

4. 有家族过敏史者禁用。

5. 有低钾血症包括与低钾血相关的周期性麻痹病史者禁用。

6. 本品能引起低血钾症，故心衰使用洋地黄治疗的患者应慎用。

【注意事项】1. 本品不良反应包括过敏性休克，应在有抢救条件的医疗机构使用，使用者应接受过过敏性休克抢救培训，用药后出现过敏反应或其他严重不良反应须立即停药并及时救治。

2. 严格按照药品说明书规定的功能主治使用，禁止超功能主治用药。

3. 除按【用法用量】中说明使用以外，还可用5%葡萄糖注射液按每10mL药液加入100mL溶液稀释后使用。

4. 严格按照药品说明书推荐用法用量使用，尤其注意不超剂量、过快滴注和长期连续用药。建议滴速小于40滴/分，一般控制在15～30滴/分。儿童用药应严格按公斤体重计算。

5. 本品保存不当可能会影响药品质量，用药前和配制后及使用过程中应认真检查本品及滴注液，发现药液出现浑浊、沉淀、变色、结晶等药物性状改变以及瓶身有漏气、裂纹等现象时，均不得使用。

6. 严禁混合配伍，谨慎联合用药。本品应单独使用，禁忌与其他药品混合配伍使用。如确需要联合使用其他药品时，应谨慎考虑与本品的间隔时间以及药物相互作用等问题，输注两种药物之间须以适量稀释液对输液管道进行冲洗。

7. 到目前为止，已确认清开灵注射液不能与硫酸庆大霉素、青霉素G钾、青霉素G、肾上腺素、间羟胺（阿拉明）、乳糖酸红霉素、多巴胺、硫酸镁注射液、山梗菜碱、硫酸美芬丁胺等药物配伍使用。根据现有临床使用文献资料，清开灵注射液与青霉素类、林可霉素类、氨基糖苷类、喹诺酮类、头孢菌素类、维生素类、盐酸氯丙嗪、葡萄糖酸钙、垂体后叶激素、氨甲苯酸、氨茶碱、肌苷、1，6二磷酸果糖、胸腺肽、盐酸精氨酸、小诺新霉素、沐舒坦、去甲肾上腺素、异丙肾上腺素、盐酸川芎嗪、川芎嗪注射液等存在配伍禁忌。本品不能与能量合剂、高糖维持液和复方乳酸钠葡萄糖注射液、复方电解质MG3注射液、酸性药物配伍使用，特别避免与抗菌药品、青霉素类高敏类药物合用，尤其不能与抗生素类药物混合应用。

8. 用药前应仔细询问患者用药史和过敏史。虚寒体质者、使用洋地黄治疗者、严重心脏病患者、肝肾功能异常者、老人、哺乳期妇女、儿童等特殊人群以及初次使用中药注射剂的患者应慎重使用并加强监测。

9. 本品只适用于温邪入里所致的高热证候者。有表证恶寒发热者、药物过敏史者、脾胃虚弱者慎用。

10. 加强用药监护。用药过程中，应密切观察用药反应，特别是开始30min。发现异常，立即停药，采用积极救治措施，救治患者。

11. 静脉滴注时，必须稀释以后使用，且应现配现用，并在4h以内用完。

12. 临床用药时，建议根据患者年龄、病情、体征等从低剂量开始，缓慢滴入，1个疗程不宜大于2周，坚持中病即止，防止长期用药。对长期使用的在每疗程间要有一定的时间间隔。

13. 禁止使用静脉推注的方法给药。

14. 避免空腹用药。用药时不宜对患者强调可能发生的不适，以免诱发心理反应。

【用法用量】规格（1）、（2）肌内注射，一日2~4mL。重症患者静脉滴注，一日20~40mL，以10%葡萄糖注射液200mL或氯化钠注射液100mL稀释后使用。

【剂型规格】注射液：（1）每支装2mL；（2）每支装10mL。

安脑丸（片）–59

【药物组成】人工牛黄、猪胆粉、朱砂、冰片、水牛角浓缩粉、珍珠、黄芩、黄连、栀子、雄黄、郁金、石膏、煅赭石、珍珠母、薄荷脑。

【功能主治】清热解毒，醒脑安神，豁痰开窍，镇惊息风。用于高热神昏，烦躁谵语，抽搐惊厥，中风窍闭，头痛眩晕；高血压、脑卒中见上述证候者。

【方　　解】方中人工牛黄、猪胆粉清心解毒，息风止痉，豁痰开窍，水牛角清心凉血解毒，共为君药。黄芩、黄连、栀子清热泻火解毒，共为臣药。朱砂、珍珠、珍珠母镇心安神，以除烦躁不安；冰片、郁金芳香辟秽，通窍开闭；石膏清热泻火，煅赭石平肝镇逆，雄黄、薄荷脑助牛黄以辟秽豁痰解毒，共为佐药。诸药合用，共奏清热开窍、豁痰解毒之效。

【临床应用】1.中风　由风阳内动，挟痰走窜经络，脉络不畅所致，症见高热神昏，烦躁谵语，抽搐惊厥，口舌歪斜，舌强语謇，半身不遂；脑卒中见上述证候者。

2.头痛　由肝火亢盛所致，症见头痛眩晕，目赤易怒，口干口苦，胸胁胀痛，舌红苔黄，脉弦数者；原发性高血压见上述证候者。

3.惊风 小儿因外感温热疫毒所致，症见高热不退，神昏，四肢抽搐，头痛，呕吐，烦躁口渴，舌质红，苔黄，脉数。

此外尚有治疗各种原因引起的高热、耳鸣，干预中风先兆心肝火旺证的报道。

【不良反应】尚不明确。

【禁　　忌】孕妇禁用。

【注意事项】1. 脾胃虚寒者慎用。

2. 中风脱证神昏，舌苔白腻，寒痰阻窍者不宜用。

3. 本品含猪胆粉，有宗教信仰者慎用。

4. 肝肾功能不全者慎服。

5. 服药期间饮食应清淡，忌食辛辣油腻之物。

6. 本品含朱砂、雄黄，不宜与溴化物、碘化物及硝酸盐、硫酸盐类同服，不宜长期服用。

7. 不宜与四环素配伍使用。

8. 高热神昏、脑血管病等口服困难者，当鼻饲给药。

【用法用量】丸剂：

规格（1）大蜜丸，口服。一次 1～2 丸，一日 2 次；小儿酌减，或遵医嘱。

规格（2）小蜜丸，口服。一次 3～6g，一日 2 次；小儿酌减，或遵医嘱。

片剂：口服。一次 4 片，一日 2～3 次；小儿酌减，或遵医嘱。

【剂型规格】丸剂：（1）每丸重3g；（2）每11丸重3g。

片剂：薄膜衣片每片重0.5g。

二、化痰开窍

苏合香丸 -60

【药物组成】苏合香、安息香、冰片、水牛角浓缩粉、人工麝香、檀香、沉香、丁香、香附、木香、乳香（制）、荜茇、白术、诃子肉、朱砂。

【功能主治】芳香开窍，行气止痛。用于痰迷心窍所致的痰厥昏迷、中风偏瘫、肢体不利，以及中暑、心胃气痛。

【方　　解】方中苏合香、安息香、人工麝香、冰片芳香走窜，开窍醒神，共为君药。沉香、檀香行气止痛，散寒化浊；木香、香附理气解郁，和胃止痛；乳香活血定痛；丁香、荜茇温中降逆，散寒止痛，共为臣药。白术燥湿化浊；朱砂镇静安神；水牛角浓缩粉凉血清心；诃子肉温涩敛气，可防诸药辛散太过，耗伤正气，共为佐药。全方配伍，共奏芳香开窍、行气止痛之效。

【临床应用】1.**中风寒闭** 痰湿蒙塞心神所致，症见神昏不语，痰涎壅盛，面色苍白或晦暗，四肢不温，肢体不用或松懈瘫软，舌质淡，舌苔白腻，脉沉缓或细滑；急性脑血管病见上述证候者。

2.**中暑** 感受暑湿秽浊，蒙闭心包所致，症见突然神昏，不省人事，牙关紧闭，苔白，脉迟。

3.**胸痹** 胸阳不振，痰瘀互阻，心脉不通所致，症见胸痛胸闷，气短喘促，舌质淡，舌苔白腻，脉滑；冠心病心绞痛见上述证候者。

4.**腹痛** 由于寒湿凝滞，气机不畅所致，症见脘腹冷痛，面色苍白，四肢不温。

【不良反应】文献报道本品可引起过敏性皮疹、过敏性休克，以及过量使用可引起中毒。

【禁　　忌】孕妇禁用。

【注意事项】1. 热病、阳闭、脱证不宜使用。

2. 中风病正气不足者慎用，或配合扶正中药使用。

3. 忌辛辣、油腻食物。

4. 运动员慎用。

5. 急性脑血管病服用本品，应结合其他抢救措施；对中风昏迷者宜鼻饲给药。

6. 本品含有朱砂，不宜与溴化物、碘化物同用，肝肾功能不全者慎用。

7. 本品易耗损正气，不宜久用。

8. 服用前应除去蜡皮、塑料球壳及玻璃纸；本品可嚼服，也可分份吞服。

【用法用量】规格（1）水蜜丸，口服。一次1丸，一日1～2次。

规格（2）大蜜丸，口服。一次1丸，一日1～2次。

【剂型规格】丸剂：（1）每丸重2.4g；（2）每丸重3g。

礞石滚痰丸 -61

【药物组成】金礞石（煅）、沉香、黄芩、熟大黄。

【功能主治】逐痰降火。用于痰火扰心所致的癫狂惊悸，或喘咳痰稠、大便秘结。

【方　　解】方中金礞石秉金石之质，剽悍之性，下气逐痰，平肝镇惊，能攻逐陈积伏匿之顽痰老痰，为君药。黄芩苦寒，清上焦之火；熟大黄苦寒，荡涤实积，以开下行之路，两药用量颇重，清上导下，以除痰热之源，共为臣药。沉香降气，调达气机，气降而火消，为佐药。四药合用，逐痰积，除火热，共奏逐痰散结、降火通便之效。

【临床应用】1.癫狂　因痰火扰心而致的语无伦次，狂躁奔走，或喃喃自语，神情呆滞，大便秘结，舌红，苔黄腻，脉弦滑；精神分裂症见上述证候者。

2.痫病　因情志失调、禀赋不足、饮食不节、痰火内盛所致，症见突然昏仆，不省人事，面色潮红，口唇发绀，两目上视，四肢抽搐，口吐涎沫，移时苏醒如常人，舌质红，苔黄腻者。

3.喘证　痰热内蕴，肺气不降所致的喘促气急，胸闷气短，咯痰色黄，舌质红，舌苔黄厚腻，脉滑数或弦滑；喘息性支气管炎见上述证候者。

4.咳嗽　痰热壅肺所致的咳嗽不止，痰稠色黄，胸闷憋气，腹胀，便秘，舌质红，舌苔黄厚腻，脉滑数或弦滑；急性支气管炎见上述证候者。

5.不寐　痰热扰心而致的心烦不寐，急躁易怒，神思恍惚，大便秘结，舌质红，舌苔黄腻，脉滑数或弦滑；神经衰弱见上述证候者。

6.惊悸　肝郁化火，痰火扰心而致心中悸动，胆怯善惊，坐卧不安，大便秘结，舌质红，舌苔黄腻，脉弦滑有力或滑数。

7.便秘　肠胃积热，痰热内蕴，腑气不通而出现大便燥结，腹胀，腹痛，口干口苦，舌质红，舌苔黄腻或黄燥，脉弦滑有力。

【不良反应】尚不明确。

【禁　　忌】孕妇禁用。

【注意事项】1. 体虚及小儿虚寒成惊者慎用。

2. 忌辛辣、油腻食物。

3. 癫痫重症患者，需在专业医生指导下配合其他治疗方法。

4. 药性峻猛，易耗损气血，须病除即止，切勿过量久用。

【用法用量】口服。一次6～12g，一日1次。

【剂型规格】丸剂：每袋（瓶）装6g。

第八节 扶正剂

一、健脾益气

补中益气丸（颗粒）-62

【药物组成】炙黄芪、党参、炙甘草、炒白术、当归、升麻、柴胡、陈皮。

【功能主治】补中益气，升阳举陷。用于脾胃虚弱、中气下陷所致的泄泻、脱肛、阴挺，症见体倦乏力、食少腹胀、便溏久泻、肛门下坠或脱肛、子宫脱垂。

【方　　解】方中重用炙黄芪甘温，能健脾益气，升阳举陷，为君药。党参、白术、炙甘草补中益气，健脾和胃，为臣药，与黄芪合用，增强补中益气之力。气虚日久，营血亏虚，故取当归养血和血，助党参、黄芪补气养血；陈皮理气和胃，使补而不滞；并以少量升麻、柴胡升阳举陷，辅助君药升提下陷之中气，为佐药。炙甘草又可调和众品，兼为使药。诸药合用，共奏补中益气、升阳举陷之功。

【临床应用】1.泄泻　脾胃虚弱，中气下陷所致，症见大便溏泻，久泻不止，水谷不化，稍进油腻等不易消化之物，则大便次数增多，气短，肢倦乏力，纳食减少，脘腹胀闷，面色萎黄，肢倦乏力，舌淡苔白，脉细弱；慢性肠炎、慢性结肠炎、术后胃肠功能紊乱见上述证候者。

2.**脱肛**　脾胃虚弱，中气下陷所致，症见肛门下坠或脱出，劳累、增加腹压、咳嗽等均可脱出，伴面色苍白，唇淡，气短，倦怠乏力，腹胀腹痛，舌淡少苔，脉虚无力。

3.**阴挺**　脾胃虚弱，中气下陷所致，自觉阴道有块状物脱出，阴道坠胀，活动或体力劳动时加重，白带增多，质稀色白，伴精神疲倦，面色苍白无华，四肢无力，心悸，气短，小腹下坠，舌淡苔薄白，脉细弱；子宫脱垂或阴道脱垂见上述证候者。

此外，本品还可治疗胃下垂、消化性溃疡、大肠癌术后腹泻、支气管扩张症缓解期、肺结核、冠心病心绞痛、椎基底动脉供血不足。

【不良反应】尚不明确。

【禁　　忌】尚不明确。

【注意事项】1. 本品不适用于恶寒发热表证者，暴饮暴食脘腹胀满实证者。

2. 阴虚内热者慎用。

3. 不宜和感冒类药同时服用。

4. 本品宜空腹或饭前服用为佳，亦可在进食同时服用。

5. 忌生冷、油腻、不易消化食物。

6. 有高血压、心脏病、肝病、糖尿病、肾病等慢性病严重者应在医师指导下服用。

7. 按照用法用量服用，小儿应在医师指导下服用。

8. 服药期间出现头痛、头晕、复视等症，或皮疹、面红者，以及血压有上升趋势，应立即停药。

【用法用量】丸剂：

规格（1）大蜜丸，口服。一次1丸，一日2～3次。

规格（2）浓缩丸，口服。一次8～10丸，一日3次。

规格（3）水丸，口服。一次6g，一日2～3次。

颗粒剂：口服。一次3g，一日2～3次。

【剂型规格】丸剂：（1）每丸重9g；（2）每8丸相当于原生药3g；（3）每袋装6g。

颗粒剂：每袋装3g。

参苓白术散（丸、颗粒）-63

【药物组成】人参、茯苓、白术（炒）、山药、白扁豆（炒）、莲子、薏苡仁（炒）、砂仁、桔梗、甘草。

【功能主治】补脾胃，益肺气。用于脾胃虚弱，食少便溏，气短咳嗽，肢倦乏力。

【方　　解】方中人参甘苦微温，入脾肺二经，擅补脾肺之气；白术甘温而性燥，既可益气补虚，又能健脾燥湿；茯苓甘淡，为利水渗湿，健脾助运之要药，三药合用，益气健脾，共为君药。山药甘平，补脾胃而益肺肾，莲子甘平而涩，既能补益脾胃，又可涩肠止泻，二药助人参、白术以健脾益气，兼以厚肠止泻；扁豆甘平微温，补脾化湿，薏苡仁甘淡微寒，健脾利湿，二药助白术、茯苓以健脾助运，渗湿止泻，四药共为臣药。砂仁芳香辛温，化湿醒脾，行气和胃；桔梗辛苦而平，可开提肺气，宣肺化痰止咳，二药共为佐药。甘草益气和中，润肺止咳，调和诸药，为使药。诸药配伍，共奏补脾胃、益肺气之功。

【临床应用】1.泄泻 脾胃气虚，运化失常所致，症见大便溏泻，饮食不消，或大便次数增多，或大便稀薄，脘腹胀闷不舒，纳食减少，面色萎黄，肢倦乏力，舌淡苔白腻，脉濡而弱；肠易激综合征、胃肠功能紊乱、慢性结肠炎、消化不良见上述证候者。

2.纳呆 脾胃气虚，升降失司所致，症见厌食或拒食，纳呆腹胀，面色萎黄，乏力，自汗，精神欠佳，肌肉不实，或形体羸瘦，大便溏薄，舌淡苔腻，脉无力；小儿厌食症、消化不良、神经性厌食见上述证候者。

3.咳嗽 脾肺气虚，挟湿生痰所致，症见咳嗽，气短，痰白量多，咳声重浊，因痰而嗽，痰出咳平，进甘甜腻食物加重，胸脘痞闷，呕恶食少，体倦乏力，大便时溏，舌苔白腻，脉濡滑；急慢性支气管炎、慢性咽炎、部分支气管哮喘、肺气肿、慢性肺心病、老年慢性呼吸道感染见上述证候者。

此外，本品还有治疗艾滋病相关性腹泻、减轻胃肠型高原反应、减轻治疗肺疾病过程中肝功能损害和胃肠道不良反应、治疗慢性分泌性中耳炎、配合捏脊法促进早产儿生长发育的报道。

【不良反应】尚不明确。

【禁　　忌】尚不明确。

【注意事项】1. 湿热内蕴所致泄泻、厌食、水肿及痰火咳嗽者慎用。

2. 泄泻兼有大便不通畅，肛门有下坠感者忌服。

3. 不宜和感冒类药同时服用。

4. 服药期间忌荤腥油腻、不易消化食物，不宜喝茶和吃萝卜以免影响药效。

5. 本品宜饭前服用或进食同时服用。

6. 高血压、心脏病、肾脏病、糖尿病严重患者及孕妇应在医师指导下服用。

7. 孕妇慎用，儿童、哺乳期妇女应在医师指导下服用。

8. 忌恼怒、忧郁、劳累过度，保持心情舒畅。

9. 服药2周（散剂服药4周）后症状未改善，应去医院就诊。

【用法用量】散剂：规格（1）、（2）、（3）口服。一次6～9g，一日2～3次。

丸剂：口服。一次6g，一日3次。

颗粒剂：规格（1）、（2）开水冲服。一次1袋，一日3次。

【剂型规格】散剂：（1）每袋装3g；（2）每袋装6g；（3）每袋装9g。

丸剂：每100粒重6g。

颗粒剂：（1）每袋装3g；（2）每袋装6g。

肾衰宁胶囊（片、颗粒）-64

【药物组成】太子参、黄连、半夏（制）、陈皮、茯苓、大黄、丹参、牛膝、红花、甘草。

【功能主治】益气健脾，活血化瘀，通腑泄浊。用于脾胃气虚、浊瘀内阻、升降失调所致的面色萎黄、腰痛倦怠、恶心呕吐、食欲不振、小便不利、大便黏滞；慢性肾功能不全见上述证候者。

【方　　解】方中太子参甘平能补，益气健脾；大黄苦寒泄降，通腑泄浊，一补一泻，共为君药。茯苓、半夏、陈皮健脾燥湿，降逆化浊；黄连苦寒，清热燥湿，与半夏相伍，辛开苦降，调和胃气，使上逆之浊阴下降，共为臣药。丹参、红花、牛膝活血化瘀，通络利尿，为佐药。甘草调和诸药，为使药。诸药相合，共奏益气健脾、活血化瘀、通腑泄浊之功。

【临床应用】1.水肿　因脾虚运化失常，水湿内停所致，症见面色萎黄，浮肿，腰以下肿甚，恶心，食欲不振，小便不利，大便黏滞，舌苔腻，脉细弱；慢性肾衰竭见上述证候者。

2.肾劳（溺毒）　因脾胃气虚，水湿内停，久聚成浊，气虚血滞，浊瘀内阻，升降失调所致，症见面色萎黄，倦怠乏力，恶心呕吐，食欲不振，小便短少，大便黏滞，腰膝酸软，下肢浮肿，舌苔腻，脉细弱；慢性肾衰竭见上述证候者。

【不良反应】1.恶心、呕吐、腹痛、腹泻、腹胀、大便次数增加、皮疹、瘙痒等。

2.有头晕、乏力、心悸等个案报告。

【禁　　忌】1.孕妇禁用。

2.有出血倾向者禁用。

【注意事项】1.以下情况患者慎用：脾胃虚寒、服药前大便次数超过4次、高钾血症、哺乳期及月经期妇女。

2.不建议与其他含大黄制剂同用。

3.服药期间，宜低盐饮食，忌烟酒及辛辣油腻食物；慎用植物蛋白类食物，如豆类等相关食品。

4.小儿必须在成人监护下服用或遵医嘱。

5.本品含通腑之品，服药后大便次数略有增加，以每日大便次数2~3次为宜，超过4次者需减量服用，并请咨询医生或药师。

【用法用量】胶囊：口服。一次4～6粒，一日3～4次；小儿酌减。

片剂：规格（1）、（2）口服。一次4～6片，一日3～4次，45d为1个疗程；小儿酌减。

颗粒剂：开水冲服。一次1袋，一日3～4次，45d为1个疗程；小儿酌减。

【剂型规格】胶囊：每粒装0.35g。

片剂：（1）每片重0.43g（相当于饮片2.4g）；（2）每片重0.36g。

颗粒剂：每袋装5g。

二、健脾和胃

香砂六君丸 –65

【药物组成】木香、砂仁、党参、白术（炒）、茯苓、甘草（蜜炙）、陈皮、半夏（制）。

【功能主治】益气健脾、和胃。用于脾虚气滞，消化不良，嗳气食少，脘腹胀满，大便溏泄。

【方　　解】方中党参味甘性平，益气健脾，补中养胃，为君药。白术甘温，补气健脾，茯苓甘淡，健脾渗湿，与白术相须为用，使君药益气补脾之力更著，为臣药。陈皮理气和胃，木香行气调中止痛，砂仁行气醒脾，合则行气健脾，调中止痛，半夏燥湿化痰，和胃降逆，共为佐药。甘草味甘益气，调和诸药，为使药。全方配伍，共奏益气健脾、行气和胃之功。

【临床应用】1.胃痛　脾胃气虚，胃气阻滞所致，症见胃脘不适，疼痛胀闷，劳累或受凉后发作或加重，泛吐清水，神疲乏力，胸闷，嗳气，食少纳呆，大便溏泻，舌淡苔白，脉细弱；急、慢性胃炎、胃及十二指肠溃疡见上述证候者。

2.痞满　脾胃气虚，健运失职，胃气阻滞，升降失司所致，症见脘腹满闷，胸胁胀满，嗳腐吞酸，恶心呕吐，食少便溏，少气懒言，舌淡红，苔白腻，脉细弱；功能性腹胀见上述证候者。

3.泄泻　脾虚失运，清浊不分所致，症见大便溏烂，迁延反复，食少，食后脘闷不舒，稍进油腻则大便次数增加，大便中夹未消化食物，面色萎黄，脘腹胀闷，神疲倦怠，舌质淡，苔白，脉细；慢性消化不良见上述证候者。

此外，还有本品治疗氯氮平所致流涎、维持性腹膜透析患者营养不良、糖尿病性胃轻瘫的报道。

【不良反应】尚不明确。

【禁　　忌】孕妇忌服。

【注意事项】1. 不适用于急性胃肠炎，主要表现为恶心、呕吐、大便水泻频频、脘腹作痛。

2. 不适用于口干、舌少津、大便干者。

3. 阴虚内热胃痛，湿热痞满、泄泻者慎用。

4. 忌生冷、油腻、不易消化食物。

5. 有高血压、心脏病、肝病、糖尿病、肾病等慢性病严重者应在医师指导下服用。

6. 儿童、孕妇、哺乳期妇女、年老体弱者应在医师指导下服用。

7. 服药 3d 症状无改善，或出现其他症状时，应立即停用并去医院诊治。

【用法用量】规格（1）浓缩丸，口服。一次12丸，一日3次。

规格（2）、（3）、（4）水丸，口服。一次6~9g，一日2~3次。

【剂型规格】丸剂：（1）每8丸相当于原生药3g；（2）每袋装6g；（3）每袋装9g；
（4）每100粒重6g。

安胃疡胶囊 -66

【药物组成】甘草黄酮类化合物。

【功能主治】补中益气，解毒生肌。主治胃及十二指肠球部溃疡。对虚寒型和气滞型患者有较好的疗效，并可用于溃疡愈合后的维持治疗。

【方　　解】甘草黄酮类化合物有补中益气、解毒生肌的作用，现代研究证实其有抑制胃酸分泌，促进胃黏膜修复的作用。

【临床应用】1.虚寒胃痛　因脾胃阳气不足、中焦虚寒所致，症见胃脘隐痛，喜暖喜按，每遇寒冷或劳累时易发作或加重，空腹痛重，得食痛减，食后腹胀，倦怠乏力，神疲懒言，畏寒肢冷，大便溏薄，呕吐清涎，舌质淡嫩，边有齿痕，苔薄白，脉沉细；胃及十二指肠球部溃疡见上述证候者。

2.气滞胃痛　因肝胃不和，肝郁气滞所致，症见胃脘胀痛，两肋胀闷，遇情志不遂则加重，嗳气或矢气则舒，善怒而太息，胸闷食少，口苦泛酸，舌苔薄白，脉弦；胃及十二指肠球部溃疡见上述证候者。

此外，还有治疗慢性浅表性胃炎、辅助预防老年胃溃疡复发的报道。

【不良反应】尚不明确。

【禁　　忌】尚不明确。

【注意事项】1. 饮食积滞或胃火炽盛引起的胃痛者不宜服用。

2. 忌喝烈性酒，酗酒；忌生冷及过度辛辣刺激食物。

【用法用量】口服。一次2粒，一日4次（三餐后和睡前）。

【剂型规格】胶囊：每粒含黄酮类化合物0.2g。

益气和胃胶囊 -67

【药物组成】黄芪（蜜炙）、丹参、党参、黄芩、枳壳（炒）、白芍（炒）、白术（麸炒）、仙鹤草、甘草（蜜炙）、檀香。

【功能主治】健脾和胃，通络止痛。用于慢性非萎缩性胃炎脾胃虚弱兼胃热瘀阻证，症见胃脘痞满胀痛、食少纳呆、大便溏薄、体倦乏力、舌淡苔薄黄、脉细。

【方　　解】方中蜜黄芪健脾益气，升举清阳，为健脾和胃的要药，故为君药。党参、麸炒白术益气健脾，辅助君药加强脾胃运化功能，共为臣药。丹参、檀香活血化瘀，行气通络止痛；炒枳壳理气消胀；炒白芍、炙甘草酸甘化阴，缓急止痛；黄芩清热凉血止血；仙鹤草收敛固涩，收敛止血，共为佐药。炙甘草既可益气补中，又可调和诸药，用为佐使药。诸药合用，共奏健脾和胃、通络止痛之功。

【临床应用】1.胃痛　因脾胃虚弱，胃热瘀阻所致，症见胃脘胀痛，脘闷不适，胃中嘈杂，纳少，大便溏薄，体倦乏力，舌淡暗，苔薄黄，脉细或细涩；慢性非萎缩性胃炎见上述证候者。

2.痞满　因脾虚不运，胃热瘀阻所致，症见脘腹胀满，胸脘堵闷，不思饮食，嘈杂不适，舌淡暗，苔薄黄，脉细或细涩；慢性非萎缩性胃炎见上述证候者。

3.纳呆　因脾胃虚弱，胃热不受纳，脾不运化所致，症见不思饮食，食则饱胀，大便稀溏，体乏无力，舌质淡，苔薄黄，脉细弱；慢性非萎缩性胃炎见上述证候者。

【不良反应】尚不明确。

【禁　　忌】尚不明确。

【注意事项】1. 饮食宜清淡，忌酒及辛辣、生冷、油腻食物。

2. 忌愤怒、忧郁，保持心情舒畅。

3. 有高血压、心脏病、肝病、糖尿病、肾病等慢性病患者应在医师指导下服用。

4. 本品尚无妊娠及哺乳期妇女、儿童的有效性和安全性研究数据，以上患者应去医院就诊。

5. 本品尚无幽门螺杆菌（HP）根除疗效的充分研究数据，以上患者应去医院就诊。

6. 年老体弱者应在医师指导下服用。

7. 胃痛严重者，应及时去医院就诊。

8. 服药4周症状无缓解，应去医院就诊。

【用法用量】口服。一次4粒，一日3次。

【剂型规格】胶囊：每粒装0.5g。

摩罗丹 –68

【药物组成】百合、茯苓、玄参、乌药、泽泻、麦冬、当归、白术、茵陈、白芍、石斛、九节菖蒲、川芎、三七、地榆、延胡索、蒲黄、鸡内金。

【功能主治】和胃降逆，健脾消胀，通络定痛。用于慢性萎缩性胃炎，症见胃疼、胀满、痞闷、纳呆、嗳气等。

【方　　解】方中百合、茯苓、白术健脾和胃，为君药。延胡索、乌药、鸡内金、川芎、蒲黄行气活血、助运止痛，共为臣药。当归、白芍、麦冬、石斛、玄参滋阴养血，三七、地榆化瘀止血，九节菖蒲、茵陈、泽泻清热化湿，合为佐药。全方共奏和胃降逆、健脾消胀、通络定痛之功。

【临床应用】1.胃痛　脾胃虚弱，气滞血瘀所致的胃部刺痛、夜间痛甚、纳呆腹胀、舌质暗红或有瘀斑；慢性萎缩性胃炎见上述证候者。

2.痞满　脾胃虚弱，健运失职所致的胃部胀满、餐后加重、脘胁痞闷、纳呆嗳气；慢性萎缩性胃炎见上述证候者。

3.嘈杂　因脾胃不和、胃阴不足、脾虚胃热所致，症见胃中嘈杂，胃胀，嗳气，心烦，不思饮食，大便干，乏力，舌质淡，苔少而薄黄，脉细弱；慢性萎缩性胃炎见上述证候者。

4.纳呆　因脾胃阴虚，胃不受纳，脾不运化所致，症见不思饮食，食则饱胀，口干，大便干，体乏无力，舌质暗红，少苔，脉细；慢性萎缩性胃炎见上述证候者。

此外，还有治疗功能性消化不良的报道。

【不良反应】尚不明确。

【禁　　忌】尚不明确。

【注意事项】1. 湿热中阻胃痛、痞满者慎用。

2. 饮食宜清淡，忌烟、酒及辛辣、生冷、油腻食物。

3. 孕妇慎用。

4. 儿童、哺乳期妇女、年老体弱者应在医师指导下服用。

5. 有高血压、心脏病、肝病、糖尿病、肾病等慢性病严重者应在医师指导下服用。

6. 忌情绪激动及生闷气。

7. 服药3d症状未缓解，应去医院就诊。

8. 大蜜丸咀嚼服用，忌整丸吞服。

【用法用量】规格（1）大蜜丸，口服。一次1～2丸，一日3次，饭前用米汤或温开水送下。

规格（2）小蜜丸，口服。一次55～110粒，一日3次，饭前用米汤或温开水送下。

规格（3）浓缩丸，口服。一次16丸，一日3次。（建议重症患者口服一次32丸，一日3次。）

【剂型规格】丸剂：（1）每丸重9g；（2）每55粒重9g；（3）每16丸重1.84g（相当于生药材4.5g）。

三、健脾养血

归脾丸（合剂）-69

【药物组成】党参、炒白术、炙黄芪、炙甘草、茯苓、制远志、炒酸枣仁、龙眼肉、当归、木香、大枣（去核）。

【功能主治】益气健脾，养血安神。用于心脾两虚，气短心悸，失眠多梦，头昏头晕，肢倦乏力，食欲不振。

【方　　解】方中黄芪甘微温，补脾益气；龙眼肉甘温，既能补脾气，又能养心血，二者共为君药。党参、白术甘温补气，与黄芪相配，加强补脾益气之功；当归甘辛微温，滋养营血，与龙眼肉相伍，增强补血养心之效，为臣药。茯苓、酸枣仁、制远志宁心安神，木香理气醒脾，与补气养血药配伍，使之补而不碍胃，补而不滞；大枣补益气血，健脾和胃，共为佐药。炙甘草补气健脾，调和诸药，为佐使药。诸药合用，共奏益气健脾、养血安神之效。

【临床应用】1.心脾两虚证 因思虑过度，劳伤心脾，气血两虚而致的气短懒言，失眠多梦，健忘，头晕头昏，肢倦乏力，精神疲惫，食欲不振，大便溏薄，舌淡苔白，脉细弱；慢性疲劳综合征见上述证候者。

2.心悸 由心脾两虚，心失所养而致的心慌不安，失眠健忘，神疲食少，面色萎黄，舌淡苔白，脉细弱；贫血、神经衰弱见上述证候者。

3.失眠 由心脾两虚，心神失养而致的失眠多梦，健忘，纳呆食少，肢倦乏力，精神萎靡，舌淡苔白，脉细弱；神经衰弱见上述证候者。

4.眩晕 多因气血虚弱，脑失所养而致的头晕头昏，心悸少寐，神疲乏力，食少纳呆，面色萎黄，舌淡苔白，脉细弱；贫血见上述证候者。

5.崩漏 多因脾虚气弱不能统血而致的妇女经血非时而下，淋漓不断，甚或血流如涌，色淡质清，神疲体倦，面色萎黄，舌淡苔白，脉细弱；功能性子宫出血见上述证候者。

6.便血 多因脾虚气弱不能统血，血溢肠内而致的便血，血色紫暗，甚至色黑，肢体倦怠，食欲不振，面色萎黄，舌淡苔白，脉细弱；胃、十二指肠溃疡出血见上述证候者。

此外，还有本品治疗甲状腺功能减退、功能性消化不良伴抑郁症、肝硬化继发脾功能亢进症、妇科恶性肿瘤术后并发抑郁、失眠症，减轻化疗所致骨髓抑制的报道。

【不良反应】有引起消化道不适及皮疹的病例报告。

【禁　　忌】尚不明确。

【注意事项】1. 有口渴、尿黄、便秘等内热表现者不宜服用。

2. 阴虚火旺者慎用。

3. 感冒发热者不宜服用。

4. 宜饭前服用。忌辛辣、生冷、不易消化食物。

5. 高血压、心脏病、肝病、糖尿病、肾病等慢性病严重者应在医师指导下服用。

6. 儿童、孕妇、哺乳期妇女应在医师指导下服用。

7. 服药2～4周症状无缓解，应去医院就诊。

【用法用量】丸剂：

规格（1）大蜜丸，用温开水或生姜汤送服。一次1丸，一日3次。

规格（2）浓缩丸，用温开水或生姜汤送服。一次8～10丸，一日3次。

规格（3）、（5）水蜜丸，用温开水或生姜汤送服。一次6g，一日3次。

规格（4）、（6）小蜜丸，用温开水或生姜汤送服。一次9g，一日3次。

合剂：规格（1）、（2）口服。一次10～20mL，一日3次；用时摇匀。

【剂型规格】丸剂：（1）每丸重9g；（2）每8丸相当于原生药3g；（3）每袋装6g；

（4）每袋装9g；（5）每瓶装60g；（6）每瓶装120g。

合剂：（1）每支装10mL；（2）每瓶装100mL。

健脾生血颗粒（片）-70

【药物组成】党参、茯苓、炒白术、甘草、黄芪、山药、炒鸡内金、醋龟甲、山麦冬、醋南
五味子、龙骨、煅牡蛎、大枣、硫酸亚铁（$FeSO_4 \cdot 7H_2O$）。

【功能主治】健脾和胃，养血安神。用于脾胃虚弱及心脾两虚所致的血虚证，症见面色萎
黄或皓白、食少纳呆、脘腹胀闷、大便不调、烦躁多汗、倦怠乏力、舌胖色
淡、苔薄白、脉细弱；缺铁性贫血见上述证候者。

【方　　解】方中党参、黄芪补中益气，健脾和胃，资生化源，益气生血，共为君药。茯
苓、白术、山药助君药健脾益气；南五味子、麦冬、龟甲、大枣滋养阴血，
共为臣药。鸡内金消食健胃，使诸药补而不滞；龙骨、牡蛎镇静安神，共为
佐药。甘草益气补中，调和诸药，为使药。另加入硫酸亚铁促进新血生成。
诸药合用，共奏健脾和胃、养血安神之功。

【临床应用】贫血　小儿因厌食或肠道寄生虫病，脾胃受损，气血生化乏源所致，症见倦
怠乏力，气短语低，面色萎黄或苍白，唇甲色淡，心悸不宁，烦躁，多汗，
苔薄白，舌质淡，脉细弱；缺铁性贫血见上述证候者。

本品还有治疗孕妇缺铁性贫血、儿童高血铅的报道。

【不良反应】1. 服药期间，部分患儿可出现牙齿颜色变黑，停药后可逐渐消失。

2. 可排黑便，因铁与肠内硫化氢结合生成黑色硫化铁，从而使大便变黑，患
者无须顾虑。

3. 可见上腹疼痛、便秘。

4. 少数患儿服药后，可见短暂性食欲下降、恶心、呕吐、轻度腹泻，多可自
行缓解。

【禁　　忌】非缺铁性贫血（如地中海贫血）患者禁用。

【注意事项】1. 感冒病人不宜服用。

2. 本品含硫酸亚铁，下列情况慎用：酒精中毒、肝炎、急性感染、肠道炎

症、胰腺炎、胃及十二指肠溃疡、溃疡性肠炎。

3. 勿与含鞣酸类药物合用。

4. 忌茶、油腻、辛辣食物。

5. 本品宜饭后服用。

6. 有糖尿病患者及有高血压、心脏病、肝病、肾病等慢性病严重者应在医师指导下服用。

7. 按照用法用量服用，孕妇及哺乳期妇女应在医师指导下服用。

8. 本品用于小儿缺铁性贫血应结合病因治疗。

9. 服药2周或服药期间症状无改善，或症状加重，或出现新的严重症状，应立即停药并去医院就诊。

【用法用量】颗粒剂：饭后用开水冲服。1岁以内一次2.5g；1～3岁一次5g；3～5岁一次7.5g；5～12岁一次10g；成人一次15g，一日3次，或遵医嘱，4周为1个疗程。

片剂：饭后口服。1岁以内一次0.5片；1～3岁一次1片；3～5岁一次1.5片；5～12岁一次2片；成人一次3片，一日3次，或遵医嘱，4周为1个疗程。

【剂型规格】颗粒剂：每袋装5g。

片剂：每片重0.6g。

四、滋阴补肾

六味地黄丸（颗粒、胶囊）-71

【药物组成】熟地黄、山茱萸（酒制）、牡丹皮、山药、茯苓、泽泻。

【功能主治】滋阴补肾。用于肾阴亏损，头晕耳鸣，腰膝酸软，骨蒸潮热，盗汗遗精。

【方　　解】方中重用熟地黄滋补肾阴，填精益髓生血，为君药。山茱萸补益肝肾，并能涩精；山药补养脾阴而补肾固精，共为臣药。泽泻利湿泄热而降肾浊，并能减熟地黄之滋腻；茯苓淡渗脾湿，助山药之健运，与泽泻共降肾浊；丹皮清泄虚热，并制山茱萸肉之温，共为佐药。诸药相合，共奏滋补肾阴之功。

【临床应用】1.肾阴虚证　因久病伤肾，或禀赋不足，或房事过度，或过服温燥劫阴食物，而致肾阴亏损，症见腰膝酸软无力，眩晕，耳鸣，形体消瘦，潮热，盗汗，口燥咽干。

2.眩晕 因先天肾阴不充，或年老肾亏，或久病伤肾，或房劳精耗，以致脑髓空虚，症见头晕目眩，视物昏花，神疲乏力，腰酸腿软，耳鸣；高血压见上述证候者。

3.耳鸣 因年老肾中精气不足，房事不节，以致肾阴亏耗，耳窍失养，症见耳鸣，眩晕，腰膝酸软；神经性耳聋见上述证候者。

4.潮热 因素体阴虚，或病久伤阴，或误用、过用温燥药物等，导致阴精亏虚，阴衰则阳盛，水不制火，症见午后潮热，骨蒸劳热，夜间发热，手足心热，烦躁，口燥咽干，腰膝酸软。

5.盗汗 因烦劳过度，邪热耗阴，虚火内生，阴津被扰，不能内藏而外泄所致，症见寐中汗出，醒后自止，五心烦热，颧红，口渴咽干。

6.遗精 因恣情纵欲，房事劳伤，或禀赋不足，或手淫过度，肾精不藏所致，症见遗精，头昏，耳鸣，腰膝酸软；性功能障碍见上述证候者。

7.消渴 因素体阴虚，或热病伤阴，或劳欲过度，阴虚燥热所致，症见口渴多饮，口干舌燥，尿频量多，混浊如膏脂，形体消瘦；2型糖尿病见上述证候者。

此外，还有治疗复发性口疮、支气管哮喘、氯氮平所致遗尿、围绝经期综合征、系统性红斑狼疮，减轻肿瘤化疗的毒副作用、延缓老年痴呆症的报道。

【**不良反应**】监测数据显示，本品有腹泻、腹痛、腹胀、恶心、呕吐、胃肠不适、食欲不振、便秘、瘙痒、皮疹、头痛、心悸、过敏等不良反应。

【**禁　　忌**】尚不明确。

【**注意事项**】1.体虚及阳虚者慎用。

2.脾虚、气滞、食少纳呆者慎用。

3.感冒患者慎用。

4.忌辛辣、不易消化食物。

5.按照用法用量服用，小儿、孕妇、哺乳期妇女应在医师指导下服用。

6.有高血压、心脏病、肝病、糖尿病、肾病等慢性病严重者应在医师指导下服用。

7.服药期间出现食欲不振，胃脘不适，大便稀，腹痛等症状时，应去医院就诊。

8.服药2～4周后症状未改善，应去医院就诊。

【**用法用量**】丸剂：

规格（1）大蜜丸，口服。一次1丸，一日2次。

规格（2）浓缩丸，口服。一次8丸，一日3次。

规格（3）水蜜丸，口服。一次6g，一日2次。

规格（4）、（5）、（6）小蜜丸，口服。一次9g，一日2次。

规格（7）水蜜丸，口服。一次6g，一日2次。

颗粒剂：开水冲服。一次5g，一日2次。

胶囊：

规格（1）口服。一次1粒，一日2次。

规格（2）口服。一次2粒，一日2次。

【剂型规格】丸剂：（1）每丸重9g；（2）每8丸重1.44g（每8丸相当于饮片3g）；
（3）每袋装6g；（4）每袋装9g；（5）每瓶装60g；（6）每瓶装120g。

颗粒剂：每袋装5g。

胶囊：（1）每粒装0.3g；（2）每粒装0.5g。

五、滋阴降火

知柏地黄丸 -72

【药物组成】知母、黄柏、熟地黄、山茱萸（制）、牡丹皮、山药、茯苓、泽泻。

【功能主治】滋阴降火。用于阴虚火旺，潮热盗汗，口干咽痛，耳鸣遗精，小便短赤。

【方　　解】方中重用熟地黄滋阴补肾，益精填髓，为君药。山茱萸、山药补肾固精，益气养阴，而助熟地黄滋补肾阴；知母甘寒质润，清虚热，滋肾阴；黄柏苦寒，泻虚火，坚真阴，配合熟地黄以滋阴降火，诸药合为臣药。佐以茯苓健脾渗湿，泽泻利水清热，牡丹皮清热凉血，三药合用，补中有泻，补而不腻。诸药配合，共奏滋阴降火之功。

【临床应用】1.阴虚火旺证　因先天阴液亏虚，或误用、过用温燥药物等，阴液亏耗，虚火内扰而致，症见形体消瘦，潮热，盗汗，颧红，五心烦热，咽干口燥，腰膝酸软，小便短赤。

2.阴虚发热　因素体阴虚，或热病日久，耗伤阴液，或误用、过用温燥药物等，导致阴精亏虚，阴衰则阳盛，水不制火，症见午后潮热，骨蒸劳热，夜间发热，手足心热，烦躁。

3.盗汗　因烦劳过度，或亡血失精，或邪热耗阴，以致阴精亏虚，虚火内生，阴津被扰，不能自藏而外泄，症见寐中汗出，醒后自止，五心烦热或潮热，两颧色红，口渴，咽干。

4.慢喉痹 因素体阴虚或热伤津液，虚火上炎，熏灼咽喉而致，症见咽干不适，灼热，隐痛，咽痒干咳，有异物感，腰膝酸软，五心烦热；慢性咽炎见上述证候者。

5.耳鸣 因年老肾中精气不足，或房事不节，肾阴亏耗，耳窍失养所致，症见耳鸣，眩晕，腰膝酸软；神经性耳聋见上述证候者。

6.遗精 因房事过度，恣情纵欲，或妄想不遂，扰动精室而致，症见遗精，头晕，耳鸣，腰膝酸软，精神萎靡等；性功能障碍见上述证候者。

此外，本品尚有治疗女童单纯性乳房早发育、慢性牙周炎、甲状腺功能亢进，缓解泼尼松的副作用和促使精子膜尿激酶型纤溶酶原激活因子含量升高的报道。

【不良反应】尚不明确。

【禁　　忌】尚不明确。

【注意事项】1. 气虚发热及实热证者慎服。

2. 虚寒性病证患者不适用，其表现为怕冷，手足凉，喜热饮。

3. 脾虚便溏、气滞中满者慎服。

4. 不宜和感冒类药物同时服用。

5. 服药期间，忌辛辣、油腻、不易消化食物。

6. 宜空腹或饭前服用，开水或淡盐水送服。

7. 孕妇慎服。

8. 按照用法用量服用，小儿应在医师指导下服用。

9. 有高血压、心脏病、肝病、糖尿病、肾病等慢性病严重者应在医师指导下服用。

10. 服药4周（浓缩丸服药1周）症状无改善，应去医院就诊。

【用法用量】规格（1）大蜜丸，口服。一次1丸，一日2次。

规格（2）、（6）浓缩丸，口服。一次8丸，一日3次。

规格（3）、（5）水蜜丸，口服。一次6g，一日2次。

规格（4）小蜜丸，口服。一次9g，一日2次。

【剂型规格】丸剂：（1）每丸重9g；（2）每10丸重1.7g；（3）每袋装6g；（4）每袋装9g；（5）每瓶装60g；（6）每8丸相当于原生药3g。

六、滋肾养肝

杞菊地黄丸（胶囊、片）-73

【药物组成】 枸杞子、菊花、熟地黄、山茱萸（酒制）、牡丹皮、山药、茯苓、泽泻。

【功能主治】 滋肾养肝。用于肝肾阴亏，眩晕耳鸣，羞明畏光，迎风流泪，视物昏花。

【方　解】 本方由六味地黄丸加味而成，在滋补肾阴的基础上，加枸杞子、菊花，兼有养阴平肝，滋水明目作用。方中熟地黄味甘、性微温，入心、肝、肾经，养血滋阴，补精益髓，为补益肝肾精血之要药，重用为君药。山茱萸补肾暖肝；山药味甘，归脾、肺、肾经，性平不燥，作用缓和，补脾益肾涩精，为平补气阴之要药，二者为臣药。枸杞子滋阴补肾，养肝明目；菊花疏风清热，平肝明目；茯苓渗脾湿；泽泻泄肾浊；牡丹皮清肝火，合为佐药。诸药配伍，共奏滋肾养肝之功。

【临床应用】 1.眩晕　因肝肾不足，阴血亏虚所致，症见头目眩晕，腰酸腰痛，口燥咽干，周身乏力；原发性高血压见上述证候者。

2.圆翳内障　因肝肾不足，阴血亏虚所致，症见视力缓慢下降，视物昏花，晶珠轻度混浊；老年性白内障初期见上述证候者。

3.青盲　因肝肾不足，阴血亏虚所致，症见视物不清，不能久视；视神经萎缩见上述证候者。

4.目涩症　因肝肾不足，阴虚所致，症见双目干涩，羞明畏光；干眼症见上述证候者。

5.耳聋　因肝肾不足所致，症见耳鸣、耳聋，伴腰酸腰痛，口干咽燥，潮热，盗汗。

此外，本品尚可治疗2型糖尿病、2型糖尿病合并高血压患者胰岛素抵抗、2型糖尿病背景型视网膜病变、注意缺陷多动障碍、慢性肾盂肾炎、老年早期黄斑变性、短暂性脑缺血，预防先兆子痫。

【不良反应】 有报道服用本品引起过敏反应3例、过量服用致副乳增生1例。

【禁　忌】 尚不明确。

【注意事项】 1.脾胃虚寒，大便稀溏者慎用。

2.实火亢盛所致的头晕、耳鸣者慎用。

3.感冒发热者不宜服用。

4.忌酸冷、不易消化食物。

5. 有高血压、心脏病、肝病、糖尿病、肾病等慢性病严重者应在医师指导下
服用。

6. 儿童、孕妇、哺乳期妇女应在医师指导下服用。

7. 服药4周（浓缩丸2周）后症状无缓解，应去医院就诊。

【用法用量】 丸剂：

规格（1）大蜜丸，口服。一次1丸，一日2次。

规格（2）浓缩丸，口服。一次8丸，一日3次。

规格（3）、（5）水蜜丸，口服。一次6g，一日2次。

规格（4）、（6）小蜜丸，口服。一次9g，一日2次。

胶囊：口服。一次5～6粒，一日3次。

片剂：口服。一次3～4片，一日3次。

【剂型规格】 丸剂：（1）每丸重9g；（2）每8丸相当于原药材3g；（3）每袋装6g；
（4）每袋装9g；（5）每瓶装60g；（6）每瓶装120g。

胶囊：每粒装0.3g。

片剂：片芯重0.3g。

生血宝合剂（颗粒）-74

【药物组成】 制何首乌、女贞子、桑椹、墨旱莲、白芍、黄芪、狗脊。

【功能主治】 滋补肝肾，益气生血。用于肝肾不足、气血两虚所致的神疲乏力、腰膝酸
软、头晕耳鸣、心悸、气短、失眠、咽干、纳差食少；放、化疗所致的白细
胞减少，缺铁性贫血见上述证候者。

【方　　解】 方中制何首乌滋养肝肾，补益精血，温而不燥，补而不腻，为治疗肝肾不
足、精血亏虚之良药，合黄芪大补肺脾之气，以开气血生化之源，"形不足
者，温之以气；精不足者，补之以味"，二药合用，共奏滋补肝肾、益气
生血之功，以缓解肝肾不足、气血两虚之主症，故为君药。女贞子滋补肝
肾、益阴培本；墨旱莲补肾养肝、滋阴益血；桑椹滋阴补血，三药合用辅助
君药以增强滋补肝肾、益气生血之功，故为臣药。白芍养肝血、滋肝阴、平
肝阳，佐助君药以改善阴虚阳亢、眩晕、耳鸣之兼症；狗脊能补益肝肾、强
筋壮骨，以除肝肾不足之腰膝酸软，且药性甘温，补肾养气，有佐助生化精
血之能，并可引药入血，共为佐使药。诸药合用，共奏滋补肝肾、益气生血
之效。

【临床应用】1.肝肾不足，气血两虚证　因体质虚弱，或病久失养，或劳累太过，或年高体衰，或房事不节，以致肝肾不足，气血两虚，症见神疲乏力，气短懒言，纳差食少，口燥咽干，腰膝酸软；放化疗所致的白细胞减少、缺铁性贫血见上述证候者。

2.眩晕　因先天不足，或年老体亏，或久病伤身，或劳伤过度，以致肝肾不足，气血亏虚，清窍失养，症见眩晕，耳鸣，面色无华，精神萎靡，腰膝酸软；缺铁性贫血、高血压见上述证候者。

3.耳鸣　因年老体衰，或房事不节，或劳倦伤脾，以致肝肾亏耗，气血两虚，症见耳鸣，目眩，腰膝酸软，食少纳呆；神经性耳聋见上述证候者。

4.心悸　因禀赋不足，或饮食劳倦，或思虑过度，或年高体迈，以致肝肾不足，气血亏虚，心失所养，症见心慌不安，气短，头晕，乏力，腰膝酸软；缺铁性贫血、功能性心律失常见上述证候者。

5.失眠　因房劳过度，或久病年迈，以致肝肾亏损，气血不足，心神失养，症见失眠，神疲食少，头目晕眩，耳鸣；神经衰弱见上述证候者。

此外，本品还有治疗肾性贫血、化疗所致骨髓抑制、恶性肿瘤与放疗所致白细胞减少，减轻化疗毒性反应，改善肝硬化合并血小板减少患者血小板数量和质量的报道。

【不良反应】服用本品后可能出现恶心、腹泻等消化系统反应。

【禁　　忌】尚不明确。

【注意事项】1. 本品为肝肾不足、气血两虚证而设，体实及阳虚者慎服。

2. 感冒者慎服。

3. 本品药性滋腻，凡脘腹痞满、痰多湿盛者应慎服。

4. 服药期间饮食宜清淡易消化，忌辛辣、油腻、生冷食物。

5. 用于治疗失眠时，睡前勿吸烟，勿喝酒、饮茶和咖啡。

6. 白细胞减少、贫血及体虚患者病因很多，服用本品时应注意以下事项：

（1）本品用于放、化疗引起的白细胞减少症需连续服药3周为1个疗程；

（2）缺铁性贫血需连续服药4周为1个疗程；

（3）用于肝肾不足，气血两虚所致失眠、眩晕、耳鸣、心悸需连续服药2周为1个疗程。

7. 本品为中药制剂，在贮藏期间出现少量沉淀属正常现象，不影响疗效和使用。

【用法用量】合剂：口服。一次15mL，一日3次。用时摇匀。

颗粒剂：规格（1）、（2）开水冲服。一次8g，一日2~3次。

【剂型规格】合剂：每瓶装100mL。

颗粒剂：（1）每袋装4g；（2）每袋装8g。

七、补肺益肾

百令胶囊（片）-75

【药物组成】发酵冬虫夏草菌粉（Cs-C-Q80）。

【功能主治】补肺肾，益精气。用于肺肾两虚引起的咳嗽、气喘、咯血、腰背酸痛、面目浮肿、夜尿清长；慢性支气管炎、慢性肾功能不全的辅助治疗。

【方　　解】本方为发酵冬虫夏草菌粉的单方制剂，具有补肺肾、益精气之功。

【临床应用】1.咳嗽　肺肾两虚所致的咳嗽无力，久咳不已，腰膝酸软，自汗，盗汗；慢性支气管炎见上述证候者。

2.喘证　肺肾两虚所致的咳声低微，喘促，气短，呼多吸少，动则益甚，痰少或痰白而黏，盗汗，神疲乏力，腰膝酸软，舌淡嫩、苔白，脉弱；慢性支气管炎见上述证候者。

3.水肿　肺肾两虚所致的气短乏力，多尿、尿液清长或夜尿反多、泡沫尿，腰酸膝软，面目虚浮，舌淡、苔白，尺脉弱、沉或细；慢性肾功能不全见上述证候者。

此外，尚有将本品治疗慢性阻塞性肺疾病、糖尿病肾病、慢性肾小球肾炎，以及尿毒症血液透析的辅助治疗的报道。

【不良反应】个别患者咽部不适。

【禁　　忌】凡阴虚火旺，血分有热，胃火炽盛，肺有痰热，外感热病者禁用。

【注意事项】1.感冒发热、外感实证咳喘者不宜服用。

2.忌辛辣、生冷、油腻及不易消化食物。

3.慢性肾功能不全宜低盐、低蛋白饮食。

4.有高血压、心脏病、肝病、糖尿病、肾病等慢性病严重者应在医师指导下服用。

5.儿童、孕妇、哺乳期妇女应在医师指导下服用。

6.服药4周症状无缓解，应去医院就诊。

【用法用量】胶囊：

规格（1）口服。一次5～15粒，一日3次。用于慢性肾功能不全者，一次10粒，一日3次；8周为1个疗程。

规格（2）口服。一次2～6粒，一日3次。用于慢性肾功能不全者，一次4粒，一日3次；8周为1个疗程。

片剂：

规格（1）口服。一次5～15片，一日3次。

规格（2）口服。一次3～9片，一日3次。用于慢性肾功能不全者，一次6片，一日3次；8周为1个疗程。

【剂型规格】胶囊：（1）每粒装0.2g；（2）每粒装0.5g。

片剂：（1）每片重0.45g（相当于发酵冬虫夏草菌粉0.2g）；（2）每片重0.44g。

金水宝胶囊（片）-76

【药物组成】发酵虫草菌粉（Cs-4）。

【功能主治】补益肺肾，秘精益气。用于肺肾两虚，精气不足，久咳虚喘，神疲乏力，不寐健忘，腰膝酸软，月经不调，阳痿早泄；慢性支气管炎、慢性肾功能不全、高脂血症、肝硬化见上述证候者。

【方　　解】本品为发酵虫草菌粉（Cs-4）的单方制剂，具有补益肺肾，秘精益气之功。

【临床应用】1.咳嗽　肺肾两虚，精气不足所致，症见咳嗽无力，久咳不已，自汗，盗汗；慢性支气管炎见上述证候者。

2.喘证　久病肺肾两虚，精气不足所致，症见久咳，虚喘，气短，盗汗，神疲乏力，腰膝酸软，痰少或痰白而黏，舌淡嫩，苔白，脉弱；慢性支气管炎见上述证候者。

3.阳痿、早泄　因肾中精气不足所致，症见腰膝酸软，神疲畏寒，气短，乏力，阳事不举，早泄；性功能低下见上述证候者。

4.肺肾两虚、精气不足证　症见腰膝酸软，头晕目眩，胸闷，气短，乏力，神疲，甚或肢体浮肿，夜尿频数，胁肋胀痛，胸脘满闷；慢性肾功能不全、高脂血症、肝硬化见上述证候者。

此外，尚有用本品治疗慢性乙型病毒性肝炎、溃疡性结肠炎的报道。

【不良反应】监测数据显示，个别患者有轻微的胃肠道不适反应，如恶心等。文献报道有出现皮疹过敏反应1例。

【禁　　忌】尚不明确。

【注意事项】1. 感冒发热、外感实证咳喘者不宜服用。

2. 胃肠道不适者建议饭后服用。

3. 忌辛辣及不易消化食物。

4. 慢性肾功能不全宜低盐、低蛋白饮食。

5. 有高血压、心脏病、肝病、糖尿病、肾病等慢性病严重者应在医师指导下服用。

6. 儿童、孕妇、哺乳期妇女应在医师指导下服用。

7. 服药4周症状无缓解，应去医院就诊。

【用法用量】胶囊：口服。一次3粒，一日3次；用于慢性肾功能不全者，一次6粒，一日3次；或遵医嘱。

片剂：

规格（1）口服。一次4片，一日3次；用于慢性肾功能不全者，一次8片，一日3次；或遵医嘱。

规格（2）口服。一次2片，一日3次；用于慢性肾功能不全者，一次4片，一日3次；或遵医嘱。

【剂型规格】胶囊：每粒装0.33g。

片剂：（1）每片重0.42g（含发酵虫草菌粉0.25g）；（2）每片重0.75g（每片含发酵虫草菌粉0.5g）。

八、温补肾阳

金匮肾气丸（片）-77

【药物组成】地黄、山药、山茱萸（酒制）、茯苓、牡丹皮、泽泻、桂枝、附子（炙）、牛膝（去头）、车前子（盐制）。

【功能主治】温补肾阳，化气行水。用于肾虚水肿，腰膝酸软，小便不利，畏寒肢冷。

【方　　解】方中附子、桂枝温补肾阳，益火之源，两药相须，互增药力；牛膝苦、酸、平，补肝肾，利尿通淋，三药配伍温阳化气利水，针对病机主病，为君药。地黄补血滋阴；山茱萸既温补肾阳，又益肝肾之阴；山药益气健脾补肾，培补肺气，三药肝脾肾三阴并补，可收阴生阳长之效，共为臣药。茯苓健脾补中，利水渗湿，助山药健脾；泽泻、车前子利水渗湿，清利下焦湿热，防地黄滋腻；牡丹皮清肝胆相火而凉血，制温药化燥，四药甘淡寒凉，与君药相反相成，用为佐药。诸药合用，共奏温补肾阳，化气行水之功。

【临床应用】1.水肿　由肾阳衰弱，气化不利所致，症见面浮身肿，腰以下尤甚，按之凹陷不起，心悸，气促，畏寒，神疲，腰部酸胀，小便不利，舌淡，脉沉细；慢性肾炎见上述证候者。

2.腰痛　由肾阳亏虚，腰府失养所致，症见腰膝酸软，畏寒，四肢欠温，少气乏力，夜尿频多，舌淡，脉沉细；腰肌劳损见上述证候者。

3.喘证　由肾阳不足，摄纳无权所致，症见喘促日久，气息短促，呼多吸少，动则喘甚，气不得续，咳嗽时轻时重，常因咳甚而尿出，或尿后余沥，面青肢冷，脉微细或沉弱；慢性气管炎见上述证候者。

此外，也有治疗正常高值血压并明显降低颈动脉内膜和中膜平滑肌层的厚度、2型糖尿病、尿道综合征的报道。

【不良反应】偶可见荨麻疹、心动过缓、胃酸增多。

【禁　　忌】孕妇禁服，忌房欲、气恼。

【注意事项】1. 湿热壅盛，风水泛滥水肿者不宜用。

2. 运动员慎用。

3. 服药期间饮食宜清淡，宜低盐饮食，忌食生冷。

4. 本品含附子（炙），不可过服、久服。

【用法用量】丸剂：

规格（1）大蜜丸，口服。一次1丸，一日2次。

规格（2）水蜜丸，口服。一次4～5g（20～25粒），一日2次。

规格（2）小蜜丸，口服。一次6g（30丸），一日2次。

片剂：口服。一次4片，一日2次。

【剂型规格】丸剂：（1）每丸重6g；（2）每100粒重20g。

片剂：每片重0.27g。

四神丸（片）-78

【药物组成】肉豆蔻（煨）、补骨脂（盐炒）、五味子（醋制）、吴茱萸（制）、大枣（去核）。

【功能主治】温肾散寒，涩肠止泻。用于肾阳不足所致的泄泻，症见肠鸣腹胀、五更溏泻、食少不化、久泻不止、面黄肢冷。

【方　　解】方中补骨脂大温，补肾阳以温脾土，治肾泄，为君药。肉豆蔻温脾暖胃，涩肠止泻；吴茱萸辛苦大热，温肝脾肾以散阴寒，配合君药温肾暖脾，固涩止泻，故为臣药。五味子酸温，固肾益气，涩肠止泻；大枣补脾养胃，共为佐药。诸药合用，共奏温肾散寒、涩肠止泻之功。

【临床应用】泄泻　肾阳不足，伤及脾阳所致，症见肠鸣，腹胀，五更溏泻，久泻不止，食少不化，面黄，肢冷；慢性结肠炎、肠易激综合征见上述证候者。

此外，还有治疗肝癌腹泻的报道。

【不良反应】尚不明确。

【禁　　忌】尚不明确。

【注意事项】1. 湿热痢疾、湿热泄泻者不宜服用。

2. 服药期间饮食宜清淡，忌生冷、油腻食物。

【用法用量】丸剂：口服。一次9g，一日1～2次。

片剂：

规格（1）薄膜衣片，口服。一次4片，一日2次。

规格（2）素片，口服。一次4片，一日2次。

【剂型规格】丸剂：每袋装9g。

片剂：（1）每片重0.3g；（2）每片重0.6g。

济生肾气丸 -79

【药物组成】熟地黄、山茱萸（制）、牡丹皮、山药、茯苓、泽泻、肉桂、附子（制）、牛膝、车前子。

【功能主治】温肾化气，利水消肿。用于肾阳不足、水湿内停所致的肾虚水肿，腰膝酸重，小便不利，痰饮咳喘。

【方　　解】肉桂、附子辛甘、大热，温补肾阳，益火之源，相须为用，增强肾阳气化功能；牛膝苦、酸、平，补肝肾，利尿通淋，三药配伍，温阳化气利水，针对病机主病，为君药。熟地黄补血滋阴；山茱萸既温补肾阳，又益肝肾之阴；山药益气健脾补肾，培补肺气，三药肝脾肾三阴并补，可收阴生阳长之效，共为臣药。茯苓健脾补中，利水渗湿，助山药健脾；泽泻、车前子利水渗湿，清利下焦湿热，防熟地黄滋腻；牡丹皮清肝胆相火而凉血，四药甘淡寒凉，与君药相反相成，用为佐药。诸药合用，共奏温肾化气、利水消肿之效。

【临床应用】1. **水肿**　由肾阳衰弱，气化不利所致，症见面浮身肿，腰以下尤甚，按之凹陷不起，心悸，气促，畏寒，神疲，腰部酸胀，小便不利，舌淡，脉沉细；慢性肾炎见上述证候者。

2. **腰痛**　由肾阳亏虚，腰府失养所致，症见腰膝酸软，畏寒，四肢欠温，少气乏力，夜尿频多，舌淡，脉沉细；腰肌劳损见上述证候者。

3. **喘嗽**　由肾阳不足，摄纳无权所致，症见喘促日久，气息短促，呼多吸少，动则喘甚，气不得续，咳嗽时轻时重，常因咳甚而尿出，或尿后余沥，面青肢冷，脉微细或沉弱；慢性气管炎见上述证候者。

此外，尚有改善糖尿病性角膜损害、改善因轻度心功能不全或心功能低下引起的夜尿频的报道。

【不良反应】有文献报道，约5.7%的患者服药后会出现恶心等消化道不适症状，经减量后症状消失。

【禁　　忌】尚不明确。

【注意事项】1. 本品主治肾虚水肿，湿热壅盛、风水泛溢水肿者不宜服用。

2. 服用本品期间饮食宜清淡，宜低盐饮食。

3. 本品含辛温大热之品，孕妇慎用。

4. 运动员慎用。

5. 本品含附子有毒，不可过服，久服。

6. 本品含钾量高，与保钾利尿剂螺内酯、氨苯蝶啶合用时，应防止高钾血症；应避免与磺胺类药物同时服用。

【用法用量】规格（1）大蜜丸，口服。一次1丸，一日2～3次。

规格（2）水蜜丸，口服。一次6g，一日2～3次。

【剂型规格】丸剂：（1）每丸重9g；（2）每袋装6g。

九、气血双补

八珍丸（颗粒、胶囊）-80

【药物组成】党参、白术（炒）、茯苓、炙甘草、当归、炒白芍、川芎、熟地黄。

【功能主治】补气益血。用于气血两虚，面色萎黄，食欲不振，四肢乏力，月经过多。

【方　　解】方中以熟地黄、党参为君药，甘温益气养血。以当归辛苦微温，白芍酸苦微寒，二者养血和营，协助熟地黄益心生血，调和肝脾；白术苦温，健脾燥湿，茯苓甘淡，益脾渗湿，二者相合，协助党参补脾肺之气，以助气血生化之源，以上四味气血双补，共为臣药。川芎辛温，活血行气，炙甘草补中益气，共为佐使药。诸药相合，共奏补气益血之功。

【临床应用】1.**气血两虚证**　因素体虚弱，或久病不愈，或劳伤过度，气虚不能生血或血虚无以化气，气血两虚，以致面色萎黄不华，食欲不振，四肢乏力，精神恍惚，少气懒言，口唇指甲淡白；贫血见上述证候者。

2.**月经过多**　因禀赋不足，或过劳久思，或大病久病，损伤脾气，冲任不固，血失统摄，以致月经量多，色淡红，质清稀，小腹空坠，面色苍白，神疲体倦，气短懒言。

此外，尚有促进中晚期气血两虚型恶性肿瘤患者免疫功能的恢复和提高，治疗儿童缺陷多动障碍及化疗后食欲减退的报道。

【不良反应】尚不明确。

【禁　　忌】尚不明确。

【注意事项】1. 体实有热者慎服。

2. 感冒发热者不宜服用。

3. 本品为气血双补之药，性质较黏腻，有碍消化，故咳嗽痰多，脘腹胀痛，纳食不消，腹胀便溏者忌服。

4. 本品宜饭前服用或进食同时服用。

5. 忌辛辣、油腻、生冷食物。

6. 孕妇慎用。儿童、哺乳期妇女、年老体虚者应在医师指导下服用。

7. 有高血压、心脏病、肝病、糖尿病、肾病等慢性病严重者应在医师指导下服用。

8. 服药4周症状无缓解，应去医院就诊。

9. 服药期间出现食欲不振，恶心呕吐，腹胀便溏者应去医院就诊。

【用法用量】丸剂：

规格（1）大蜜丸，口服。一次1丸，一日2次。

规格（2）、（4）浓缩丸，口服。一次8丸，一日3次。

规格（3）水蜜丸，口服。一次6g，一日2次。

颗粒剂：规格（1）、（2）开水冲服。一次1袋，一日2次。

胶囊：口服。一次3粒，一日2次。

【剂型规格】丸剂：（1）每丸重9g；（2）每8丸相当于原生药3g；（3）每袋装6g；

（4）每瓶装60g。

颗粒剂：（1）每袋装3.5g；（2）每袋装8g。

胶囊：每粒装0.4g。

益气维血胶囊（片、颗粒）-86

【药物组成】猪血提取物、黄芪、大枣。

【功能主治】补血益气。用于气血两虚所致的面色萎黄或苍白，头晕目眩，神疲乏力，少气懒言，自汗，唇舌色淡，脉细弱等；缺铁性贫血见上述证候者。

【方　　解】方中黄芪甘温，归脾、肺经，健脾益气生血，以开气血生化之源，补肺益气，以除气虚动辄喘乏之症，故为君药。猪血提取物药性咸平，为血肉有情之品，以血补血，辅助君药，有生血之能，故为臣药。大枣甘温，健脾益气，养血安神，引药入经，为佐使药。诸药合用，共奏补血益气之功。

【临床应用】1.气血两虚证　多因体质虚弱，或劳倦损伤，或病久失调，气血两虚以致面色萎黄或苍白，神疲乏力，少气懒言，头晕目眩，唇舌色淡，脉细弱；缺铁性贫血见上述证候者。

2.眩晕　由气血两虚所致，症见眩晕，心悸，面色苍白，神疲乏力，气短，唇舌色淡，脉虚弱；缺铁性贫血见上述证候者。

3.自汗　由气血两虚所致，症见自汗，少气，乏力，唇舌色淡，脉虚弱。

此外，还有治疗肾性贫血的报道。

【不良反应】偶见恶心、呕吐、腹泻、便秘，可自行缓解或停药后症状消失。

【禁　　忌】尚不明确。

【注意事项】1.实证、热证者慎用。

2.感冒者不宜服用。

3.脾胃虚弱、呕吐泄泻、腹胀便溏、咳嗽痰多者慎用。

4.服药期间忌辛辣、油腻、生冷食物。

5.本品宜饭前服用。

6.本品不宜用茶水送服。

7.对于缺铁性贫血，可合用铁剂以增强疗效，并应结合病因治疗。

8.按照用法用量服用，孕妇、高血压患者应在医师指导下服用。

9.服药2周或服药期间症状无改善，或症状加重，或出现新的严重症状，应立即停药并去医院就诊。

【用法用量】胶囊：口服。成人一次4粒，一日3次；儿童一次4粒，一日2次；3岁以下儿童一次2粒，一日2次；或遵医嘱。

片剂：口服、嚼服或打碎服用。成人一次4片，一日3次；儿童一次4片，一日2次；或遵医嘱。

颗粒剂：口服。成人一次1袋，一日3次；儿童一次1袋，一日2次；3岁以下儿童一次1/2袋，一日2次。

【剂型规格】胶囊：每粒装0.45g。

片剂：每片重0.57g。

颗粒剂：每袋装10g。

十、益气养阴

消渴丸 -81

【药物组成】葛根、地黄、黄芪、天花粉、玉米须、南五味子、山药、格列本脲。

【功能主治】滋肾养阴，益气生津。用于气阴两虚所致的消渴病，症见多饮、多尿、多食、消瘦、体倦乏力、眠差、腰痛；2型糖尿病见上述证候者。

【方　　解】本方为中西药复方制剂。方中地黄甘寒，滋肾养阴，清热生津，以为君药。辅以葛根、黄芪补脾升阳，资生化源，生津止渴，共为臣药。佐以天花粉、南五味子、山药益气养阴，生津止渴，固敛阴津；玉米须利小便而泻热；所含西药成分格列本脲有降糖作用。诸药合用，共奏滋肾养阴、益气生津之效。

【临床应用】消渴　多因素体阴虚火盛，或过食肥甘厚味，或过用温燥食物，或情志郁结化火，或房室耗伤，上、中、下三焦燥热日久，耗气伤阴，气阴两虚所致，症见多渴多饮，小便频数，多食善饥，肢体消瘦，体倦无力，睡眠欠佳，腰膝酸痛；2型糖尿病见上述证候者。

【不良反应】文献报道主要为：

1. 低血糖反应，其诱因是进餐延迟、剧烈体力活动，或药物剂量过大，以及合用一些可增加低血糖发生的药物（见【注意事项】）。进食、饮糖水通常均可缓解低血糖反应。对肝肾功能不全，年老、体弱者，若剂量偏大（对于成年患者的一般剂量对年老、体弱者即可能过量），则可引起严重低血糖。

2. 偶见药疹、脱发、轻度恶心、呕吐等消化道反应。

【禁　　忌】1. 孕妇、哺乳期妇女禁用。

2. 1型糖尿病患者禁用。

3. 2型糖尿病患者伴有酮症酸中毒、昏迷、严重烧伤、感染、严重外伤和重大手术者禁用。

4. 肝、肾功能不全者禁用。

5. 对磺胺类药物过敏者禁用。

6. 白细胞减少、粒细胞缺乏、血小板减少等患者禁用。

【注意事项】本品含格列本脲，严格按处方药使用，并注意监测血糖。本品是中西药复方制剂，鉴于尚无充分的临床研究数据证实本复方制剂可以减低或消除其中格列本脲的不良反应，故罗列以下相关内容，以提示医生、患者在使用本品时予以关注。

1. 属阴阳两虚消渴者慎用。

2. 服药期间忌肥甘、辛辣食物，控制饮食，注意合理的饮食结构，忌烟酒。

3. 服用本品时禁止加服磺酰脲类抗糖尿病药。

4. 本品服用量应根据病情从每次5丸起逐渐递增。每次服用量不超过10丸，每日不超过30丸；至疗效满意时，可逐渐减少每次服用量或减少服用次数至每日2次的维持剂量。每日服用2次时，应在早餐及午餐前各服用1次，晚餐前尽量不服用。请在医生指导下，进行剂量控制。

5. 年龄超过65岁的糖尿病患者对低血糖耐受差，对此类糖尿病患者用药时应密切注意避免低血糖反应。其血糖控制标准略宽于一般人，空腹血糖<7.8mmol/L（140mg/dL），餐后2h血糖<11.1mmol/L（200mg/dL）即可。

6. 本品与下列药物合用，可增加低血糖的发生：①抑制磺脲类药物由尿中排泄，如治疗痛风的丙磺舒、别嘌醇。②延迟磺脲类药物的代谢，如酒精，H2受体阻滞剂（西咪替丁、雷尼替丁），氯霉素，抗真菌药咪康唑，抗凝药。磺脲类与酒精同服可引起腹痛、恶心、呕吐、头痛以及面部潮红（尤以使用氯磺丙脲时），与香豆素类抗凝剂合用时，开始二者血浆浓度皆升高，之后二者血浆浓度皆减少，故应按情况调整两药的用量。③促使与血浆白蛋白结合的磺脲类药物分离出来，如水杨酸盐、贝特类降血脂药。④药物本身具有致低血糖作用：酒精、水杨酸类、胍乙啶、单胺氧化酶抑制剂、奎尼丁。⑤合用其他降血糖药物：胰岛素、二甲双胍、阿卡波糖、胰岛素增敏剂。⑥β肾上腺受体阻滞剂可干扰低血糖时机体的升血糖反应，阻碍肝糖酵解，同时又可掩盖低血糖的警觉症状。

7. 本品与下列药物合用，可增加高血糖的发生：①糖皮质激素、雌激素、噻嗪类利尿剂、苯妥英钠、利福平。②β肾上腺素受体阻滞剂可拮抗磺脲类药物的促胰岛素分泌作用，故也可致高血糖。

8. 用药期间应定期监测血糖、尿糖、尿酮体、尿蛋白和肝肾功能、血常规，并进行眼科检查。

9. 体质虚弱、高热、恶心和呕吐、肾上腺皮质功能减退或垂体前叶功能减退者慎用。

10. 出现低血糖症状时，可采用以下措施：①补充葡萄糖：轻者立即口服葡萄糖，如无葡萄糖，可予口服甜果汁、糖水；重者静脉注射葡萄糖。要观察到患者意识恢复。②胰升糖素治疗：胰升糖素皮下、肌肉或静脉注射，由于其作用时间较短，且会再次出现低血糖，因此在注射后仍要补充葡萄糖或进食，需继续观察，以保证患者完全脱离危险期。

11. 注意早期防治各种并发症，如糖尿病脑病、糖尿病心病、糖尿病肾病，以防病情恶化。

【用法用量】丸剂：口服。一次5～10丸，一日2～3次，饭前温开水送服；或遵医嘱。

【剂型规格】丸剂：每10丸重2.5g（含格列本脲2.5mg）。

贞芪扶正颗粒（胶囊）-82

【药物组成】黄芪、女贞子。

【功能主治】补气养阴。用于久病虚损，气阴不足，配合手术、放疗、化疗，促进正常功能的恢复。

【方　解】方中黄芪味甘性温，补脾气，益肺气，进而振奋元气，补气生血，养阴生津；女贞子味甘性平，补益肝肾，补而不腻，为清补之品。两药合用，有气阴双补，补虚益损，扶正祛邪之功。

【临床应用】久病虚损　大病久病，五脏俱虚，气阴不足所致，症见气短懒言，面色苍白，神疲乏力，肌肉消瘦，口干舌燥，自汗盗汗，潮热口渴；肿瘤患者配合手术、放疗、化疗，促进正常功能的恢复。

【不良反应】有出现药疹的个案报道。

【禁　忌】尚不明确。

【注意事项】1. 阳虚胃寒，肢冷食少便溏者慎用。

2. 饮食宜清淡，忌辛辣、油腻食物。

【用法用量】颗粒剂：规格（1）、（2）口服。一次1袋，一日2次。

胶囊：

规格（1）口服。一次4粒，一日2次。

规格（2）口服。一次6粒，一日2次。

【剂型规格】颗粒剂：（1）每袋装5g（无糖型）；（2）每袋装15g。

胶囊：（1）每粒装0.35g（相当于原药材3.125g）；（2）每6粒相当于原生药12.5g。

参芪降糖颗粒（胶囊、片）-83

【药物组成】人参茎叶皂苷、五味子、黄芪、山药、地黄、覆盆子、麦冬、茯苓、天花粉、泽泻、枸杞子。

【功能主治】益气养阴，滋脾补肾。主治消渴症，用于2型糖尿病。

【方　　解】人参大补元气，生津止渴，方中其提取物人参茎叶皂苷据现代药理证明具有一定降糖作用；黄芪健脾益气，升举清阳，二药同用，大补元气，健脾升阳，生津止渴，共为君药。山药平补气阴，健脾滋肾润肺，固涩精微；麦冬养阴清热，益胃生津，二药合用，助参芪益气养阴，生津润燥，共为臣药。五味子益气生津止渴，收敛固涩阴精；枸杞子滋补肝肾，养阴润燥；覆盆子益精缩尿，固涩阴液，三药同用，补敛合用，脾肾同调，佐助君药益气生津止渴，并可避免津液的滑脱；生地黄清热凉血，养阴生津；天花粉清热泻火，养阴生津；茯苓健脾益气；泽泻清虚火，祛肾浊，使补而不滞，皆为佐药。诸药合用，气阴兼养，补敛结合，补中有清，共奏益气养阴、滋脾补肾之效。

【临床应用】消渴　多因禀赋虚弱，或过食肥甘厚味，或过用温补食物，或情志过极，或房室劳倦，阴虚燥热，气阴两虚所致，症见口渴多饮，咽干口燥，多食多尿，形体消瘦，倦怠乏力；2型糖尿病见上述证候者。

此外，对糖耐量低减者有治疗作用，有辅助治疗早期糖尿病肾病的相关报道。

【不良反应】有致腓肠肌痉挛的报道。

【禁　　忌】孕妇禁用。

【注意事项】1. 阴阳两虚消渴者慎用。

2. 邪盛实热者慎用，待实热退后方可服用。

3. 服药期间忌烟酒及肥甘、辛辣食物，控制饮食，注意合理的饮食结构。

4. 避免长期精神紧张，适当进行运动。

5. 对重症病例，应合用其他降糖药物治疗，以防病情加重。

6. 在治疗过程中，尤其是与西药降糖药联合用药时，要及时监测血糖，避免低血糖反应发生。

7. 注意早期防治各种并发症，如糖尿病脑病、糖尿病心病、糖尿病肾病，以防病情恶化。

【用法用量】颗粒剂：口服。一次1g，一日3次，1个月为1个疗程。效果不显著或治疗前症状较重者，一次用量可达3g，一日3次。

胶囊：口服。一次3粒，一日3次，1个月为1个疗程。效果不显著或治疗前症状较重者，一次用量可达8粒，一日3次。

片剂：口服。一次3片，一日3次，1个月为1个疗程。效果不显著或治疗前症状较重者，一次用量可达8片，一日3次。

【剂型规格】颗粒剂：每袋装3g。

胶囊：每粒装0.35g。

片剂：每片重0.35g。

天芪降糖胶囊 -84

【药物组成】黄芪、天花粉、女贞子、石斛、人参、地骨皮、黄连（酒蒸）、山茱萸、墨旱莲、五倍子。

【功能主治】益气养阴，清热生津。用于2型糖尿病气阴两虚证，症见倦怠乏力，口渴喜饮，五心烦热，自汗、盗汗，气短懒言，心悸失眠。

【方　　解】方中黄芪甘微温，入脾、肺经，能益气生津，润燥止渴；天花粉苦甘并济，入肺、胃经，能清肺胃之热，养肺胃之阴，生津止渴，共为君药。人参甘微苦平，入脾、肺、心、肾经，大补元气，补脾益肺，生津止渴；石斛甘寒滋润，入胃、肾经，滋养胃肾，滋阴生津止渴；山茱萸味酸微温，入肝、肾二经，补益肝肾，生津止渴，固精缩尿；女贞子甘苦，入肝、肾经，能滋肾水，退虚热，止烦渴；墨旱莲酸甘寒并济，能益肾阴，退浮火，止烦渴，五者同用，补气养阴，生津止渴，用为臣药。酒黄连苦寒，清胃生津止渴；地骨皮甘寒清润，入肺、肝、肾经，清肺热，泻肾火，退虚热，存津液；五倍子酸、涩，入肺经敛肺降火，存阴液，止消渴，入肾经固摄涩精缩尿，同为佐使。诸药合用，共奏益气养阴、清热生津之功。

【临床应用】消渴　因气阴两虚所致，症见倦怠乏力，口渴喜饮，五心烦热，自汗、盗汗，气短懒言，心悸失眠；2型糖尿病见上述证候者。

【不良反应】偶见胃脘不适。

【禁　　忌】孕妇禁服。

【注意事项】1.阴阳两虚型2型糖尿病患者慎用。

2.服药期间，应避免长期精神紧张，适当进行运动。注意合理饮食，忌肥甘、辛辣食物，忌烟酒。

3.在治疗过程中，尤其是与口服降糖药或胰岛素联合使用时要及时监测血糖，避免低血糖的发生。

4.注意早期识别和防治糖尿病的各种并发症，以防病情恶化。

5.定期复查血糖。

【用法用量】口服。一次5粒，一日3次，8周为1个疗程；或遵医嘱。

【剂型规格】胶囊：每粒装0.32g。

津力达颗粒 –85

【药物组成】人参、黄精、麸炒苍术、苦参、麦冬、地黄、制何首乌、山茱萸、茯苓、佩兰、黄连、知母、炙淫羊藿、丹参、粉葛、荔枝核、地骨皮。

【功能主治】益气养阴，健脾运津。用于2型糖尿病气阴两虚证，症见口渴多饮，消谷易饥，尿多，形体渐瘦，倦怠乏力，自汗盗汗，五心烦热，便秘等。

【方　　解】方中人参大补元气，补益脾肺，生津止渴；黄精健脾润肺益肾，益气养阴，生津止渴；粉葛升发清阳，生津止渴，共为君药。地黄、麦冬、知母、山茱萸、制何首乌补肺胃，益肝肾，滋阴生津止渴；苍术、茯苓、佩兰健脾助运，除湿和中；黄连、地骨皮、苦参清热燥湿，防止湿邪碍脾，以开气阴生化之源，避免热盛伤阴，以达泻火存阴之目的，共为臣药。佐以荔枝核理气散结；丹参活血化瘀，合以调畅气血；炙淫羊藿温补肾阳，助阳化气。诸药合用，共奏益气养阴、健脾运津之功。

【临床应用】消渴　多因素体阴虚，肺胃燥热，耗气伤阴所致，症见口渴多饮，消谷易饥，尿多，形体渐瘦，倦怠乏力，自汗盗汗，五心烦热，便秘；2型糖尿病见上述证候者。

【不良反应】尚不明确。

【禁　　忌】尚不明确。

【注意事项】1. 忌肥甘厚味、油腻食物。

　　　　　　2. 孕妇慎用。

　　　　　　3. 定期复查血糖。

【用法用量】开水冲服。一次1袋，一日3次，8周为1个疗程；或遵医嘱。对已经使用西药患者，可合并使用本品，并根据血糖情况，酌情调整西药用量。

【剂型规格】颗粒剂：每袋装9g。

金芪降糖片（胶囊、颗粒）-35

【药物组成】黄连、黄芪、金银花。

【功能主治】清热益气。用于消渴病气虚内热证，症见口渴喜饮，易饥多食，气短乏力。轻、中度2型糖尿病见上述证候者。

【方　　解】方中黄芪甘温，升举脾胃清阳之气，以开阴津生化之源，益气生津止渴以治其本，故为君药。金银花甘寒，善散上焦肺热，以除上消的烦热口渴；黄连大苦大寒，主清中焦湿火郁结，清胃火，存阴液，为治中消易饥的佳品，二药合用，辅佐黄芪泻火存阴，使火退阴充，烦渴去，饥饿消，共为臣药。三药合用，共奏清热泻火、补中益气、生津止渴之效。

【临床应用】消渴　多因素体热盛，或过食肥甘厚腻，或过用温补食物，或长期精神刺激，或房事过度，肺胃燥热，阴津亏损，阴伤及气，气阴两伤所致，症见口渴喜饮，口干舌燥，多食易饥，体乏无力，气短困倦；轻、中度2型糖尿病见上述证候者。

　　　　　　此外，本品还有改善胰岛素抵抗，治疗早期糖尿病肾病、多囊卵巢综合征，对糖调节受损者有预防发生2型糖尿病、对糖尿病大血管并发症患者可减轻内皮细胞的损伤和抑制炎症因子水平的报道。

【不良反应】偶见呕吐、腹泻、腹胀、便秘、胃痛。

【禁　　忌】尚不明确。

【注意事项】1. 属阴阳两虚消渴者慎用；重度2型糖尿病患者慎用。

　　　　　　2. 服药期间忌肥甘、辛辣食物，控制饮食，注意合理的饮食结构；忌烟酒。

　　　　　　3. 有严重冠心病或心肌供血不足病史者使用时应密切观察。

　　　　　　4. 在治疗过程中，尤其是与西药降糖药联合用药时，要及时监测血糖，避免低血糖反应的发生。

5. 应避免长期精神紧张，适当进行运动。

6. 对重症病例，应联合使用其他降糖药物治疗，以防病情加重。

7. 注意早期防治各种并发症，如糖尿病脑病、糖尿病心病、糖尿病肾病等，以防病情恶化。

【用法用量】饭前0.5h口服。

片剂：一次2~3片，一日3次，疗程3个月；或遵医嘱。

胶囊：一次6~8粒，一日3次，疗程2个月；或遵医嘱。

颗粒剂：一次1袋，一日3次，疗程2个月；或遵医嘱。

【剂型规格】片剂：每片重0.56g。

胶囊：每粒装0.4g。

颗粒剂：每袋装5g。

第九节　安神剂

养心安神

天王补心丸（片）-88

【**药物组成**】丹参、当归、石菖蒲、党参、茯苓、五味子、麦冬、天冬、地黄、玄参、制远志、炒酸枣仁、柏子仁、桔梗、甘草、朱砂。

【**功能主治**】滋阴养血，补心安神。用于心阴不足，心悸健忘，失眠多梦，大便干燥。

【**方　　解**】本方重用地黄滋阴养血，为君药。天冬、麦冬滋阴清热；酸枣仁、柏子仁养心安神；当归补血润燥，共为臣药。党参补气；五味子补气养阴，宁心安神；茯苓、远志、石菖蒲宁心安神，交通心肾；玄参滋阴降火，以制虚火上炎；丹参活血祛瘀，凉血安神，补而不滞；朱砂镇心安神，兼治其标，共为佐药。桔梗载药上行；甘草调和诸药，共为使药。综合全方，共奏滋阴养血、补心安神之功。

【**临床应用**】1.**心悸**　因心肾阴虚、心失所养所致，症见心悸，气短，汗出，虚烦不寐，舌红少苔，脉细数或结代；病毒性心肌炎、冠心病、心律失常、原发性高血压及甲状腺功能亢进见上述证候者。

2.**不寐**　因阴虚血少、心神失养所致，症见失眠多梦，心悸，健忘，舌红少苔，脉细数；神经症、更年期综合征、老年性记忆力减退见上述证候者。

此外，本品还有治疗复发性口疮的报道。

【**不良反应**】个别人服用后会引起全身皮肤红疹、发痒。

【**禁　　忌**】1.孕妇及哺乳期妇女、儿童禁用。

2.肝肾功能不全、造血系统疾病者禁用。

【**注意事项**】1.脾胃虚寒、阳虚寒盛、湿热内蕴者不宜服用。

2.本品含有朱砂，不宜长期服用，不可与溴化物、碘化物药物同服。

3.不宜饮用浓茶、咖啡等刺激性饮品。

4. 严重心律失常者，需急诊观察治疗。

5. 服用本品超过1周者，应检查血、尿中汞离子浓度，检查肝、肾功能，超过规定限度者立即停用。

【用法用量】丸剂：

规格（1）大蜜丸，口服。一次1丸，一日2次。

规格（2）浓缩丸，口服。一次8丸，一日3次。

规格（3）、（5）水蜜丸，口服。一次6g，一日2次。

规格（4）、（6）小蜜丸，口服。一次9g，一日2次。

片剂：口服。一次4~6片，一日2次。

【剂型规格】丸剂：（1）每丸重9g；（2）每8丸相当于原生药3g；（3）每袋装6g；（4）每袋装9g；（5）每瓶装60g；（6）每瓶装120g。

片剂：每片重0.5g。

柏子养心丸 -89

【药物组成】柏子仁、党参、炙黄芪、川芎、当归、茯苓、制远志、酸枣仁、肉桂、醋五味子、半夏曲、炙甘草、朱砂。

【功能主治】补气，养血，安神。用于心气虚寒，心悸易惊，失眠多梦，健忘。

【方　　解】方中重用柏子仁养心安神，为君药。党参、炙黄芪补气健脾，使气旺而生阴血，酸枣仁、醋五味子、制远志重在养血补心，安神定志，合以补益心脾，养血安神，共为臣药。川芎调畅气血以助酸枣仁、柏子仁养心，当归养血安神，茯苓化痰宁心，肉桂温通心阳，以助酸枣仁、柏子仁安神，半夏曲和胃安神，朱砂重镇安神，以上共为佐药。炙甘草补气宁心，调和诸药，为使药。诸药合用。共奏补气、养血、安神之功。

【临床应用】1.心悸　因心气虚寒，心神失养所致，症见心悸易惊，失眠，多梦，健忘，神疲乏力，或肢冷畏寒，舌淡苔白，脉细弱或结代；心律失常、神经衰弱见上述证候者。

2.不寐　因心气虚寒，心失温养所致，症见少寐多梦，易醒难眠，心慌气短，精神恍惚，自汗，肢冷，舌淡脉细弱；神经衰弱见上述证候者。

【不良反应】尚不明确。

【禁　　忌】1.阴虚火旺或肝阳上亢者禁用。

2.肝肾功能不全者禁用。

【注意事项】1. 失眠患者睡前不宜饮用浓茶、咖啡等兴奋性饮品。

　　　　　　2. 本品宜饭后服用。

　　　　　　3. 孕妇慎用，儿童、哺乳期妇女、老年人使用本品应遵医嘱。

　　　　　　4. 过敏体质者慎用。

　　　　　　5. 本品处方中含朱砂，不可过服、久服；不可与溴化物、碘化物药物同服。

　　　　　　6. 保持精神舒畅，劳逸适度。忌过度思维，避免恼怒、抑郁、惊恐等不良情绪。

【用法用量】规格（1）大蜜丸，口服。一次1丸，一日2次。

　　　　　　规格（2）、（4）水蜜丸，口服。一次6g，一日2次。

　　　　　　规格（3）、（4）、（5）小蜜丸，口服。一次9g，一日2次。

【剂型规格】丸剂：（1）每丸重9g；（2）每袋装6g；（3）每袋装9g；（4）每瓶装60g；（5）每袋装120g。

枣仁安神颗粒（胶囊）-90

【药物组成】炒酸枣仁、丹参、醋五味子。

【功能主治】养血安神。用于心血不足所致的失眠、健忘、心烦、头晕；神经衰弱症见上述证候者。

【方　　解】方中重用炒酸枣仁，其性味甘平，入心、肝之经，养血补肝，宁心安神，为君药。丹参入心、肝经，可清心除烦，养血安神，为臣药。醋五味子收敛固涩，益气生津，补肾宁心，为佐药。三药合用，共奏养血安神之功。

【临床应用】1. 不寐　因心血不足，心失所养所致，症见失眠多梦，健忘，气短懒言，记忆力减退，头晕，面色少华，舌淡红，苔薄，脉细弱；神经衰弱症见上述证候者。

　　　　　　2. 心悸　因心血不足，心失所养所致，症见心悸不宁，气短懒言，失眠多梦，记忆力减退，面色少华，舌淡红，苔薄，脉细弱；神经衰弱症见上述证候者。

【不良反应】尚不明确。

【禁　　忌】由于消化不良所导致的睡眠差者忌用。

【注意事项】1. 胃酸过多者慎用。

　　　　　　2. 孕妇慎用。

　　　　　　3. 不宜饮用咖啡、浓茶等兴奋性饮料。

　　　　　　4. 按照用法用量服用，小儿、糖尿病患者应在医师指导下服用。

5. 服药2周症状未缓解，应去医院就诊。

【用法用量】颗粒剂：开水冲服。一次5g，一日1次，临睡前服。

　　　　　　胶囊：口服。一次5粒，一日1次，临睡前服。

【剂型规格】颗粒剂：每袋装5g。

　　　　　　胶囊：每粒装0.45g。

乌灵胶囊 –91

【药物组成】乌灵菌粉。

【功能主治】补肾健脑，养心安神。用于心肾不交所致的失眠、健忘、心悸心烦、神疲乏力、腰膝酸软、头晕耳鸣、少气懒言、脉细或沉无力；神经衰弱见上述证候者。

【方　　解】方中乌灵菌粉性味甘平。本品补肾填精健脑，养心安神止悸。用于精血不足，髓海空虚，心神失养，心肾不交所致失眠、健忘、心悸诸症。

【临床应用】1.不寐　多因心肾不交所致，症见失眠，心烦，健忘，神疲乏力，耳鸣，心悸；神经衰弱症见上述证候者。

　　　　　　2.健忘　因肾精不足，心神失养所致，症见健忘，神疲乏力，腰膝酸软，头晕耳鸣，脉细或沉无力；神经衰弱症见上述证候者。

【不良反应】偶见食欲减退、腹泻、呕吐、腹痛、胃不适、口干、肠胃气胀、皮疹、瘙痒、嗜睡、乏力、头晕等不良反应。监测报告显示，在病例中有心悸的不良反应，但关联性尚待进一步确认。

【禁　　忌】孕妇禁用。

【注意事项】1. 忌烟、酒及辛辣、油腻食物。

　　　　　　2. 睡前不宜饮用咖啡、浓茶等兴奋性饮料。

　　　　　　3. 服药期间要保持情绪乐观，切忌生气恼怒。

　　　　　　4. 有高血压、心脏病、糖尿病、肝病、肾病等慢性病严重者应在医师指导下服用。

　　　　　　5. 儿童及年老体弱者应在医师指导下使用。

　　　　　　6. 服药7d症状无缓解，应去医院就诊。

【用法用量】口服。一次3粒，一日3次。

【剂型规格】胶囊：每粒装0.33g。

第十节　止血剂

凉血止血

槐角丸 -92

【**药物组成**】槐角（炒）、地榆（炭）、黄芩、枳壳（炒）、当归、防风。

【**功能主治**】清肠疏风，凉血止血。用于血热所致的肠风便血、痔疮肿痛。

【**方　　解**】方中炒槐角味苦性微寒，专清大肠湿热，凉血止血，切中病机，故为君药。地榆炭凉血止血，防风疏风止血，共为臣药。黄芩清热燥湿，当归养血活血，枳壳下气宽肠，为佐药。诸药合用，既能凉血止血，又能清肠疏风，风热湿毒既清，便血自止。诸药合用，共奏清肠疏风、凉血止血之功。

【**临床应用**】**1.便血**　多因湿热壅遏大肠，灼伤血络而致，症见先血后便，血色鲜红，大便不畅，腹部胀痛，食少纳呆，舌红苔黄腻，脉濡数；消化性溃疡出血见上述证候者。

　　　　　　　2.痔疮　多因风邪热毒或湿热壅遏大肠，灼伤血络而致，症见痔疮肿痛，便血，血色鲜红，大便不畅。

　　　　　　　此外，有文献报道，本品可用于幼儿肛裂的治疗。

【**不良反应**】部分患者服药后有轻度腹泻。

【**禁　　忌**】尚不明确。

【**注意事项**】1. 虚寒性便血者慎用。

　　　　　　　2. 服药期间饮食宜选清淡、易消化之品，忌烟酒及辛辣、油腻、刺激性食物。

　　　　　　　3. 儿童、孕妇、哺乳期妇女、年老体弱及脾虚大便溏者应在医师指导下服用。

　　　　　　　4. 有高血压、心脏病、肝病、糖尿病、肾病等慢性病严重者应在医师指导下服用。

　　　　　　　5. 失血过多，身体虚弱者慎用。

　　　　　　　6. 内痔出血过多或原因不明的便血应去医院就诊。

7. 保持大便通畅。

8. 若痔疮便血，肿痛严重和便血呈喷射状者，应立即采取综合急救措施。

9. 服药3d症状无缓解，应去医院就诊。

【用法用量】规格（1）大蜜丸，口服。一次1丸，一日2次。

规格（2）水蜜丸，口服。一次6g，一日2次。

规格（3）小蜜丸，口服。一次9g，一日2次。

【剂型规格】丸剂：（1）每丸重9g；（2）每袋装6g；（3）每袋装9g。

升血小板胶囊 –93

【药物组成】青黛、连翘、仙鹤草、牡丹皮、甘草。

【功能主治】清热解毒，凉血止血，散瘀消斑。用于原发性血小板减少性紫癜。症见全身瘀点或瘀斑，发热烦渴，小便短赤，大便秘结，或见鼻衄，齿衄，舌红苔黄，脉滑数或弦数。

【方　　解】方中青黛咸寒，归肝经，清热解毒，凉血消斑，专治血热妄行出血发斑，为方中君药。牡丹皮苦辛微寒，清热凉血，活血散瘀，为治血分瘀热之要药，既助君药清热凉血，又能活血散瘀消斑，且止血而不留瘀，用为臣药。仙鹤草苦涩性平，收敛止血，佐助君药止血消斑；连翘味苦微寒，归肺、心、小肠经，清热解毒，疏风散结，既助君药清热降火，解毒散结，又可引热下行从小便而出，共为佐药。甘草甘平，既能清热解毒，又能调和药性，为佐使药。诸药合用，共奏清热解毒、凉血止血、散瘀消斑之功。

【临床应用】原发性血小板减少性紫癜　因血热妄行所致，症见自发性出血，血色鲜红，全身瘀点或瘀斑，颜色发红或暗红，发热烦渴，小便短赤，大便秘结，或见鼻衄，齿衄，尿血，便血或肠风下血，舌红苔黄，脉滑数或弦数。

【不良反应】1. 腹胀、腹泻、恶心、呕吐、胃部不适等胃肠系统反应，减量服用可耐受。

2. 皮疹、瘙痒、心悸、头晕。

3. 有便血个例报告，若发现，应立即停药就医。

【禁　　忌】孕妇及哺乳期妇女禁用。

【注意事项】1. 本品主要针对血热妄行证候的出血治疗，有虚证者应慎用。

2. 骨髓巨核细胞减少型的血小板减少症及白细胞减少者慎用。

3. 本品宜饭后服用。

4. 定期复查血常规。

5. 儿童应在医师指导下使用。

6. 本品的代谢产物可使尿液呈浅红色，此为正常现象，不应与血尿混淆。

【**用法用量**】口服。一次4粒，一日3次。

【**剂型规格**】胶囊：每粒装0.45g。

第十一节　祛瘀剂

一、活血化瘀

血栓通胶囊（注射液）、注射用血栓通（冻干）–94

血栓通胶囊 94–1

【药物组成】三七总皂苷。

【功能主治】活血祛瘀，通脉活络。用于脑络瘀阻引起的中风偏瘫，心脉瘀阻引起的胸痹
　　　　　　心痛，脑梗死，冠心病心绞痛见上述证候者。

【方　　解】三七味甘、微苦，性温，具有化瘀止血、活血定痛的功效。本品由单味三七
　　　　　　提取总皂苷制成，具有活血祛瘀、通脉活络之功。

【临床应用】1.中风　由瘀阻脑络所致，症见半身不遂，口眼歪斜，偏身麻木，言语謇涩，
　　　　　　舌质黯，脉涩；脑梗死见上述证候者。

　　　　　　2.胸痹　由瘀阻心脉所致，症见胸部憋闷疼痛，甚则胸痛彻背，痛处固定不
　　　　　　移，入夜尤甚，心悸气短，舌质紫暗，脉弦涩；冠心病心绞痛见上述证候者。

【不良反应】尚不明确。

【禁　　忌】尚不明确。

【注意事项】1. 服药期间饮食宜清淡，忌烟酒。

　　　　　　2. 孕妇慎用。

【用法用量】口服。一次1～2粒，一日3次。

【剂型规格】胶囊：每粒装0.18g（含三七总皂苷100mg）。

血栓通注射液 94–2

【药物组成】三七总皂苷。

【功能主治】活血祛瘀；扩张血管，改善血液循环。用于视网膜中央静脉阻塞，脑血管病
　　　　　　后遗症，内眼病，眼前房出血等。

【方　　解】三七味甘、微苦，性温，具有化瘀止血、活血定痛的功效。本品由单味三七提取总皂苷制成，具有活血祛瘀、通脉活络之功。

【临床应用】1.暴盲　因眼脉瘀阻所致，症见外眼端好，视力急降，两眼疼痛，甚则失明，舌质紫暗；视网膜中央静脉阻塞见上述证候者。

　　　　　　2.中风　由瘀阻脑络所致，症见半身不遂，口眼歪斜，偏身麻木，言语謇涩，舌质黯，脉涩；脑血管病后遗症见上述证候者。

　　　　　　此外，尚有将本品用于治疗视网膜震荡、视网膜挫伤的临床研究。

【不良反应】1.皮肤及其附件损害：皮疹、瘙痒、荨麻疹、剥脱性皮炎等。

　　　　　　2.全身性及免疫系统性损害：发热、寒战、过敏及过敏样反应、出汗增加、乏力、过敏性休克等。

　　　　　　3.呼吸系统损害：胸闷、呼吸困难、呼吸急促、哮喘、喉水肿等。

　　　　　　4.心率及心律失常：心悸、心动过速等。

　　　　　　5.中枢及外周神经系统损害：头晕、头痛、局部麻木、抽搐、震颤等。

　　　　　　6.胃肠系统损害：恶心、呕吐、胃肠道反应等。

　　　　　　7.心血管系统损害：发绀、潮红、血压下降、血压升高等。

　　　　　　8.其他损害：血尿、肝功能异常、输液部位反应等。

【禁　　忌】1.人参和三七过敏者禁用。

　　　　　　2.出血性疾病急性期禁用。

　　　　　　3.儿童禁用。

　　　　　　4.对酒精过敏者禁用。

【注意事项】1.本品为活血、通脉祛瘀药物，用药期间有个别患者出现轻微面部潮红或头胀等属于正常反应，一般可继续用药。

　　　　　　2.本品不良反应包括过敏性休克，应在有抢救条件的医疗机构使用，使用者应接受过过敏性休克抢救培训，用药后出现过敏反应或其他严重不良反应须立即停药并及时救治。发生严重不良反应的患者须立即给予肾上腺素紧急处理，必要时应吸氧、静脉给予激素，采用包括气管内插管在内的畅通气道等治疗措施。

　　　　　　3.本品应单独使用，严禁与其他药品混合配伍。如确需要联合使用其他药品时，应谨慎考虑用药间隔以及药物相互作用等问题。

　　　　　　4.有出血倾向者慎用；孕妇、月经期妇女慎用；过敏体质者、肝肾功能异常者、初次使用中药注射剂的患者应谨慎使用，加强监测。

　　　　　　5.严格按照药品说明书规定的功能主治使用，禁止超功能主治范围用药。

6. 严格掌握用法用量。按照药品说明书推荐剂量、调配要求用药，不得超剂量、过快滴注或长期连续用药。

7. 加强用药监护。用药过程中，应密切观察用药反应，特别是开始用药30min内，发现异常立即停药，采用积极救治措施，救治患者。

8. 本品保存不当可能影响药品质量。用药前和配制后及使用过程中应认真检查本品及滴注液，发现药液出现浑浊、沉淀、变色、结晶等药物性状改变以及瓶身有漏气、裂纹等现象时，均不得使用。本品与10%葡萄糖注射液配伍时，渗透压明显高于人体的正常承受范围，在临床上存在较大风险，应加强监测。

9. 连续给药不得超过15d，停药1～3d后可进行第2个疗程。

【用法用量】规格（1）、（2）静脉注射。一次2～5mL，以氯化钠注射液20～40mL稀释后使用，一日1～2次。

规格（1）、（2）静脉滴注。一次2～5mL，用10%葡萄糖注射液250～500mL稀释后使用，一日1～2次。

规格（1）、（2）肌内注射。一次2～5mL，一日1～2次。

规格（1）、（2）理疗。一次2mL，加注射用水3mL，从负极导入。

【剂型规格】注射液：（1）每支装2mL：70mg（三七总皂苷）；（2）每支装5mL：175mg（三七总皂苷）。

注射用血栓通（冻干）94-3

【药物组成】三七总皂苷。

【功能主治】活血祛瘀，通脉活络。用于瘀血阻络，中风偏瘫，胸痹心痛及视网膜中央静脉阻塞症。

【方　　解】三七味甘、微苦，性温，具有化瘀止血、活血定痛的功效。本品由单味三七提取总皂苷制成，具有活血祛瘀、通脉活络之功。

【临床应用】1.中风　由瘀阻脑络所致，症见半身不遂，口眼歪斜，偏身麻木，言语謇涩，舌质黯，脉涩；中风后遗症见上述证候者。

2.胸痹　由瘀阻心脉所致，症见胸部憋闷疼痛，甚则胸痛彻背，痛处固定不移，入夜尤甚，心悸气短，舌质紫暗，脉弦涩；冠心病心绞痛见上述证候者。

3.暴盲　因眼脉瘀阻所致，症见外眼端好，视力急降，两眼疼痛，甚则失明，舌质紫暗；视网膜中央静脉阻塞见上述证候者。

【不良反应】1. 皮肤及其附件损害：皮疹、瘙痒、荨麻疹、剥脱性皮炎等。

2. 全身性及免疫系统性损害：发热、寒战、过敏及过敏样反应、出汗增加、乏力、过敏性休克等。

3. 呼吸系统损害：胸闷、呼吸困难、呼吸急促、哮喘、喉水肿等。

4. 心率及心律失常：心悸、心动过速等。

5. 中枢及外周神经系统损害：头晕、头痛、局部麻木、抽搐、震颤等。

6. 胃肠系统损害：恶心、呕吐、胃肠道反应等。

7. 心血管系统损害：发绀、潮红、血压下降、血压升高等。

8. 其他损害：血尿、肝功能异常、输液部位反应等。

【禁　　忌】1. 人参和三七过敏者禁用。

2. 出血性疾病急性期禁用。

3. 儿童禁用。

4. 对酒精过敏者禁用。

【注意事项】1. 本品可能引起过敏性休克，应在有抢救条件的医疗机构使用，使用者应接受过过敏性休克抢救培训，用药后出现过敏反应或其他严重不良反应须立即停药并及时救治。发生严重不良反应的患者须立即给予肾上腺素紧急处理，必要时应吸氧、静脉给予激素，采用包括气管内插管在内的畅通气道等治疗措施。

2. 对老人、过敏体质者、肝肾功能异常患者等特殊人群和初次使用中药注射剂的患者应谨慎使用，加强监测。有出血倾向者慎用；孕妇、月经期妇女慎用；对长期使用的在每疗程间要有一定的时间间隔。

3. 本品应单独使用，严禁与其他药品混合配伍。如确需要联合使用其他药品时，应谨慎考虑用药间隔以及药物相互作用等问题。

4. 严格按照药品说明书规定的功能主治使用，禁止超功能主治范围用药。

5. 严格掌握用法用量。按照药品说明书推荐剂量、调配要求用药，不得超剂量、过快滴注或长期连续用药。

6. 加强用药监护。用药过程中，应密切观察用药反应，特别是开始用药30min内，发现异常应立即停药，采用积极救治措施，救治患者。

7. 本品不能与其他药物在同一容器中混合使用。

8. 本品为活血、通脉祛瘀药物，用药期间有个别患者出现轻微面部潮红或头胀痛属于正常反应，一般可继续用药。

9. 本品保存不当可能影响药品质量。用药前和配制后及使用过程中应认真检查本品及滴注液，发现药液出现混浊、沉淀、变色、结晶等药物性状改变以及瓶身有漏气、裂纹等现象时，均不得使用。

10. 用药期间勿从事驾驶及高空作业等危险工作。

11. 连续给药不得超过15d；停药1～3d后可进行第2个疗程。

12. 注射用血栓通配伍稳定性研究显示，本品与5%葡萄糖注射液配伍后6h
内，未见不溶性微粒聚集，相对稳定；本品与氯化钠注射液配伍时，4h后不
溶性微粒有逐渐聚集、粒径增大趋势；本品与10%葡萄糖注射液配伍时，渗
透压明显高于人体的正常承受范围，在临床上存在较大风险，应加强监测。

【用法用量】规格（1）、（2）、（3）临用前用注射用水或氯化钠注射液适量使溶解。

静脉注射。一次150mg，用氯化钠注射液30～40mL稀释，一日1～2次；或
遵医嘱。

静脉滴注。一次250～500mg，用5%或10%葡萄糖注射液或氯化钠注射液
250～500mL稀释，一日1次；或遵医嘱。

肌内注射。一次150mg，用注射用水稀释至40mg/mL，一日1～2次；或遵
医嘱。

理疗。一次100mg，加入注射用水3mL，从负极导入。

【剂型规格】注射用无菌粉末：（1）每瓶（支）装100mg；（2）每瓶（支）装150mg；
（3）每瓶（支）装250mg。

血塞通胶囊（注射液）、注射用血塞通（冻干）–95

血塞通胶囊 95–1

【药物组成】三七总皂苷。

【功能主治】活血祛瘀，通脉活络，抑制血小板聚集和增加脑血流量。用于脑路瘀阻，中
风偏瘫，心脉瘀阻，胸痹心痛；脑血管病后遗症，冠心病心绞痛属上述证候
者。

【方　解】三七味甘、微苦，性温，具有化瘀止血、活血定痛的功效。本品由单味三七
提取总皂苷制成，具有活血祛瘀、通脉活络之功。

【临床应用】1.中风　用于瘀阻脑络所致的中风，症见半身不遂，口眼歪斜，偏身麻木，言
语謇涩，舌质黯，脉涩；中风后遗症见上述证候者。

2.胸痹　用于瘀阻心脉所致的胸痹心痛，症见胸部憋闷疼痛，甚则胸痛彻
背，痛处固定不移，入夜尤甚，心悸气短，舌质紫暗，脉弦涩；冠心病心绞
痛见上述证候者。

【不良反应】服用本品后偶见有皮疹，个别患者出现咽干、头昏和心慌症状，停药后能恢复正常。

【禁　　忌】1. 人参、三七过敏者禁用。

2. 出血性疾病急性期禁用。

【注意事项】1. 阴虚阳亢或肝阳化风者不宜单使用本品。

2. 服药期间饮食宜清淡，忌烟酒。

3. 孕妇、产妇、经期妇女、过敏体质者、肝肾功能异常者慎用。

4. 心痛剧烈及持续时间长者，应做心电图及心肌酶学检查，并采取相应的医疗措施。

【用法用量】规格（1）、（2）口服。一次100mg，一日3次。

【剂型规格】胶囊：（1）每粒装50mg；（2）每粒装100mg。

血塞通注射液 95-2

【药物组成】三七总皂苷。

【功能主治】活血祛瘀，通脉活络。用于中风偏瘫，瘀血阻络证；动脉粥样硬化性血栓性脑梗死、脑栓塞、视网膜中央静脉阻塞见瘀血阻络证者。

【方　　解】三七味甘、微苦，性温，具有化瘀止血、活血定痛的功效。本品由单味三七提取总皂苷制成，具有活血祛瘀、通脉活络之功。

【临床应用】1.中风　由瘀阻脑络所致，症见半身不遂，口眼歪斜，偏身麻木，言语謇涩，舌质黯，脉涩；中风后遗症见上述证候者。

2.胸痹　由瘀阻心脉所致，症见胸部憋闷疼痛，甚则胸痛彻背，痛处固定不移，入夜尤甚，心悸气短，舌质紫暗，脉弦涩；冠心病心绞痛见上述证候者。

3.暴盲　因眼脉瘀阻所致，症见外眼端好，视力急降，两眼疼痛，甚则失明，舌质紫暗；视网膜中央静脉阻塞见上述证候者。

此外，本品尚有用于治疗糖尿病肾病及糖尿病足的报道。

【不良反应】1. 全身性损害：发热、寒战、过敏样反应、过敏性休克等。

2. 呼吸系统损害：胸闷、呼吸困难、呼吸急促、哮喘、喉水肿、咽干等。

3. 皮肤及其附件损害：皮疹、皮肤瘙痒、局部红肿、皮肤潮红、水疱、剥脱性皮炎等。

4. 心率及心律失常：心悸、心动过速等。

5. 中枢及外周神经系统损害：头晕、头痛、抽搐、震颤、烦躁、咬牙、恐惧感等。

6. 胃肠系统损害：恶心、呕吐、腹泻、药物性肝损害等。

7. 心血管系统损害：发绀、潮红、胸闷、憋气、心悸、窦性心动过速、室性期前收缩、血压下降、血压升高等。

8. 泌尿系统损害：血尿、肝功能异常、急性肾衰竭等。

9. 其他不良反应：喉干、静脉炎、弥散性血管内凝血、过敏性紫癜等。

【禁　　忌】1. 人参和三七过敏者禁用。

2. 出血性脑血管病急性期禁用。

3. 儿童禁用。

4. 动物实验中出现嗜睡现象，故禁用于驾驶员和高空作业人员。

【注意事项】1. 阴虚阳亢或肝阳化风者不宜单独使用本品。

2. 不宜与异丙肾上腺素同用。

3. 本品不良反应包括过敏性休克，应在有抢救条件的医疗机构使用，使用者应接受过过敏性休克抢救培训，用药后出现过敏反应或者其他严重不良反应，须立即停药并及时救治；发生严重不良反应的患者须立即给予肾上腺素紧急处理，必要时应吸氧、静脉给予激素，采用包括气管内插管在内的畅通气道等治疗措施。

4. 有出血倾向者慎用；孕妇、月经期妇女慎用；老人、过敏体质者、肝肾功能异常者、初次使用中药注射剂的患者应谨慎使用，加强监测。

5. 本品应单独使用，严禁与其他药品混合配伍。谨慎联合用药，如确需要联合使用其他药品时，应谨慎考虑用药间隔以及药物相互作用等问题。

6. 本品保存不当可能影响药品质量。用药前和配制后及使用过程中应认真检查本品及滴注液，若发现药液出现混浊、沉淀、变色、结晶等药物性质改变或瓶身有漏气、裂纹等现象时，均不得使用。

7. 严格按照药品说明书规定的功能主治使用，禁止超功能主治范围用药。

8. 严格掌握用法用量。按照药品说明书推荐的剂量、调配要求用药，不超剂量、过快滴注和长期连续用药。

9. 加强用药监护。输液速度不宜过快，用药过程中，应密切观察用药反应，特别是开始30min。发现异常应立即停药，采用积极救治措施，救治患者。

10. 肌内注射若出现疼痛、肿块时，应改为静脉注射或静脉滴注。

11. 糖尿病患者可用0.9%氯化钠注射液代替葡萄糖注射液稀释后使用。

12. 颜面皮肤潮红，轻微头胀痛不影响本品的使用；偶有轻微皮疹出现，可继续使用。

13. 心痛剧烈及持续时间长者，应做心电图及心肌酶学检查，并采取相应的医疗措施。

14. 用药期间勿从事驾驶及高空作业等危险工作。

15. 用药15d为1个疗程，停药1~3d后可进行第2个疗程。

【用法用量】 规格（1）、（2）、（3）肌内注射。一次100mg，一日1~2次。

规格（1）、（2）、（3）静脉滴注。一次200~400mg，用5%~10%葡萄糖注射液250~500mL稀释后缓缓滴注，一日1次。

【剂型规格】 注射液：（1）每支装2mL：100mg；（2）每支装5mL：250mg；（3）每支装10mL：250mg。

注射用血塞通（冻干）95–3

【药物组成】 三七总皂苷。

【功能主治】 活血祛瘀，通脉活络。用于中风偏瘫，瘀血阻络及脑血管疾病后遗症、胸痹心痛、视网膜中央静脉阻塞属瘀血阻滞证者。

【方　　解】 三七味甘、微苦，温，具有化瘀止血、活血定痛的功效。本品由单味三七提取总皂苷制成，具有活血祛瘀、通脉活络之功。

【临床应用】 1.**中风**　由瘀阻脑络所致，症见半身不遂，口眼歪斜，偏身麻木，言语謇涩，舌质黯，脉涩；中风后遗症见上述证候者。

2.**胸痹**　由瘀阻心脉所致，症见胸部憋闷疼痛，甚则胸痛彻背，痛处固定不移，入夜尤甚，心悸气短，舌质紫暗，脉弦涩；冠心病心绞痛见上述证候者。

3.**暴盲**　因脉络瘀阻所致，症见外眼端好，视力急降，两眼疼痛，甚则失明，舌质紫暗；视网膜中央静脉阻塞见上述证候者。

此外，本品尚有用于治疗糖尿病肾病及糖尿病足的报道。

【不良反应】 1. 全身性损害：发热、寒战、过敏样反应、过敏性休克等。

2. 呼吸系统损害：胸闷、呼吸困难、呼吸急促、哮喘、喉水肿等。

3. 皮肤及其附件损害：皮疹、瘙痒、剥夺性皮炎等。

4. 心率及心律失常：心悸、心动过速等。

5. 中枢及外周神经系统损害：头晕、头痛、抽搐、震颤等。

6. 胃肠系统损害：恶心、呕吐等。

7. 心血管系统损害：发绀、潮红、血压下降、血压升高等。

8. 其他损害：血尿、肝功能异常、急性静脉炎等。

【禁　　忌】 1. 人参和三七过敏者禁用。

2. 出血性疾病急性期禁用。

3. 对酒精高度过敏者禁用。

4. 儿童禁用。

【注意事项】 1. 头面部发红、潮红，轻微头胀痛是本品用药时常见反应。

2. 偶有轻微皮疹出现，尚可继续用药。

3. 本品不良反应包括过敏性休克，应在有抢救条件的医疗机构使用，使用者应接受过过敏性休克抢救培训，用药后出现过敏反应或者其他严重不良反应，须立即停药并及时救治；发生严重不良反应的患者须立即给予肾上腺素紧急处理，必要时应吸氧、静脉给予激素，采用包括气管内插管在内的畅通气道等治疗措施。

4. 加强用药监护。输液速度不宜过快，用药过程中，应密切观察用药反应，特别是开始用药30min内，发现异常应立即停药，采用积极救治措施，救治患者。

5. 本品保存不当可能影响药品质量。用药前和配制后及使用过程中应认真检查本品及滴注液，若发现药液出现混浊、沉淀、变色、结晶等药物性质改变或瓶身有漏气、裂纹等现象时，均不得使用。

6. 有出血倾向者慎用；孕妇、月经期妇女慎用；过敏体质者、肝肾功能异常者、初次使用中药注射剂的患者应谨慎使用，加强监测。

7. 严格按照药品说明书规定的功能主治使用，禁止超功能主治范围用药。

8. 严格掌握用法用量。按照药品说明书推荐的剂量、调配要求用药，不超剂量、过快滴注和长期连续用药。

9. 本品应单独使用，严禁与其他药品混合配伍。如确需要联合使用其他药品时，应谨慎考虑用药间隔以及药物相互作用等问题。

10. 连续给药不得超过15d，停药1~3d后可进行第2个疗程。

11. 用药期间勿从事驾驶及高空作业等危险工作。

【用法用量】 规格（1）、（2）、（3）临用前加注射用水或相应的氯化钠注射液或葡萄糖注射液使其溶解。糖尿病患者可用氯化钠注射液代替葡萄糖注射液稀释后使用。

静脉滴注。一次200~400mg，以5%或10%葡萄糖注射液250~500mL稀释后缓慢滴注，一日1次，15d为1个疗程，停药1~3d后可进行第2个疗程。

静脉注射。一次200mg，以25%或50%葡萄糖注射液40~60mL稀释后缓慢注射，一日1次，15d为1个疗程，停药1~3d后可进行第2个疗程。

【剂型规格】注射用无菌粉末：（1）每支装100mg；（2）每支装200mg；（3）每支装400mg。

丹参注射液 –96

【药物组成】丹参。

【功能主治】活血化瘀，通脉养心。用于冠心病胸闷，心绞痛。

【方　　解】丹参善于通血脉，散郁结，祛瘀生新，调经顺脉，具有活血祛瘀、通络止痛、宽胸解郁、清心除烦之功。《本草纲目》称其"活血，通心包络"，《本草汇言》云其："善治血分，去滞生新，调经顺脉之药。"本品为由丹参提取物制成的制剂，功专活血祛瘀，主要用于瘀血闭阻所致的胸痹。

【临床应用】胸痹　因瘀血闭阻而致，症见胸部疼痛，痛处固定，入夜尤甚，甚则痛引肩背，时或心悸不宁，舌质紫暗或有瘀斑，脉弦涩；冠心病心绞痛见上述证候者。

此外，丹参注射液尚有用于治疗银屑病、颈源性眩晕、糖尿病周围神经病变的报道。

【不良反应】1. 过敏反应：皮肤潮红或苍白、皮疹、瘙痒，寒战、喉头水肿、呼吸困难、心慌、心悸、发绀、血压下降甚至休克等。

2. 皮肤及其附件：面部发热、发胀，面色青紫、口唇发绀，大汗淋漓，皮疹（包括红斑、丘疹、风团等）、瘙痒、多汗、局部皮肤反应等。

3. 全身性反应：畏寒、寒战、发热甚至高热、乏力、身痛、面色苍白、水肿、过敏性休克等。

4. 呼吸系统：咳嗽、咽喉不适、胸闷、憋气、过敏性哮喘、声音嘶哑、支气管哮喘、气促、胸闷等。

5. 心血管系统：心慌、心悸、胸闷、憋气、紫绀、室性早搏、心律失常、血压升高或下降、心动过缓、心前区疼痛、输血区血管痉挛性疼痛、静脉炎等。

6. 消化系统：恶心、呕吐、腹痛、腹胀、口干、呃逆、腹泻、诱发原有胆结石等。

7. 精神及神经系统：头晕、头痛、抽搐、震颤、局部或周身麻木、小儿惊厥等。

8. 肌肉骨骼系统：肌肉骨骼痛、腰腹痛、腰背剧痛等。

9. 泌尿系统：多尿，偶尔出现尿少症状。

10. 用药部位：潮红、疼痛、紫癜等。

11. 其他：视觉异常、结膜出血、结膜水肿、球结膜水肿、剥脱性皮炎、致热源样反应、输液导致的低钾血症、过敏性紫癜、局部红肿、颈部水肿、颈部发紧、硬结、引起肝病患者鼻衄等。

12. 据有关文献报道，注射给药可出现出血、中枢过度镇静。妇女用药后可出现不同程度的月经过多、周身乏力、嗜睡等现象，停药后即可消失。

【禁　　忌】1. 新生儿、婴幼儿、孕妇禁用。

2. 月经期及有出血倾向者禁用。

3. 严重贫血者禁用。

【注意事项】1. 本品不良反应可见严重过敏反应（包括过敏性休克），应在有抢救条件的医疗机构使用，使用者应接受过相关抢救培训，用药后出现过敏反应或其他严重不良反应须立即停药并及时救治。

2. 严格掌握功能主治、辨证用药。严格按照药品说明书规定的功能主治使用，禁止超功能主治范围用药。

3. 严格掌握用法用量。按照药品说明书推荐剂量及要求用药，严格控制滴注速度和用药剂量。建议滴速小于40滴/分，一般控制在15～30滴/分。初次使用时，应尽量减慢滴速，并注意观察。尤其注意不超剂量、过快滴注和长期连续用药。

4. 严禁混合配伍，谨慎联合用药。本品应单独使用，禁忌与其他药品混合配伍使用。如确需联合使用其他药品时，应谨慎考虑与本品的间隔时间以及药物相互作用等问题，输注两种药物之间须以适量稀释液对输液管道进行冲洗。

5. 用药前应仔细询问患者情况、用药史和过敏史。过敏体质者、对有其他药物过敏史者、肝肾功能异常患者、老人、儿童等特殊人群以及初次使用中药注射剂的患者应慎重使用，如确需使用，应加强监测。

6. 加强用药监护。用药过程中，应密切观察用药反应，特别是开始30min，发现异常立即停药，积极救治。

7. 本品不宜与中药藜芦及其制剂同时使用。

8. 不宜与川芎嗪、维生素K、凝血酶类药物、阿托品注射液配伍使用。

9. 不得与罂粟碱、山梗菜碱、番木鳖碱（士的宁）、喹诺酮类抗生素、细胞色素C、硫酸庆大霉素、注射用头孢拉定、普萘洛尔、维生素C、右旋糖酐-40、黄芪注射液等注射剂混合使用，以免产生混浊或沉淀。

10. 服药期间饮食宜清淡，忌辛辣、油腻食物。

11. 不宜与其他药物在同一容器内混合使用。

12. 在治疗期间，心绞痛持续发作，宜加用硝酸酯类药。若出现剧烈心绞痛或见气促、汗出、面色苍白、心肌梗死，应及时急诊救治。

13. 本品为纯中药制剂，保存不当可能会影响质量，若发现溶液出现混浊、沉淀、变色，瓶身漏气或细微破裂者，均不能使用。

【用法用量】规格（1）、（2）肌内注射。一次2～4mL，一日1～2次；或遵医嘱。

规格（1）、（2）静脉注射。一次4mL（用50%葡萄糖注射液20mL稀释后使用），一日1～2次；或遵医嘱。

规格（1）、（2）静脉滴注。一次10～20mL（用5%葡萄糖注射液100～500mL稀释后使用），一日1次；或遵医嘱。

【剂型规格】注射液：（1）每支装2mL；（2）每支装10mL。

银杏叶胶囊（片、滴丸）-97

【药物组成】银杏叶提取物。

【功能主治】活血，化瘀，通络。用于瘀血阻络引起的胸痹心痛、中风、半身不遂、舌强语謇；冠心病稳定型心绞痛、脑梗死见上述证候者。

【方　　解】银杏叶味甘、苦、涩，性平。《全国中草药汇编》称其能"活血止痛"，《新华本草纲要》称其"用于胸闷心痛，心悸怔忡"，故本品有活血化瘀、通络止痛之功效。

【临床应用】1.胸痹　多因瘀血闭阻心脉所致，症见胸部疼痛，痛处不移，入夜更甚，心悸不宁，舌暗红，脉沉细涩；冠心病心绞痛见上述证候者。

2.中风　多因瘀血闭阻脑脉所致，症见头痛头晕，半身不遂，语言謇涩，口眼歪斜，舌暗红或紫，舌体不正，脉沉细涩；脑梗死恢复期见上述证候者。

此外，尚有银杏叶片用于治疗急性脑梗死、高血压，银杏叶胶囊治疗血管性痴呆的报道。

【不良反应】上市后不良反应监测数据显示银杏叶等口服制剂可见以下不良反应：

1. 胃肠系统：恶心、呕吐、口干、腹胀、腹痛、腹部不适、胃酸过多等，有消化道出血病例报告。

2. 神经系统：头晕、头痛等，有局部麻木病例报告。

3. 皮肤及其附件：皮疹、瘙痒等。

4. 心血管系统：胸闷、心悸等，有血压升高或降低病例报告。

5. 其他：乏力、过敏或过敏样反应等，有牙龈出血、鼻出血等病例报告。

【禁　　忌】月经期及有出血倾向者禁用。

【注意事项】1. 少年儿童、孕产妇及心力衰竭者慎用。

2. 寒凝血瘀、气虚血瘀、阴虚血瘀、痰瘀互阻之胸痹心痛及风痰阻窍之中风偏瘫者不宜单用本品。

3. 饮食宜清淡、低盐、低脂，食勿过饱，忌食生冷、辛辣、油腻之品，忌烟酒、浓茶。

4. 保持心情舒畅，忌过度思虑，避免恼怒、抑郁等不良情绪。

5. 在治疗期间，心绞痛持续发作，宜加用硝酸酯类药。若出现剧烈心绞痛，心肌梗死，见气促、汗出、面色苍白者，应及时救治。

6. 对于有出血倾向或使用抗凝血、抗血小板治疗的患者，应在医生指导下使用本品。

7. 含有银杏叶的制剂可能会增加出血的风险，围手术期时应由医生评估后使用。

【用法用量】胶囊：

规格（1）口服。一次2粒，一日3次；或遵医嘱。

规格（2）口服。一次1粒，一日3次；或遵医嘱。

片剂：

规格（1）口服。一次2片，一日3次；或遵医嘱。

规格（2）口服。一次1片，一日3次；或遵医嘱。

滴丸剂：规格（1）、（2）口服。一次5丸，一日3次；或遵医嘱。

【剂型规格】胶囊：（1）每粒含总黄酮醇苷9.6mg、萜类内酯2.4mg；（2）每粒含总黄酮醇苷19.2mg、萜类内酯4.8mg。

片剂：（1）每片含总黄酮醇苷9.6mg、萜类内酯2.4mg；（2）每片含总黄酮醇苷19.2mg、萜类内酯4.8mg。

滴丸剂：（1）每丸重60mg；（2）薄膜衣丸每丸重63mg。

银丹心脑通软胶囊 -98

【药物组成】银杏叶、丹参、灯盏细辛、绞股蓝、山楂、大蒜、三七、艾片。

【功能主治】苗医：蒙修，蒙柯，陇蒙柯，给俄，告俄蒙给。

中医：活血化瘀，行气止痛，消食化滞。用于气滞血瘀引起的胸痹，胸闷，气短，心悸等；冠心病心绞痛，高脂血症、脑动脉硬化、中风、中风后遗症见上述证候者。

【方　　解】方中银杏叶可以活血化瘀、止痛，丹参善能通行血脉、养血安神，灯盏细辛活血通脉、祛瘀止痛，以上三药为本方君药。山楂具有行气散瘀、消食化滞之功；绞股蓝益气健脾，现代研究证实其具有降糖、降脂，减轻动脉硬化，防止血栓形成的作用；三七化瘀止血、活血定痛，与山楂、绞股蓝共为方中臣药。大蒜具有温中健胃、行气导滞的功效，辅助臣药行气活血为佐药。艾片开窍醒神、清热止痛为使药。全方共奏活血化瘀、行气止痛、消食化滞之功。

【临床应用】**1.胸痹**　因气滞血瘀所致，症见疼痛剧烈，心前区憋闷，痛有定处，两胁胀痛，气短，心悸，头晕，舌质紫暗或瘀斑，脉弦涩或结代；冠心病心绞痛见上述证候者。

2.中风　因气滞血瘀所致，症见半身不遂，口舌㖞斜，偏身麻木，言语謇涩，舌质暗，脉涩；中风后遗症、脑动脉硬化见上述证候者。

3.高脂血症　因痰浊内阻，气滞血瘀所致，症见头晕头重，胸闷泛恶，腹胀纳呆，肢体麻木，舌暗或有瘀斑、瘀点，脉弦涩。

此外，尚有治疗心律失常的报道。

【不良反应】尚不明确。

【禁　　忌】尚不明确。

【注意事项】1. 气虚血瘀、痰瘀互阻之胸痹、心悸者不宜单用。

2. 出血性疾病及有出血倾向者慎用。

3. 服药期间饮食宜清淡、低盐，忌生冷、辛辣、油腻食物，忌烟酒、浓茶。

4. 孕妇慎用。

5. 在治疗期间，心绞痛持续发作宜加用硝酸酯类药。如果出现剧烈心绞痛、心肌梗死等，应及时救治。

6. 中风急性期应综合救治，待病情稳定后方可用药。

【用法用量】口服。一次2～4粒，一日3次。

【剂型规格】软胶囊：每粒装0.4g。

瘀血痹胶囊（颗粒、片剂）–99

【药物组成】乳香（炙）、没药（炙）、红花、威灵仙、川牛膝、香附（炙）、姜黄、当归、丹参、川芎、炙黄芪。

【功能主治】活血化瘀，通络止痛。用于瘀血阻络所致的痹证，症见肌肉关节剧痛，痛处拒按、固定不移，可有硬结或瘀斑。

【方　　解】方中乳香功擅活血伸筋利痹，没药专于散瘀通络止痛，二药合用，相得益彰，合则活血行气、活血通络、定痛，共为君药。威灵仙辛散而通利，能通经活络、利关节而止痹痛；丹参苦泄而微寒，能通行血脉，功擅活血祛瘀；川芎、当归辛散而温，既能补血活血，又善止痛，以上四味为臣药。红花、川牛膝、姜黄皆入血分，功能活血通经、祛瘀止痛；香附味辛能散，芳香走窜，为理气之良药，气行则血行，加强止痛之功；黄芪甘温益气，以推动血行，使活血药无克伐正气之虞，共为佐药。诸药合用，共奏活血化瘀、通络止痛之效。

【临床应用】痹病　因邪气入络，经络瘀阻，肌肉、关节疼痛剧烈，多呈刺痛感；或久痛不已，或痛处固定不移、疼痛拒按，局部肿胀可有硬结或局部有瘀斑，舌质紫暗，有瘀斑，脉弦涩；风湿性关节炎、类风湿关节炎见上述证候者。

此外，本品尚有用于治疗瘀血痹阻引起的痛风、骨关节病、强直性脊柱炎的报道。

【不良反应】有文献报道，患者服用常规剂量本品后，出现月经量多、胃肠道症状。

【禁　　忌】1. 孕妇禁用。

2. 高血压、动脉硬化、肝肾功能不全、癫痫、破伤风、甲亢病人禁用。

【注意事项】1. 脾胃虚弱者慎用。

2. 有出血倾向者慎用。

3. 忌烟、酒及辛辣、生冷、油腻食物。

4. 本品宜饭后服用。

5. 月经过多者慎用。

【用法用量】胶囊：口服。一次6粒，一日3次；或遵医嘱。

颗粒剂：开水冲服。一次1袋，一日3次。

片剂：口服。一次5片，一日3次；或遵医嘱。

【剂型规格】胶囊：每粒装0.4g。

颗粒剂：每袋装10g。

片剂：薄膜衣片每片重0.5g。

二、益气活血

麝香保心丸 -100

【药物组成】人工麝香、人参提取物、人工牛黄、肉桂、苏合香、蟾酥、冰片。

【功能主治】芳香温通，益气强心。用于气滞血瘀所致的胸痹，症见心前区疼痛、固定不移；心肌缺血所致的心绞痛、心肌梗死见上述证候者。

【方　解】方中麝香活血化瘀，开窍止痛，为君药。人参补气健脾，肉桂温阳通脉，蟾酥开窍止痛，苏合香芳香温通，共为臣药。人工牛黄开窍醒神，冰片开窍止痛，共为佐药。诸药合用，共奏芳香温通、开窍止痛、益气强心之功。

【临床应用】胸痹　由气滞血瘀、脉络闭塞所致，症见胸痹，胸闷，心前区疼痛，痛处固定不移，舌质暗红或紫，脉弦涩；冠心病心绞痛、心肌梗死见上述证候者。

【不良反应】不良反应监测数据显示，本品可见恶心、呕吐、腹胀、腹痛、腹泻、便秘、口干、舌下含服口腔麻木、头晕、头痛、皮疹、瘙痒、乏力、心悸、潮红等，有寒战、呼吸困难、过敏反应个案病例报告。

【禁　　忌】孕妇禁用。

【注意事项】1. 脾胃虚弱者慎用。

2. 饮食宜清淡、低盐、低脂，忌生冷、辛辣、油腻食物，勿食过饱，忌烟酒。

3. 运动员慎用。

4. 哺乳期妇女慎用。

5. 本品建议饭后服用。

6. 本品含有蟾酥，不宜过用、久用。

7. 本品具有强心作用，不宜与洋地黄类药物同用。

8. 心绞痛持续发作，服药后不能缓解时，应加用硝酸酯类药物。如出现剧烈心绞痛、心肌梗死，应及时救治。

【用法用量】水丸，口服。一次1～2丸，一日3次；或症状发作时服用。

【剂型规格】丸剂：每丸重22.5mg。

脑心通丸（胶囊、片）-101

【药物组成】黄芪、丹参、当归、赤芍、川芎、桃仁、红花、乳香（制）、没药（制）、鸡血藤、牛膝、桂枝、桑枝、地龙、全蝎、水蛭。

【功能主治】 益气活血，化瘀通络。用于气虚血滞、脉络瘀阻所致中风中经络，半身不遂、肢体麻木、口眼歪斜、舌强语謇及胸痹心痛、胸闷、心悸、气短；脑梗死、冠心病心绞痛见上述证候者。

【方　　解】 方中黄芪益气健脾，补气行滞，用于气虚血滞，切中病机，为君药。赤芍、丹参活血化瘀止痛，养血安神，《本草便读》曰其："丹参，功同四物，能祛瘀以生新。"二者共为臣药。当归、鸡血藤养血行血，川芎行气而通利血脉，桃仁、红花、牛膝活血化瘀，乳香、没药破血逐瘀、通脉止痛，桂枝、桑枝温通血脉、疏利经络，水蛭、地龙、全蝎祛瘀通络止痛。诸药合用，共奏益气活血，化瘀通络之功。

【临床应用】 1.中风　因气虚血瘀、脉络瘀阻所致，症见半身不遂，偏身麻木，口舌歪斜，言语謇涩，伴气短乏力，眩晕，心悸自汗，肢体麻木，健忘耳鸣，饮水呛咳，舌质暗或有瘀点，舌体胖，苔薄白或白腻，脉沉细；缺血性脑卒中恢复期及后遗症期见上述证候者。

2.胸痹　因心气不足，心血瘀滞，心脉痹阻所致，症见胸闷心痛，呈隐痛或刺痛，心悸，气短，自汗，乏力，脉细涩，舌质淡紫，有齿痕；冠心病心绞痛见上述证候者。

此外，尚有本品治疗高脂血症、紧张性头痛、血管性痴呆、后循环缺血眩晕的报道。

【不良反应】 个别患者出现便秘、口干、头晕、头痛、皮疹、皮肤瘙痒、脱皮、丘疹、嗜睡、心悸、心烦、头闷、呼吸困难、潮红等。少数患者有轻度胃肠道反应，如呕吐、腹胀、腹痛、腹泻、腹部不适、胃痛、恶心、食欲减退。

【禁　　忌】 1. 孕妇禁用。

2. 对茶碱类及维脑路通过敏者禁用。

【注意事项】 1.中风病痰热证、风火上扰者慎用。

2. 寒凝血瘀或痰瘀互阻之胸痹者慎用。

3. 脾胃虚弱者慎用。

4. 中风急性期患者不宜使用。

5. 有出血倾向者、月经期妇女或使用抗凝、抗血小板治疗的患者慎用。

6. 服药期间饮食宜清淡、低盐，忌生冷、辛辣、油腻食物，忌烟酒、浓茶。

7. 胃病患者宜饭后服用。

8. 在治疗期间，心绞痛持续发作，宜加用硝酸酯类药物。若出现剧烈心绞痛、心肌梗死，应及时救治。

【用法用量】丸剂：口服。一次1~2袋，一日3次。

胶囊：口服。一次2~4粒，一日3次。

片剂：口服。一次2~4片，一日3次。

【剂型规格】丸剂：每袋装0.8g。

胶囊：每粒装0.4g。

片剂：每片重0.45g。

诺迪康胶囊 –102

【药物组成】圣地红景天。

【功能主治】益气活血，通脉止痛。用于气虚血瘀所致胸痹，症见胸闷，刺痛或隐痛，心
悸气短，神疲乏力，少气懒言，头晕目眩；冠心病心绞痛见上述证候者。

【方　　解】方中红景天味甘、微苦，性凉，功能益气活血、通脉止痛。

【临床应用】胸痹　因气虚血瘀所致，症见心胸疼痛，胸闷气短，心悸乏力，或易汗出，
舌质紫暗或有瘀斑，脉细涩或结代；冠心病心绞痛见上述证候者。

此外，本品还可用于气虚血瘀所引起的脑血管病、血脂异常及慢性疲劳综
合征。

【不良反应】恶心、呕吐等。

【禁　　忌】孕妇禁用。

【注意事项】1. 月经期妇女慎用。

2. 感冒发热病人不宜服用。

3. 饮食宜清淡，忌辛辣、生冷、油腻食物。

4. 在治疗期间，心绞痛持续发作，宜加用硝酸酯类药物。若出现剧烈心绞
痛、心肌梗死，应及时救治。

5. 本品宜饭前服用。

6. 高血压、心脏病、肝病、糖尿病、肾病等慢性病严重者应在医师指导下
服用。

7. 服药2周症状无缓解，应去医院就诊。

【用法用量】口服。一次1~2粒，一日3次。

【剂型规格】胶囊：每粒装0.28g。

血栓心脉宁胶囊 –103

【药物组成】川芎、槐花、丹参、水蛭、毛冬青、人工牛黄、人工麝香、人参茎叶总皂苷、冰片、蟾酥。

【功能主治】益气活血，开窍止痛。用于气虚血瘀所致的中风、胸痹，症见头晕目眩、半身不遂、胸闷心痛、心悸气短；缺血性中风恢复期、冠心病心绞痛见上述证候者。

【方　　解】方中人参大补元气，促进血行；丹参活血化瘀，通络止痛，二药益气活血，为君药。麝香辛散温通，芳香走窜，开窍醒神，活血化瘀，宣痹止痛；牛黄、冰片、蟾酥豁痰开窍，通络止痛，息风止痉，为臣药。川芎、水蛭、毛冬青活血化瘀，行气通脉止痛；槐花清泄肝热，明目定眩，为佐药。诸药合用，共奏益气活血、开窍止痛之功。

【临床应用】1.**中风**　由气虚血瘀、脑脉痹阻所致，症见半身不遂，头晕目眩，乏力，动则气短，脉细涩，苔薄舌紫；缺血性中风恢复期见上述证候者。

2.**胸痹**　由气虚血瘀、心脉痹阻所致，症见胸闷、疼痛隐隐、头晕目眩、乏力、动则气短，脉细涩，苔薄舌紫；冠心病心绞痛见上述证候者。

此外，尚有治疗高脂血症、血栓闭塞性脉管炎瘀阻脉络证、偏头痛、椎基底动脉供血不足性眩晕、短暂性脑缺血发作和干预颈动脉粥样硬化的文献报道。

【不良反应】有服用本品后出现头晕、心悸、上腹胀满、反酸、胃中嘈杂、腹部不适不良反应的报道。

【禁　　忌】孕妇禁用。

【注意事项】1. 寒凝、阴虚血瘀胸痹心痛者不宜单用。

2. 运动员慎用。

3. 月经期妇女慎用。

4. 久服易伤脾胃，餐后服用为宜。

5. 忌生冷、辛辣、油腻食物，忌烟酒、浓茶。

6. 本品中蟾酥有强心作用，不宜过用、久用，正在服用洋地黄类药物的患者慎用。

7. 在治疗期间，心绞痛持续发作，宜加用硝酸酯类药物。若出现剧烈心绞痛、心肌梗死，应及时救治。

【用法用量】口服。一次4粒，一日3次。

【剂型规格】胶囊：每粒装0.5g。

参松养心胶囊 –104

【**药物组成**】人参、麦冬、山茱萸、丹参、炒酸枣仁、桑寄生、赤芍、土鳖虫、甘松、黄连、南五味子、龙骨。

【**功能主治**】益气养阴，活血通络，清心安神。用于治疗冠心病室性早搏属气阴两虚，心络瘀阻证，症见心悸不安，气短乏力，动则加剧，胸部闷痛，失眠多梦，盗汗，神倦懒言。

【**方　　解**】方中人参、麦冬、南五味子益气养阴，为君药。山茱萸、桑寄生、酸枣仁补肾益心、养血安神；丹参、赤芍、土鳖虫活血祛瘀，通络止痛，共为臣药。佐以黄连清心安神，龙骨重镇安神，甘松理气开郁。诸药合用，共奏益气养阴、活血通络、清心安神之功。

【**临床应用**】1.心悸　由气阴两虚，心络瘀阻所致，症见心悸不安，气短乏力，动则加剧，胸部闷痛，失眠多梦，盗汗，神倦，懒言，舌质暗或有瘀点，少苔，脉细弱或结代；冠心病室性早搏见上述证候者。

2.胸痹　由气阴两虚，心络瘀阻所致，症见胸闷不舒，阵发胸痛，心悸，气短，失眠多梦，头晕眼花，神倦懒言，盗汗，舌质暗少苔或有瘀点，脉细弱；冠心病心绞痛见上述证候者。

此外，本品还有用于治疗高脂血症、神经衰弱综合征的报道。

【**不良反应**】上市后监测数据显示本品可见以下胃肠道不良反应：胃肠胀气、恶心、呕吐、腹痛、腹泻、口干、嗳气，以及皮疹、瘙痒、头晕等。

【**禁　　忌**】孕妇禁用。

【**注意事项**】1. 应注意配合原发性疾病的治疗。

2. 在治疗期间心绞痛持续发作者应及时就诊。

3. 忌生冷、辛辣、油腻食物，忌烟酒、浓茶。

【**用法用量**】口服。一次2～4粒，一日3次。

【**剂型规格**】胶囊：每粒装0.4g。

益心舒颗粒（胶囊、片）–105

【**药物组成**】人参、黄芪、丹参、麦冬、五味子、川芎、山楂。

【**功能主治**】益气复脉，活血化瘀，养阴生津。用于气阴两虚，瘀血阻脉所致的胸痹，症见胸痛胸闷，心悸气短，脉结代；冠心病心绞痛见上述证候者。

【方　　解】方中以人参为君药，大补元气，养阴生津，安神定悸，益气复脉。黄芪益气行血；丹参活血化瘀，通利血脉，养血安神，共为臣药。以麦冬养阴生津，宁心安神；五味子益气养阴，收敛安神；川芎行气活血，化瘀通络；山楂活血散瘀，共为佐药。诸药配合，共奏益气复脉、活血化瘀、养阴生津之功。

【临床应用】1.胸痹　因气阴两虚，瘀血阻脉而致，症见胸闷隐痛，心悸，气短，动则汗出，头晕，乏力，心烦失眠，面色不华，舌淡红或紫暗或有瘀斑，苔少，脉细数或结代；冠心病心绞痛见上述证候者。

2.心悸　多因气阴两虚，瘀血阻脉而致，症见心悸不宁，胸闷气短，头晕，乏力，少气懒言，口干咽燥，失眠，多汗，面色不华，舌淡红或紫暗或有瘀斑，苔少，脉细数或结代；心律失常见上述证候者。

【不良反应】尚不明确。

【禁　　忌】尚不明确。

【注意事项】1.孕妇及月经期妇女慎用。

2.服药期间，饮食宜清淡、低盐，忌烟酒及辛辣、油腻食物。

3.心绞痛持续发作及严重心律失常者，应及时救治。

【用法用量】颗粒剂：开水冲服。一次1袋，一日3次。

胶囊：口服。一次3粒，一日3次。

片剂：

规格（1）口服。一次3片，一日3次。

规格（2）口服。一次2片，一日3次。

【剂型规格】颗粒剂：每袋装4g。

胶囊：每粒装0.4g。

片剂：（1）每片重0.4g；（2）每片重0.6g。

补肺活血胶囊 -106

【药物组成】黄芪、赤芍、补骨脂。

【功能主治】益气活血，补肺固肾。用于肺心病（缓解期）属气虚血瘀证，症见咳嗽气促，或咳喘胸闷，心悸气短，肢冷乏力，腰膝酸软，口唇发绀，舌淡苔白或舌紫暗。

【方　　解】方中黄芪入肺脾二经，补脾肺之气，为君药。赤芍入肝脾二经，能通血脉，化瘀血，行血中之滞为臣药。补骨脂入脾肾经，补肾助阳，纳气平喘，共奏益气活血、补肺固肾之功。

【临床应用】喘证　因肺肾气虚，瘀血闭阻所致，症见咳嗽气促，动则为甚，或咳喘胸闷，心悸气短，肢冷乏力，腰膝酸软，小便清长，口唇发绀，舌淡苔白或舌紫暗；肺间质纤维化、慢性阻塞性肺疾病、慢性支气管炎、肺心病（缓解期）见上述证候者。

此外，还可用于尘肺、硅肺的辅助治疗。

【不良反应】偶见口干。

【禁　　忌】尚不明确。

【注意事项】1. 不适于痰热、阴虚肺热及热证。

2. 服药期间，忌辛辣、油腻食物。

3. 不宜用于咳血、术后患者。

4. 孕妇慎用。

【用法用量】口服。一次4粒，一日3次。

【剂型规格】胶囊：每粒装0.35g。

灯盏生脉胶囊 –107

【药物组成】灯盏细辛、人参、五味子、麦冬。

【功能主治】益气养阴，活血健脑。用于气阴两虚、瘀阻脑络引起的胸痹心痛，中风后遗症，症见痴呆、健忘、手足麻木；冠心病心绞痛，缺血性心脑血管疾病，高脂血症见上述证候者。

【方　　解】灯盏细辛为君药，具有活血化瘀，通络止痛作用。人参、五味子、麦冬为"生脉散"的传统处方，人参甘温，益元气，通血脉，补脾气，生津液为臣药。麦冬甘寒养阴清热，润肺生津；五味子酸温，敛肺止汗，生津止渴为佐使药。四药合用，一散一补一润一敛，活血化瘀，益气养阴，生津止渴，敛阴止汗，使得血脉通畅，气复津生，汗止阴存，气充脉复，共奏益气养阴、活血健脑之功。

【临床应用】1. 胸痹　因气阴两虚、心脉痹阻所致，症见心胸隐痛，痛有定处，胸闷气短，动则益甚，头晕头痛，倦怠乏力，神疲懒言，面色㿠白，或易汗出，咽干口渴，舌质淡红，或紫暗有瘀斑，舌体胖边有齿痕，苔薄白，脉细涩或结代；冠心病心绞痛、高脂血症见上述证候者。

2. 中风　因气阴两虚、瘀阻脑络所致，症见半身不遂，口舌㖞斜，舌强言謇或不语，头晕头痛，痴呆，健忘，手足麻木，感觉减退或消失，面色㿠白，气短乏力，自汗出，咽干口渴，舌质暗淡，舌苔薄白腻或有齿痕，脉沉细、细缓或细弦；中风后遗症、高脂血症见上述证候者。

【不良反应】1. 胃肠道反应：口干、恶心、腹胀、腹泻。

2. 过敏性反应：皮疹、瘙痒、头晕、心悸。

【禁　　忌】脑出血急性期禁用。

【注意事项】1. 服用时如果出现胃肠道反应，可在饭后30min内服用。

2. 本品为胶囊剂，不可将胶囊壳去除后服用内容物。

【用法用量】口服。一次2粒，一日3次。饭后30min服用，2个月为1个疗程，疗程可连续。巩固疗效或预防复发，一次1粒，一日3次。

【剂型规格】胶囊：每粒装0.18g。

活心丸 –108

【药物组成】灵芝、人工麝香、熊胆、红花、体外培育牛黄、珍珠、人参、蟾酥、附子、冰片。

【功能主治】益气活血，温经通脉。主治胸痹，心痛，用于冠心病、心绞痛。

【方　　解】方中人参、灵芝、红花益气活血，共为君药。冰片、牛黄芳香开窍，行气散瘀；麝香、蟾酥辛散温通，芳香走窜，开窍宣痹，共为臣药。珍珠、熊胆安神定志；附子辛温燥烈，补火助阳，散寒宣痹，既能助益气通阳，又能防牛黄、熊胆、珍珠的寒凉之性，共为佐药。诸药合用，共奏益气活血、温经通脉之功。

【临床应用】胸痹　因心气不足，心血瘀阻，心脉痹塞，胸阳失宣所致，症见胸闷，心前区刺痛，心悸，气短，乏力，脉细，舌紫；冠心病心绞痛见上述证候者。

【不良反应】1. 有文献报道，口服活心丸可致颜面水肿。

2. 在临床研究中发现个别病人服药后出现口干。

【禁　　忌】1. 孕妇及月经期妇女禁用。

2. 高血压控制不良者禁用。

【注意事项】1. 正在服用洋地黄类药物的患者慎用，或遵医嘱。

2. 宜餐后服用。

3. 运动员慎用。

4. 本品可引起子宫平滑肌收缩，妇女经期及孕妇慎用。

5. 本品含有蟾酥，不宜过用、久用。

6. 在治疗期间，心绞痛持续发作，应及时就诊。

7. 在临床试验中有少数患者服用本品后出现心悸、心闷、胸闷或胸闷加重、胸痛等症状，停药后这些症状得到缓解或痊愈。

8. 在临床试验中有少数患者服用本品后出现头痛、腹部不适等症状，后又自行痊愈，暂无临床意义。

9. 在临床试验中有极少数患者服用本品后出现轻度的肝功能异常现象，但该现象原因尚不明确，暂无临床意义。

【用法用量】口服。一次1～2粒，一日1～3次；或遵医嘱。

【剂型规格】丸剂：每素丸重20mg。

芪参益气滴丸 -109

【药物组成】黄芪、丹参、三七、降香油。

【功能主治】益气通脉，活血止痛。用于气虚血瘀型胸痹。症见胸闷胸痛，气短乏力，心悸、面色少华、自汗、舌体胖有齿痕、舌质暗或紫暗有瘀斑，脉沉或沉弦，适用于冠心病心绞痛见上述证候者。

【方　　解】方中黄芪甘而微温，补心脾之气，益气通脉，为君药。丹参苦而微寒，活血通脉、祛瘀止痛、清心除烦，三七甘缓温通，功擅散瘀和血、消肿定痛，共为臣药。降香油辛温芳香，既能入气分降气化浊，又能入血分散瘀定痛，故为佐药。诸药合用，共奏益气通脉、活血止痛之功。

【临床应用】胸痹　因心气不足，心血瘀滞，心脉痹阻所致，症见胸闷心痛，呈隐痛或刺痛，心悸不安，气短懒言，面色少华，自汗，乏力，脉细涩，或结代，舌质淡紫，边有齿痕；冠心病心绞痛见上述证候者。

此外，尚有本品治疗扩张型心肌病心衰、慢性充血性心力衰竭的临床报道。

【不良反应】上市后临床监测数据显示本品可见以下不良反应：

1. 胃肠系统：恶心、呕吐、胀气等胃肠道不适。

2. 皮肤及其附件：皮疹、瘙痒、潮红等皮肤过敏反应。

【禁　　忌】尚不明确。

【注意事项】1. 孕妇慎用，经量多者慎用。

2. 忌生冷、辛辣、油腻食物，忌烟酒、浓茶。

3. 在治疗期间，心绞痛持续发作，宜加用硝酸酯类药。如果出现剧烈心绞痛、心肌梗死等，应及时救治。

4. 如果患者服药后有胃肠道反应，请咨询医生。

【用法用量】规格（1）、（2）餐后0.5h服用。一次1袋，一日3次，4周为1个疗程；或遵医嘱。

【剂型规格】滴丸剂：（1）每袋装0.5g（每40丸重1g）；（2）每袋装0.52g（每38丸重1g）。

三、化瘀散结

扶正化瘀片（胶囊）–110

【药物组成】丹参、发酵虫草菌粉、桃仁、松花粉、绞股蓝、五味子（制）。

【功能主治】活血祛瘀，益精养肝。用于乙型肝炎肝纤维化属"瘀血阻络，肝肾不足"证者，症见胁下痞块，胁肋疼痛，面色晦暗，或见赤缕红斑，腰膝酸软，疲倦乏力，头晕目涩，舌质暗红或有瘀斑，苔薄或微黄，脉弦细。

【方　　解】丹参活血祛瘀通络，散结消肿止痛；发酵虫草菌粉补肾益精，扶正固本，二者同用，活血化瘀，散结止痛，补肾益气，扶正固本，用为君药。桃仁味苦能泄，入肝经血分，活血祛瘀，散结消肿；松花粉味甘性温，补气扶正；绞股蓝清热解毒，益气扶正，三者同用，协助君药增强活血祛瘀，益精养肝，清热解毒之功，用为臣药。制五味子益气生津，补肾固本，保肝降酶，用为佐使。诸药同用，共奏活血祛瘀、益精养肝之功。

【临床应用】乙型肝炎肝纤维化　因瘀血阻络、肝肾不足所致，症见胁下痞块，胁肋疼痛，面色晦暗，或见赤缕红斑，腰膝酸软，疲倦乏力，头晕目涩，舌质暗红或有瘀斑，苔薄或微黄。脉弦细。

【不良反应】偶见服后胃中有不适感。

【禁　　忌】孕妇忌用。

【注意事项】1. 湿热盛者慎用。

2. 服药期间，忌辛辣、油腻食物。

【用法用量】片剂：

规格（1）口服。一次4片，一日3次，24周为1个疗程。

规格（2）口服。一次2片，一日3次，24周为1个疗程。

胶囊：

规格（1）口服。一次5粒，一日3次，24周为1个疗程。

规格（2）口服。一次3粒，一日3次，24周为1个疗程。

【剂型规格】片剂：（1）薄膜衣片每片重0.4g；（2）薄膜衣片每片重0.8g。

胶囊：（1）每粒装0.3g；（2）每粒装0.5g。

鳖甲煎丸 –111

【药物组成】鳖甲胶、阿胶、蜂房（炒）、鼠妇虫、土鳖虫（炒）、蜣螂、硝石（精制）、柴胡、黄芩、半夏（制）、党参、干姜、厚朴（姜制）、桂枝、白芍（炒）、射干、桃仁、牡丹皮、大黄、凌霄花、葶苈子、石韦、瞿麦。

【功能主治】活血化瘀，软坚散结。用于胁下癥块。

【方　　解】方中鳖甲软坚散结，入肝络而搜邪，又能咸寒滋阴，奏活血化瘀、软坚消癥之效，是为君药。臣药以硝石破坚散结，大黄攻积祛瘀，鼠妇虫、土鳖虫、蜣螂、蜂房、凌霄花、牡丹皮、桃仁破血逐瘀，助君药加强软坚散结的作用，再以厚朴舒畅气机，瞿麦、石韦利水祛湿；半夏、射干、葶苈子祛痰散结；柴胡、黄芩清热疏肝，干姜、桂枝温中通阳，以调畅郁滞之气机，消除凝聚之痰湿，平调互结之寒热，亦为臣药。佐以党参、阿胶、白芍补气养血，使全方攻邪而不伤正。全方具有活血化瘀、软坚散结之功效。

【临床应用】胁下癥块　用于气滞血瘀、痰瘀互阻所致的胁下癥块，触之硬痛，推之不移，舌暗无华，脉弦细；肝纤维化、肝硬化见上述证候者。

【不良反应】尚不明确。

【禁　　忌】孕妇禁用。

【注意事项】1.本品破血逐瘀药较多，体质虚弱者慎用。

2.服药期间，忌辛辣、油腻食物。

【用法用量】规格（1）、（2）口服。一次3g，一日2~3次。

【剂型规格】丸剂：（1）每袋装3g；（2）每瓶装50g。

四、化瘀宽胸

冠心苏合丸（胶囊、软胶囊）–112

【药物组成】苏合香、冰片、乳香（制）、檀香、土木香。

【功能主治】理气，宽胸，止痛。用于寒凝气滞、心脉不通所致的胸痹，症见胸闷、心前区疼痛；冠心病心绞痛见上述证候者。

【方　　解】方中苏合香辛温走窜，开窍止痛；冰片芳香开窍、开郁止痛，共为君药。乳香、檀香辛温行散、温经活血、行气宽胸、通痹止痛，共为臣药。土木香健脾和胃、调气解郁、散寒止痛，为佐药。诸药合用，共奏理气、宽胸、止痛之功。

【临床应用】胸痹　系寒凝心脉，阳气不运，闭阻气机所致，症见卒然心痛如绞，遇寒即发，形寒肢冷，甚则胸痛彻背，背痛彻胸，舌淡苔薄白，脉沉弦或沉迟；冠心病心绞痛见上述证候者。

【不良反应】冠心苏合软胶囊个别服用者可出现轻度恶心，胃部不适的症状。并有服用冠心苏合丸出现过敏性药疹和肾脏损害的文献报道。

【禁　　忌】孕妇禁用。

【注意事项】1. 本药属温开，阴虚血瘀、痰瘀互阻所致胸痹者不宜服用。

2. 热郁神昏、气虚津伤者不宜服用。

3. 服药期间忌食生冷、辛辣、油腻之品，忌烟酒、浓茶。

4. 本品宜饭后服用。

5. 苏合香、冰片对胃黏膜有一定的刺激作用，有胃炎、胃溃疡、食管炎及肾脏疾病者慎用。

6. 本品含乳香，脾胃虚弱者慎用。

7. 本品多为芳香开窍药，不宜长期服用。

8. 在治疗期间，心绞痛持续发作，宜加用硝酸酯类药。如果出现剧烈心绞痛、心肌梗死，应及时救治。

【用法用量】丸剂：嚼碎服。一次1丸，一日1～3次；或遵医嘱。

胶囊：含服或吞服。一次2粒，一日1～3次。临睡前或发病时服用。

软胶囊：

规格（1）口服。一次2粒，一日3次。

规格（2）口服或急重症嚼碎服。一次2粒，一日3次；或遵医嘱。

【**剂型规格**】丸剂：每丸重1g。

胶囊：每粒装0.35g。

软胶囊：（1）每粒装0.31g；（2）每粒装0.5g。

地奥心血康胶囊 –113

【**药物组成**】薯蓣科植物黄山药或穿龙薯蓣的根茎提取物。

【**功能主治**】活血化瘀，行气止痛，扩张冠脉血管，改善心肌缺血。用于预防和治疗冠心病、心绞痛以及瘀血内阻之胸痹、眩晕、气短、心悸、胸闷或痛。

【**方　　解**】本品由单味薯蓣科植物黄山药或穿龙薯蓣的根茎提取物——甾体总皂苷组成。黄山药或穿龙薯蓣，味苦，性平，能活血行气、通络镇痛。其提取物总皂苷具有活血化瘀、行气止痛之效。

【**临床应用**】1.**胸痹**　因瘀血闭阻而致，症见胸部疼痛，痛处固定，甚或痛引肩背，时或心悸不宁，眩晕，气短，舌质紫暗或有瘀斑，脉弦涩或结代；冠心病心绞痛见上述证候者。

2.**心悸**　因瘀血闭阻而致，症见心悸不安，胸闷不舒，心痛时作，气短喘息，或见唇甲青紫，舌质紫暗或有瘀斑，脉涩或结代；功能性心律失常、冠心病、心绞痛见上述证候者。

此外，本品还可用于瘀血闭阻引起的缺血性脑血管疾病、偏头痛、梅尼埃病。

【**不良反应**】上市后监测数据显示本品可见以下不良反应：

1.神经系统：头晕、头痛、嗜睡、失眠等。

2.消化系统：恶心、呕吐、腹痛、腹泻、腹胀、口干、便秘等。

3.皮肤：皮疹、瘙痒等。

4.全身：乏力、水肿、潮红、过敏或过敏样反应等。有发热、寒战，过敏性休克个案报告。

5.呼吸系统：咳嗽、呼吸困难等。

6.其他：心悸等，有月经紊乱、血尿、肝功能异常个案报告。

【**禁　　忌**】1.有出血倾向者禁用。

2.孕妇禁用。

3.肝功能失代偿患者禁用。

【**注意事项**】1.服药期间饮食宜清淡、低盐、低脂，忌辛辣、烟酒。

2.经期妇女慎用。

3. 过敏体质者慎用。

4. 极少数病例空腹服用有胃肠道不适。

5. 在治疗期间，心绞痛持续发作，宜加用硝酸酯类药。如出现剧烈心绞痛、心肌梗死，应及时急诊救治。

6. 肝生化指标异常者慎用。

【用法用量】口服。一次1~2粒，一日3次，饭后服用；或遵医嘱。

【剂型规格】胶囊：每粒含甾体总皂苷100mg（相当于甾体总皂苷元35mg）。

五、化瘀通脉

通心络胶囊 –114

【药物组成】人参、水蛭、全蝎、赤芍、蝉蜕、土鳖虫、蜈蚣、檀香、降香、乳香（制）、酸枣仁（炒）、冰片。

【功能主治】益气活血，通络止痛。用于冠心病心绞痛属心气虚乏、血瘀络阻证，症见胸部憋闷，刺痛、绞痛，固定不移，心悸自汗，气短乏力，舌质紫暗或有瘀斑，脉细涩或结代。亦用于气虚血瘀络阻型中风病，症见半身不遂或偏身麻木，口舌歪斜，言语不利。

【方　　解】方中人参大补元气，益气以助血行，为君药。水蛭、土鳖虫、赤芍、乳香、降香活血破血、祛瘀通痹，共为臣药。全蝎、蜈蚣通络止痛；檀香行气理气、宽胸止痛；冰片通窍止痛；蝉蜕祛风止痛；酸枣仁养心安神，共为佐药。诸药合用，共奏益气活血、通络止痛之功。

【临床应用】1.胸痹　因心气不足，心血瘀阻，心脉失养所致，症见胸闷，心前区刺痛，心悸，气短，乏力，自汗，脉细涩，舌淡色紫；冠心病心绞痛见上述证候者。

2.中风　因气虚血瘀，脉络阻塞不通所致，症见半身不遂，周身麻木，口舌歪斜，言语不利；缺血性中风见上述证候者。

此外，有报道本品尚可用于治疗高脂血症、椎基底动脉供血不足、偏头痛、非酒精性脂肪肝及糖尿病早期肾病。

【不良反应】上市后监测数据显示本品可见以下不良反应：恶心、呕吐、腹痛、腹胀、腹泻、胃部不适，以及皮疹、瘙痒、头晕等。

【禁　　忌】出血性疾患，孕妇及妇女经期及阴虚火旺型中风者禁用。

【**注意事项**】1. 本品宜饭后服用。

2. 服药期间饮食宜清淡、低盐、低脂，忌辛辣食物及烟酒。

3. 保持心情舒畅。

4. 在治疗期间，心绞痛持续发作，宜加用硝酸酯类药，并应及时就诊。

【**用法用量**】口服。一次2～4粒，一日3次。

【**剂型规格**】胶囊：每粒装0.26g。

灯盏花素片 –115

【**药物组成**】灯盏花素。

【**功能主治**】活血化瘀，通经活络。用于脑络瘀阻，中风偏瘫，心脉痹阻，胸痹心痛；中风后遗症及冠心病心绞痛见上述证候者。

【**方　　解**】灯盏花亦称灯盏细辛，为菊科植物短葶飞蓬全草，性味辛、微温，原药具有散寒解毒、活血舒筋、止痛、消积的功效。灯盏花素片是灯盏花提取有效成分制成的片剂，主要功效是活血化瘀、通经活络。

【**临床应用**】1. **中风**　由瘀阻脑脉所致，症见半身不遂，肢体无力，半身麻木，言语謇涩，舌质暗或有瘀点瘀斑，脉涩；脑梗死、脑出血后遗症期见上述证候者。

2. **胸痹**　由瘀阻心脉所致，症见胸部憋闷疼痛，甚则胸痛彻背，痛处固定不移，入夜尤甚，心悸气短，舌质紫暗，脉弦涩；冠心病心绞痛见上述证候者。

【**不良反应**】偶见皮疹、皮肤瘙痒、乏力、口干等症状，停药后自行消失。

【**禁　　忌**】脑出血急性期及有出血倾向者禁用。

【**注意事项**】1. 孕妇及月经期妇女慎用。

2. 服药期间饮食宜清淡、低盐，忌生冷、辛辣、油腻食物，忌烟酒、浓茶。

3. 不宜用于脑出血急性期或有出血倾向患者。

4. 心痛剧烈及持续时间长者，应做心电图及心肌酶学检查，并采取相应的医疗措施。

【**用法用量**】口服。一次2片，一日3次；或遵医嘱。

【**剂型规格**】片剂：每片含灯盏花素20mg。

脑安颗粒（胶囊、片、滴丸）–116

【**药物组成**】川芎、当归、红花、人参、冰片。

【功能主治】活血化瘀，益气通络。用于脑血栓形成急性期，恢复期气虚血瘀证候者，症见急性起病，半身不遂，口舌歪斜，舌强语謇，偏身麻木，气短乏力，口角流涎，手足肿胀，舌暗或有瘀斑，苔薄白等。

【方　解】方中川芎活血祛瘀行气，为君药。当归养血活血，红花活血祛瘀通经，人参大补元气，补气以助血行，三味为臣药。佐以冰片芳香开窍。诸药合用，共奏活血化瘀、益气通络之功。

【临床应用】中风　由气虚血瘀，脑络阻滞所致，症见半身不遂，肢体瘫软，言语不利，口舌㖞斜，偏身麻木，气短乏力，伴心悸汗出、口角流涎、手足肿胀、舌暗或有瘀斑、苔薄白，脉细缓或细涩者；脑血栓形成急性期、恢复期见上述证候者。

此外，尚有可用于卒中高危人群预防的文献报道。

【不良反应】监测及文献数据显示本品可见以下不良反应：

1.胃肠道系统：恶心、呕吐、胃肠胀气、腹泻、胃部不适、腹痛、胃痛、反酸、腹部不适、烧心等。

2.神经系统：眩晕、头痛、心悸、乏力、头晕、失眠等。

3.皮肤及其附件：皮疹、瘙痒、面部潮红等。

4.其他：有舌肿胀严重不良反应个案报道。

【禁　忌】1.出血性中风者禁用。

2.孕妇禁用。

【注意事项】1.中风病痰热证、风火上扰者慎用。

2.服药期间饮食宜清淡、低盐、低脂，忌辛辣食物及烟酒。

3.滴丸剂产妇慎用。

【用法用量】颗粒剂：口服。一次1袋，一日2次，疗程4周；或遵医嘱。

胶囊：口服。一次2粒，一日2次，疗程4周；或遵医嘱。

片剂：口服。一次2片，一日2次，疗程4周；或遵医嘱。

滴丸剂：口服。一次20粒，一日2次，疗程4周。

【剂型规格】颗粒剂：每袋装1.2g。

胶囊：每粒装0.4g。

片剂：每片重0.53g。

滴丸剂：每丸重50mg。

脉血康胶囊 –117

【**药物组成**】水蛭。

【**功能主治**】破血，逐瘀，通脉止痛。用于癥瘕痞块，血瘀经闭，跌打损伤。

【**方　解**】水蛭苦咸、性平，咸以入血，苦能泄降，功擅破瘀血，祛蓄血，盖瘀血祛而营卫昌，经络活，血脉通，疼痛止，通痹解结，故可医中风，消癥瘕，通经闭，疗伤痛，有良好的破血逐瘀、通脉止痛之功。

【**临床应用**】1.中风　因暴怒血菀于上，风痰瘀阻，闭阻脑络所致，症见半身不遂，肢体麻木，口舌歪斜，言语謇涩，舌质暗有瘀斑，脉弦涩；脑梗死见上述证候者。

2.癥瘕　多因脏腑失调，气血阻滞，瘀血内结，气聚为瘕，血瘀为癥，症见腹中结块，坚硬不移动；肿瘤见上述证候者。

3.闭经　七情内伤，肝气郁结，气滞血瘀，或饮冷受寒，血为寒凝而致，使冲任阻滞不通，胞脉闭阻而致，症见经闭，小腹疼痛，痛处固定，舌质紫暗或边有瘀点。

4.跌打损伤　跌仆闪挫，瘀血壅滞，血闭气阻所致，症见伤处皮肤青紫，肿胀疼痛；软组织损伤见上述证候者。

此外，本品有用于治疗冠心病心绞痛、糖尿病周围神经病变的文献报道。

【**不良反应**】不良反应监测数据显示，本品可见以下不良反应：恶心、呕吐、腹痛、腹部不适、腹泻、腹胀、口干、皮疹、瘙痒、头晕、头痛、胸部不适、乏力、过敏反应、心悸、潮红，有鼻衄、牙龈出血等病例报告。

【**禁　忌**】孕妇禁用。

【**注意事项**】1. 阴血亏虚、气虚体弱者慎用。

2. 有出血倾向者慎用。

【**用法用量**】口服。一次2～4粒，一日3次。

【**剂型规格**】胶囊：每粒装0.25g。

六、破瘀散结

大黄䗪虫丸 –118

【**药物组成**】熟大黄、土鳖虫（炒）、水蛭（制）、虻虫（去翅足，炒）、蛴螬（炒）、

　　　　　干漆（煅）、桃仁、炒苦杏仁、黄芩、地黄、白芍、甘草。

【功能主治】活血破瘀，通经消癥。用于瘀血内停所致癥瘕、闭经，症见腹部肿块，肌肤甲错，面色暗黑，潮热羸瘦，闭经不行。

【方　　解】方中熟大黄苦寒，性沉不降，专于下瘀血，破癥积聚，推陈致新，善行血分，走而不守；土鳖虫味咸性寒，入肝经血分，逐瘀通经，消癥，共为君药。水蛭、虻虫破血逐瘀消癥；蛴螬、干漆、桃仁破血逐瘀，祛积消癥，通经止痛，共为臣药。地黄、白芍养血凉血，敛阴生津；黄芩清热解毒，苦杏仁破壅降逆，润燥结，共为佐药。甘草益气补中，调和药性，为使药。诸药合用，共奏活血破瘀、通经消癥之功。

【临床应用】1.闭经　因瘀血内停所致，症见面色暗黑、肌肤甲错、潮热羸瘦、经闭不行，舌质紫暗，脉弦涩。

　　　　　2.癥瘕　因血瘀积结日久所致，症见腹部肿块、面色晦暗、肌肤甲错，舌质紫暗、有瘀斑，脉沉涩；子宫肌瘤见上述证候者。

　　　　　文献报道，本品还可以用于瘀血内停所致的乳癖、子宫内膜异位症、闭经、黄素化未破裂卵泡综合征、异位妊娠、慢性丙型肝炎肝硬化、室性早搏。

【不良反应】尚不明确。

【禁　　忌】孕妇禁用。

【注意事项】1.气虚血瘀者慎用。

　　　　　2.服药期间忌生冷食物。

　　　　　3.皮肤过敏者停服。

　　　　　4.体弱年迈者慎用；体质壮实者当中病即止，不可过量、久用。

　　　　　5.服用前应除去蜡皮、塑料球壳，不可直接整丸吞服，建议嚼服或掰碎后吞服。

　　　　　6.患有感冒时停用。

【用法用量】口服。一次1～2丸，一日1～2次。

【剂型规格】丸剂：每丸重3g。

七、理气活血

血府逐瘀丸（口服液、胶囊）–119

【药物组成】柴胡、当归、地黄、赤芍、红花、桃仁、麸炒枳壳、甘草、川芎、牛膝、桔梗。

【功能主治】活血祛瘀，行气止痛。用于气滞血瘀所致的胸痹、头痛日久、痛如针刺而有定处、内热烦闷、心悸失眠、急躁易怒。

【方　解】方中桃仁、红花活血祛瘀、通络止痛，共为君药。地黄、川芎、赤芍、当归、牛膝活血化瘀、宣痹止痛，以助君药之力，共为臣药。柴胡疏肝解郁，升达清阳；桔梗开宣肺气，载药上行；麸炒枳壳升降气机，开胸行气，使气行则血行，共为佐药。甘草调和诸药，为使药。诸药相合，共奏活血祛瘀、行气止痛之功。

【临床应用】1.胸痹　因气滞血瘀，心脉闭塞所致，症见胸痛，痛如针刺而有定处，烦躁，心悸，气短，舌暗红或有瘀斑，脉弦紧或涩；冠心病心绞痛见上述证候者。

2.心悸　因气滞血瘀，心神失养所致，症见心悸，胸闷不适，失眠多梦，舌暗红或有瘀斑，脉弦紧或涩。

3.头痛　因瘀血阻络所致，症见头痛，痛如针刺，固定不移，舌暗红或有瘀斑，脉弦紧。

此外，尚有血府逐瘀丸治疗结核性包裹性胸膜炎、慢性精神分裂症、肺源性心脏病、术后肠粘连性腹痛、原发性痛经的报道；血府逐瘀胶囊用于治疗高脂血症、精索静脉曲张性不育症、糖尿病肾病、下肢静脉曲张的报道。

【不良反应】不良反应监测数据显示，本品可见以下不良反应：恶心、呕吐、腹胀、腹痛、腹泻、皮疹、瘙痒、潮红等，有过敏反应病例报告。

【禁　忌】孕妇禁用。

【注意事项】1. 体弱无瘀者不宜服用。

2. 气虚血瘀者、脾胃虚弱者慎用。

3. 忌生冷、辛辣、油腻食物。

4. 在治疗期间若心痛持续发作，宜加用硝酸酯类药。如出现剧烈心绞痛、心肌梗死，应及时救治。

【用法用量】丸剂：

规格（1）大蜜丸，空腹，用红糖水送服。一次1~2丸，一日2次。

规格（2）水蜜丸，空腹，用红糖水送服。一次6~12g，一日2次。

规格（3）水丸，空腹，用红糖水送服。一次1~2袋，一日2次。

规格（4）小蜜丸，空腹，用红糖水送服。一次9~18g（45~90丸），一日2次。

合剂：空腹服。一次10~20mL，一日3次。

胶囊：口服。一次6粒，一日2次；1个月为1个疗程。

【剂型规格】丸剂：（1）每丸重9g；（2）每60粒重6g；（3）每67丸约重1g；（4）每100丸重20g。

合剂：每支装10mL。

胶囊：每粒装0.4g。

复方丹参片（颗粒、胶囊、滴丸）-120

【药物组成】丹参、三七、冰片。

【功能主治】活血化瘀，理气止痛。用于气滞血瘀所致的胸痹，症见胸闷、心前区刺痛；冠心病心绞痛见上述证候者。

【方　　解】方中丹参活血化瘀、清心安神、通脉止痛，为君药。三七活血化瘀、通经止痛，为臣药。冰片辛香走窜，能通窍止痛、醒神化浊，引药入经，为佐使药。诸药合用，共奏活血化瘀、理气止痛之功。

【临床应用】胸痹　因气滞血瘀，阻塞心脉所致，症见胸前闷痛，或卒然心痛如绞，痛有定处，甚则胸痛彻背，背痛彻胸，舌紫暗或有瘀斑，脉弦涩或结代；冠心病心绞痛见上述证候者。

【不良反应】临床试验和监测数据显示，本品可见以下不良反应：

1.胃肠系统：胃肠道不适、消化不良、嗳气、反酸、呃逆、恶心、呕吐、胀气、胃痛、腹胀、腹泻、腹痛、腹部不适等。

2.皮肤及其附件：皮疹、瘙痒、潮红等皮肤过敏反应。

3.神经系统：头晕、头痛等。

4.心血管系统：心悸、胸闷、血压升高等。

5.其他：乏力、咳嗽、口干、过敏或过敏样反应、尿蛋白、尿红细胞和酮体等。

【禁　　忌】孕妇禁用。

【注意事项】1.寒凝血瘀胸痹心痛者不宜服用。

2.脾胃虚寒者慎用。

3.肝肾功能异常者慎用。

4.哺乳期妇女慎用。

5.服药后胃脘不适者，宜饭后服用。

6.饮食宜清淡、低盐、低脂。忌生冷、辛辣、油腻之品，忌烟酒、浓茶。

7.治疗期间，心绞痛持续发作，宜加用硝酸酯类药。如果出现剧烈心绞痛、心肌梗死等，应及时救治。

8. 对于有出血倾向或使用抗凝、抗血小板治疗的患者，应在医生指导下使用本品，并注意监测。

【用法用量】片剂：

规格（1）、（3）口服。一次3片，一日3次。

规格（2）口服。一次1片，一日3次。

颗粒剂：口服。一次1袋，一日3次。

胶囊：口服。一次3粒，一日3次。

滴丸剂：规格（1）、（2）吞服或舌下含服。一次10丸，一日3次，28d为1个疗程；或遵医嘱。

【剂型规格】片剂：（1）薄膜衣小片每片重0.32g（相当于饮片0.6g）；（2）薄膜衣大片每片重0.8g（相当于饮片1.8g）；（3）糖衣片（相当于饮片0.6g）。

颗粒剂：每袋装1g。

胶囊：每粒装0.3g。

滴丸剂：（1）每丸重25mg；（2）薄膜衣滴丸每丸重27mg。

速效救心丸 -121

【药物组成】川芎、冰片。

【功能主治】行气活血，祛瘀止痛，增加冠脉血流量，缓解心绞痛。用于气滞血瘀型冠心病心绞痛。

【方　解】方中川芎活血化瘀、活血行气、通络止痛，为君药。冰片辛香走窜，宣通诸窍、醒神开窍，为臣药。两药合用，有行气活血、祛瘀止痛之效。

【临床应用】1.胸痹　因气滞血瘀，心脉闭阻所致，症见胸闷而痛，或心悸，或痛有定处或牵引左臂内侧，舌紫暗苔薄，脉细涩；冠心病心绞痛见上述证候者。

2.心悸　因气滞血瘀，心脉闭阻，心失所养所致，症见心悸不宁，惕惕不安，胸闷心痛，气短，舌质紫暗有瘀斑；冠心病见上述证候者。

【不良反应】监测数据显示，本品可见恶心、呕吐、口干、头痛、头晕、瘙痒、潮红、乏力、过敏及过敏样反应等。临床偶有引发口腔溃疡、口唇肿胀、急性荨麻疹及全身性皮疹的报道。有引起过敏性喉头水肿的个案报道。

【禁　忌】孕妇禁用。

【注意事项】1.气阴两虚、心肾阴虚之胸痹心痛者慎用。

2.寒凝血瘀、阴虚血瘀之胸痹心痛者不宜单用。

3. 忌食生冷、辛辣、油腻食物，忌烟酒、浓茶。

4. 有过敏史者慎用。

5. 伴中重度心力衰竭的心肌缺血者慎用。

6. 如治疗期间心绞痛持续发作，宜加用硝酸酯类药。如出现剧烈心绞痛、心肌梗死，应及时救治。

【用法用量】含服。一次4~6粒，一日3次；急性发作时，一次10~15粒。

【剂型规格】滴丸剂：每粒重40mg。

心可舒胶囊（片）-122

【药物组成】山楂、丹参、葛根、三七、木香。

【功能主治】活血化瘀，行气止痛。用于气滞血瘀型冠心病引起的胸闷、心绞痛、高血压、头晕、头痛、颈项疼痛及心律失常、高血脂等症。

【方　　解】方中丹参活血化瘀，为君药。葛根、三七活血通脉，为臣药，助其活血化瘀之功。山楂活血导滞，为佐药。木香行气止痛，为使药，使气行血行。诸药合用，共奏活血化瘀、行气止痛之功。

【临床应用】1.胸痹　因气滞血瘀，心脉闭阻所致，症见疼痛剧烈，心前区憋闷，痛有定处，两胁胀痛，气短，心悸，头晕，舌质紫暗或有瘀斑，脉弦涩或结代；冠心病心绞痛见上述证候者。

2.心悸　因气滞血瘀，瘀阻心脉，心失所养所致，症见心悸不宁，惶惶不安，胸闷气短，舌暗，脉结代；心律失常见上述证候者。

3.头痛　因气滞血瘀，瘀阻清窍所致，症见头痛如刺，痛有定处，头晕，健忘，舌有瘀斑，脉弦涩；原发性高血压见上述证候者。

4.眩晕　气滞血瘀，瘀阻清窍，脑失所养所致，症见头晕目眩，耳鸣，头痛，胸闷，心悸，舌质黯，有瘀斑，脉弦涩；原发性高血压、高脂血症见上述证候者。

有报道本品还可治疗高黏血症。

【不良反应】有监测数据显示，本品有以下不良反应报告：恶心、呕吐、腹胀、腹痛、腹泻、腹部不适、口干、消化不良、嗳气、皮疹、瘙痒、潮红、多汗、乏力、过敏反应等。

【禁　　忌】孕妇禁用。

【注意事项】1.气虚血瘀、痰瘀互阻之胸痹、心悸者不宜单用。

2. 出血性疾病及有出血倾向者慎用。

3. 脑梗死发作期应及时留观，待病情稳定后方可用药。

4. 饮食宜清淡、低盐、低脂。切勿过饱。忌食生冷、辛辣、油腻食物，忌烟酒、浓茶。

5. 在治疗期间，心绞痛持续发作宜加用硝酸酯类药。如果出现剧烈心绞痛、心肌梗死等，应及时救治。

【用法用量】胶囊：口服。一次4粒，一日3次；或遵医嘱。

片剂：

规格（1）口服。一次4片，一日3次；或遵医嘱。

规格（2）口服。一次2片，一日3次；或遵医嘱。

【剂型规格】胶囊：每粒装0.3g。

片剂：（1）每片重0.31g；（2）每片重0.62g。

红金消结胶囊（片）-126

【药物组成】三七、香附、八角莲、鼠妇虫、黑蚂蚁、五香血藤、鸡矢藤、金荞麦、大红袍、柴胡。

【功能主治】彝医：补知凯扎诺，且凯色土，哈息黑。

中医：疏肝理气，软坚散结，活血化瘀，消肿止痛。用于气滞血瘀所致乳腺小叶增生，子宫肌瘤，卵巢囊肿。

【方　　解】金荞麦活血祛瘀，消肿止痛；八角莲活血化瘀，散结消肿；鼠妇虫破瘀通经，软坚散结；黑蚂蚁祛风通络，消肿止痛，共行活血化瘀、软坚散结、通络止痛之功。香附行气解郁，调经止痛；柴胡疏肝解郁，调畅气血，共行疏肝理气、消散气血郁结之功。大红袍活血调经，祛瘀止痛；三七散瘀止痛，活血消肿；鸡矢藤祛风利湿，活血消肿，通络止痛；五香血藤活血祛瘀，理气止痛，共行活血调经、消肿止痛之功。全方共奏疏肝理气、软坚散结、活血化瘀、消肿止痛之功。

【临床应用】1. 乳癖　因气滞血瘀所致，症见乳房肿块，质韧不坚，胀痛或刺痛，症状随喜怒消长，善郁易怒，失眠多梦，心烦口苦，苔薄黄，脉弦滑；乳腺小叶增生见上述证候者。

2. 石瘕　因气滞血瘀于胞宫所致，症见腹部包块，质地坚硬，推之不移，状如怀子，小腹酸胀疼痛，月经经期、经量改变，舌质紫暗或有斑点，脉沉涩；子宫肌瘤见上述证候者。

3.肠覃 由气滞血瘀所致，症见少腹部包块，质地坚硬，推之可移，少腹胀满刺痛，经前乳房胀痛，情绪抑郁，经期腹痛，舌质紫暗或有斑点，脉细或弦；卵巢囊肿见上述证候者。

【不良反应】1.消化系统：恶心、呕吐、胃不适、腹痛、腹泻、腹胀等，有消化道出血的个案报告。

2. 皮肤及其附件：皮疹、瘙痒等，有皮肤严重过敏反应的个案报告。

3. 精神神经系统：头晕、头痛等。

4. 其他：阴道出血等，有乏力的个案报告。

【禁　　忌】妊娠期妇女禁用。

【注意事项】1.体弱者、高蛋白过敏者慎用。

2. 本品宜饭后服用；服药治疗期间忌酸、冷及刺激性食物。

【用法用量】胶囊：口服。一次4粒，一日3次。

片剂：规格（1）、（2）、（3）口服。一次4片，一日3次。

【剂型规格】胶囊：每粒装0.4g。

片剂：（1）薄膜衣片每片重0.42g；（2）薄膜衣片每片重0.45g；（3）薄膜衣片每片重0.5g。

八、滋阴活血

脉络宁注射液 –123

【药物组成】牛膝、玄参、石斛、金银花、山银花（灰毡毛忍冬）。

【功能主治】清热养阴，活血化瘀。用于血栓闭塞性脉管炎、动脉硬化性闭塞症、脑血栓形成及后遗症、静脉血栓形成等病。

【方　　解】方中牛膝活血化瘀通络，凉血消肿止痛，为君药。玄参清热养阴，解毒散结，为臣药。金银花、山银花清热解毒，凉血消肿；石斛养阴清热，合为佐药。诸药协同，共奏养阴清热、活血祛瘀之功。

【临床应用】1.脱疽 由阴虚内热、血脉瘀阻所致，症见肢体灼热疼痛，夜间尤甚，或见坏疽；血栓闭塞性脉管炎、动脉硬化性闭塞症见上述证候者。

2.中风 由阴虚内热、血脉瘀阻所致，症见半身不遂、口眼歪斜、偏身麻木、言语不利；脑栓塞、脑血栓形成见上述证候者。

此外，有本品用于高脂血症、颈椎病、硬皮病、蝮蛇咬伤肢体肿胀的报道。

【不良反应】 1. 过敏反应：潮红、皮疹、瘙痒、呼吸困难、憋气、心悸、发绀、血压下降、过敏性休克等。

2. 全身性损伤：畏寒、寒战、发热、乏力、疼痛、面色苍白、多汗等。

3. 呼吸系统：呼吸急促、咳嗽等。

4. 心血管系统：胸闷、胸痛等。

5. 胃肠道系统：恶心、呕吐、腹痛、腹泻等。

6. 神经、精神系统：头晕、头痛、抽搐、震颤、麻木等。

7. 皮肤及其附件：荨麻疹、丘疹等。

8. 其他：注射部位瘙痒等。

【禁　　忌】 孕妇禁用。

【注意事项】 1. 体质虚寒者慎用。

2. 有哮喘病史者慎用。

3. 本品不良反应包括过敏性休克，应在有抢救条件的医疗机构使用，使用者应接受过过敏性休克抢救培训，用药后出现过敏反应或其他严重不良反应须立即停药并及时救治。

4. 严格按照药品说明书规定的功能主治使用，禁止超功能主治范围用药。

5. 严格掌握用法用量。按照药品说明书推荐剂量使用药品。不超剂量、超疗程和过快滴注（临床使用滴速应以20～40滴/分为宜）。

6. 本品为中药注射剂，保存不当可能会影响药品质量；用药前和配制后及使用过程中应认真检查本品及滴注液，发现药液出现浑浊、沉淀、变色、结晶等药物性状改变以及瓶身有漏气、裂纹等现象时，均不得使用。

7. 严禁混合配伍，谨慎联合用药。本品应单独使用，禁忌与其他药品混合配伍使用。如确需要联合使用其他药品时，应谨慎考虑与本品的间隔时间以及药物相互作用等问题。

8. 本品应在医生指导下使用，用药前应仔细询问情况、用药史和过敏史。哮喘病史者、老人、哺乳期妇女、初次使用中药注射剂的患者应慎重使用，如确需使用请遵医嘱，并加强监测。

9. 目前尚无儿童应用本品的系统研究资料，不建议儿童使用。

10. 加强用药监护。用药过程中应密切观察用药反应，特别是开始30min。发现异常应立即停药，采用积极救治措施，救治患者。

11. 临床使用时应遵循卫健委颁发的《中药注射剂临床使用基本原则》规定。

【用法用量】静脉滴注。一次10~20mL（1~2支），加入5%葡萄糖注射液或氯化钠注射液250~500mL中滴注，一日1次，10~14d为1个疗程，重症患者可连续使用2~3个疗程。

【剂型规格】注射液：每支装10mL。

九、祛瘀解毒

平消胶囊（片）-124

【药物组成】郁金、仙鹤草、五灵脂、白矾、硝石、干漆（制）、麸炒枳壳、马钱子粉。

【功能主治】活血化瘀，散结消肿，解毒止痛。对毒瘀内结所致的肿瘤患者具有缓解症状，缩小瘤体，提高机体免疫力，延长患者生存时间的作用。

【方　　解】方中郁金活血化瘀，行气止痛，为君药。五灵脂、干漆活血破瘀，散结止痛；枳壳行气破气；马钱子通络消肿，散结止痛，四药共为臣药，有加强君药活血行气之功。白矾解毒，硝石攻坚破积、解毒消肿，仙鹤草扶正补虚，共为佐药。诸药合用，共奏活血化瘀、散结消肿、解毒止痛之功。

【临床应用】肿瘤　因热毒瘀结所致，症见胸腹疼痛，痛有定处，或有肿块，面色晦暗，舌质紫暗，或有瘀斑、瘀点，脉沉涩；食管癌、胃肠道肿瘤、肝癌、乳腺癌见上述证候者。

此外，本品尚可用于乳腺增生症。

【不良反应】少数患者服用后出现头晕、恶心、胃烧灼感、皮疹不良反应，偶见腹泻，停药后上述症状自行消失。

【禁　　忌】孕妇禁用。

【注意事项】1. 本品所含马钱子、干漆有毒，不可过量、久服。

2. 本药可与手术治疗、放疗、化疗同时进行。

3. 用药期间忌辛辣、刺激食物。

4. 运动员慎用。

【用法用量】胶囊：口服。一次4~8粒，一日3次。

片剂：

规格（1）口服。一次4~5片，一日3次。

规格（2）口服。一次4~8片，一日3次。

【剂型规格】胶囊：每粒装0.23g。

片剂：（1）薄膜衣片每片重0.24g；（2）糖衣片片芯重0.23g。

华蟾素片（胶囊）-125

【药物组成】干蟾皮。

【功能主治】解毒，消肿，止痛。用于中、晚期肿瘤，慢性乙型肝炎等症。

【方　　解】方中干蟾皮味苦性凉，有毒，具有清热解毒、消肿止痛之效。

【临床应用】1.中、晚期肿瘤　因热毒内蕴所致，症见局部肿块，不痛不痒，或伴红肿热痛，口干口苦，心烦易怒，大便干燥，小便黄赤，舌红，舌黄或黄腻，脉弦数。

2.慢性乙型病毒性肝炎　因疫毒伤肝，湿热内阻所致，症见胁肋疼痛，食欲不振，神疲乏力，舌红或红绛，苔黄或黄腻，脉弦细数。

【不良反应】不良反应监测及文献数据显示本品可见如下不良反应：

1. 消化系统：恶心、呕吐、腹泻、腹痛、腹胀等，如无其他严重情况，不需停药，继续使用，症状会减轻或消失。

2. 过敏反应：皮疹、瘙痒、乏力、发热等。

3. 其他：头晕、头痛、心悸、心律失常等。

【禁　　忌】1. 孕妇禁用。

2. 禁止与强心药物配伍。

【注意事项】1. 心脏病患者、脾胃虚弱者慎用。

2. 本品有一定毒性，应遵医嘱，不可过量、久服。

【用法用量】片剂：口服。一次3~4片，一日3~4次。

胶囊：

规格（1）口服。一次2粒，一日3~4次。

规格（2）口服。一次3~4粒，一日3~4次。

【剂型规格】片剂：素片每片重0.3g。

胶囊：（1）每粒装0.25g；（2）每粒装0.3g。

第十二节　理气剂

一、疏肝解郁

逍遥丸（颗粒）–127

【药物组成】柴胡、当归、白芍、炒白术、茯苓、炙甘草、薄荷。

【功能主治】疏肝健脾，养血调经。用于肝气不舒所致的郁闷不舒、月经不调，胸胁胀痛，头晕目眩，食欲减退。

【方　　解】方中以柴胡疏肝解郁，为君药。当归、白芍养血和血，柔肝疏肝，以养肝体，助肝阴，又防柴胡劫肝阴，为臣药。白术、茯苓、炙甘草健脾和中，扶土抑木，以滋化源；薄荷辛凉清轻，助柴胡疏肝散热，共为佐药。炙甘草调和药性，兼为使药。诸药合用，肝脾并治，补疏共施，气血兼顾，共奏疏肝健脾、养血调经之功。

【临床应用】1.**胁痛**　肝郁不舒，肝克脾土所致，症见两胁胀痛，口苦咽干，胃脘胀闷，食后加重，苔白腻，脉弦滑。

2.**胃脘痛**　肝郁气滞，肝胃不和所致，症见胃脘胀痛连及两胁，嗳气频繁，食后痞满加重，舌苔薄白或白腻，脉弦细或弦滑；胃下垂、消化不良、胃炎见上述证候者。

3.**郁证**　情志不遂，肝气郁结，肝脾不和所致，症见情绪低落，闷闷不乐，喜叹息，胸闷胁痛，腹胀便溏，心烦不寐，舌苔白腻，脉弦细。

4.**月经不调**　肝气郁结，冲任失调所致，症见月经周期紊乱，经前烦躁易怒，乳房胀痛，经期腹痛，腹胀便溏，舌暗，脉弦细。

5.**眩晕**　肝郁气滞，肝失疏泄，气机不畅导致气血失和，脾虚不运，清阳不升而出现头晕目眩，每遇情绪波动则加重，伴心烦，不寐，大便溏，舌苔薄白或白腻，脉弦。

此外，本品还可用于妇女更年期综合征、乳腺增生、失眠属肝郁脾虚证候者。

【**不良反应**】临床报道，有患者服用逍遥丸后出现大汗不止、面色苍白、心慌、疲乏无力、恶心呕吐等症状；此外，也有引起嗜睡、肝损害、白带过多的报道。

【**禁　　忌**】尚不明确。

【**注意事项**】1.肝肾阴虚所致胁肋胀痛，咽干口燥，舌红少津者慎用。

2.感冒时不宜服用本药。

3.月经过多者不宜服用本药。

4.忌辛辣、生冷食物，饮食宜清淡。

5.孕妇服用时请向医师咨询。

6.平素月经正常，突然出现月经量少，或月经错后，或阴道不规则出血应去医院就诊。

7.服药2周症状无改善，应去医院就诊。

【**用法用量**】丸剂：

规格（1）大蜜丸，口服。一次1丸，一日2次。

规格（2）、（3）水丸，口服。一次6～9g，一日1～2次。

规格（4）浓缩丸，口服。一次8丸，一日3次。

颗粒剂：

规格（1）、（2）、（4）开水冲服。一次1袋，一日2次。

规格（3）开水冲服。一次1袋，一日2～3次。

【**剂型规格**】丸剂：（1）每丸重9g；（2）每袋装6g；（3）每袋装9g；（4）每8丸相当于原生药3g。

颗粒剂：（1）每袋装4g；（2）每袋装5g；（3）每袋装6g；（4）每袋装15g。

丹栀逍遥丸 –128

【**药物组成**】牡丹皮、焦栀子、柴胡（酒制）、酒白芍、当归、茯苓、白术（土炒）、薄荷、炙甘草。

【**功能主治**】舒肝解郁，清热调经。用于肝郁化火，胸胁胀痛，烦闷急躁，颊赤口干，食欲不振或有潮热，以及妇女月经先期，经行不畅，乳房与少腹胀痛。

【**方　　解**】方中以柴胡舒肝解郁，行气止痛为君药。当归、白芍养血和血，柔肝止痛；栀子清热凉血，泻火除烦；牡丹皮清热凉血，化瘀止痛，共为臣药。白术、茯苓、炙甘草健脾祛湿，益气和中，扶土抑木，以滋化源，为佐药。薄荷辛凉清轻，助柴胡舒肝散热，为佐使药。诸药合用，肝脾并治，补疏共施，气血兼顾，共奏舒肝解郁、清热调经之功。

【临床应用】1.**胁痛**　肝郁化火，木郁克土，肝脾失调所致，症见两胁胀痛，口苦咽干，胃脘胀闷，食后加重，苔黄腻，脉弦滑数。

2.**胃脘痛**　肝郁化火，肝气犯胃，肝胃不和所致，症见胃脘胀痛连及两胁，口苦反酸，嗳气频繁，食后痞满加重，甚至呃逆呕吐，舌质红苔黄，脉弦滑数；消化不良、慢性胃炎见上述证候者。

3.**郁证**　因情志不遂，肝郁化火，肝失疏泄，肝脾不和所致，症见情绪低落，闷闷不乐，喜叹息，胸闷胁痛，腹胀便溏，心烦不寐，甚至急躁易怒，舌红苔黄，脉弦细数。

4.**月经不调**　因肝郁化火，冲任失调所致，症见月经周期紊乱，经前烦躁易怒，乳房胀痛，经期腹痛，腹胀便溏，舌红或暗，脉弦细数。

【不良反应】尚不明确。

【禁　　忌】尚不明确。

【注意事项】1. 脾胃虚寒，脘腹冷痛，大便溏薄者禁用。

2. 饮食宜清淡，忌生冷、辛辣及油腻难消化的食品。

3. 孕妇、月经期妇女慎用。

4. 服药期间要保持情绪乐观，切忌生气恼怒。

5. 服药1周后，症状未见缓解，或症状加重者，应及时到医院就诊。

【用法用量】口服。一次6～9g，一日2次。

【剂型规格】丸剂：每袋装6g。

护肝片（颗粒、胶囊）-129

【药物组成】柴胡、茵陈、板蓝根、五味子、猪胆粉、绿豆。

【功能主治】疏肝理气，健脾消食。具有降低转氨酶作用。用于慢性肝炎及早期肝硬化。

【方　　解】方中柴胡疏肝解郁，为君药。茵陈清利湿热，利胆退黄；板蓝根、猪胆粉、绿豆清热解毒祛湿，四者共为臣药。五味子滋肾养肝，为佐药。诸药合用，共奏疏肝理气、健脾消食之功。

【临床应用】1.**胁痛**　因肝郁气滞，肝失疏泄所致，症见胸膈痞满，两胁胀痛或窜痛，脉弦，舌质暗红；慢性肝炎、早期肝硬化见上述证候者。

2.**黄疸**　因湿毒蕴结肝胆所致，症见身目发黄，尿黄，舌苔黄腻，脉滑数；

慢性肝炎、早期肝硬化见上述证候者。

另外，有报道本品可用于治疗脂肪肝，并有防治药物性肝损伤的作用。

【不良反应】尚不明确。

【禁　　忌】尚不明确。

【注意事项】1. 本品药性偏寒，脾胃虚寒者慎用。

2. 服药期间饮食宜清淡，忌辛辣、油腻食物，忌酒。

3. 重症肝炎、肝衰竭及肝硬化失代偿期患者不宜用。

4. 如果肝功能全面好转，需停用本药品时应递减剂量，不宜骤停，以免谷丙转氨酶反跳。

【用法用量】片剂：规格（1）、（2）、（3）口服。一次4片，一日3次。

颗粒剂：

规格（1）口服。一次1.5g，一日3次。

规格（2）口服。一次2g，一日3次。

胶囊：口服。一次4粒，一日3次。

【剂型规格】片剂：（1）糖衣片片芯重0.35g；（2）薄膜衣片每片重0.36g；（3）薄膜衣片每片重0.38g。

颗粒剂：（1）每袋装1.5g；（2）每袋装2g。

胶囊：每粒装0.35g。

二、疏肝和胃

气滞胃痛颗粒（片）–130

【药物组成】柴胡、醋延胡索、枳壳、醋香附、白芍、炙甘草。

【功能主治】疏肝理气，和胃止痛。用于肝郁气滞，胸痞胀满，胃脘疼痛。

【方　　解】方中柴胡疏肝解郁、理气止痛，为君药。香附疏肝解郁；白芍养血敛阴、柔肝止痛，共为臣药。延胡索行气活血止痛；枳壳行气和中、消痞除胀，合为佐药。甘草调和诸药，为使药。诸药合用，共奏疏肝理气、和胃止痛之功。

【临床应用】胃痛　情志失调，肝郁气滞所致的胃脘胀痛，痛窜胁背，气怒痛重，嗳气纳少，大便不畅；胃炎、功能性消化不良、胃切除术后综合征见上述证候者。

【不良反应】监测数据显示本品有皮疹、皮肤瘙痒、头晕等不良反应。

【禁　　忌】尚不明确。

【注意事项】1. 肝胃郁火、胃阴不足所致胃痛者，脾胃虚寒胃痛、泄泻者慎用。

2. 宜少量多餐，饮食清淡，忌酒及辛辣、生冷、油腻、酸性及不易消化食物。

3. 忌愤怒、忧郁，保持心情舒畅。

4. 糖尿病患者及有高血压、心脏病、肝病、肾病等慢性病严重者应在医师指导下服用。

5. 孕妇慎用。

6. 儿童、哺乳期妇女、年老体弱者应在医师指导下服用。

7. 胃痛严重者，应及时去医院就诊。

8. 服药3d症状无缓解，应去医院就诊。

【用法用量】颗粒剂：规格（1）、（2）开水冲服。一次5g，一日3次。

片剂：

规格（1）口服。一次6片，一日3次。

规格（2）口服。一次3片，一日3次。

【剂型规格】颗粒剂：（1）每袋装2.5g；（2）每袋装5g。

片剂：（1）糖衣片片芯重0.25g；（2）薄膜衣片每片重0.5g。

胃苏颗粒 –131

【药物组成】紫苏梗、香附、陈皮、香橼、佛手、枳壳、槟榔、炒鸡内金。

【功能主治】理气消胀，和胃止痛。主治气滞型胃脘痛，症见胃脘胀痛，窜及两胁，得嗳气或矢气则舒，情绪郁怒则加重，胸闷食少，排便不畅，舌苔薄白，脉弦；消化性溃疡及慢性胃炎见上述证候者。

【方　　解】方中紫苏梗入胃，顺气开郁，和胃止痛；香附入肝，舒肝解郁、理气和胃，合为君药。陈皮理气和胃化湿，宣通疏利脾胃；枳壳破气消积，利膈宽中，解胃脘胀满；槟榔下气利水、调和脾胃、行气消滞，合为臣药。香橼、佛手舒肝和胃，理气止痛；鸡内金消积化滞，合为佐药。诸药合用，共奏理气消胀、和胃止痛之功。

【临床应用】1.**胃痛**　因肝郁气滞，横逆犯胃所致，症见胃脘满闷，两胁胀痛，得嗳气或矢气则舒，情绪郁怒则加重，胸闷食少，排便不畅，舌苔薄白，脉弦；慢性胃炎及消化性溃疡见上述证候者。

2.**痞满**　因肝郁气滞，肝胃不和所致，症见脘腹胀满，牵及两胁，嗳气食少，生气后加剧，舌苔薄白，脉弦；慢性胃炎、消化性溃疡见上述证候者。

【不良反应】尚不明确。

【禁　　忌】孕妇忌服。

【注意事项】1. 脾胃阴虚或肝胃郁火胃痛者慎用。

　　　　　　 2. 忌生冷及油腻难消化的食物。

　　　　　　 3. 儿童、年老体弱者应在医师指导下服用。

　　　　　　 4. 有高血压、心脏病、肝病、肾病等慢性病严重者应在医师指导下服用。

　　　　　　 5. 服药期间要保持情绪稳定，切勿恼怒。

　　　　　　 6. 服药3d症状未缓解，应去医院就诊。

【用法用量】规格（1）、（2）用适量开水冲服，搅拌至全溶。若放置时间长有少量沉淀，摇匀即可。一次1袋，一日3次，15d为1个疗程。

【剂型规格】颗粒剂：（1）每袋装5g；（2）每袋装15g。

元胡止痛片（颗粒、胶囊、滴丸）-132

【药物组成】醋延胡索、白芷。

【功能主治】理气，活血，止痛。用于气滞血瘀所致的胃痛，胁痛，头痛及痛经。

【方　　解】方中延胡索辛散温通，既善于活血祛瘀，又能行气止痛，为君药。白芷辛散温通，长于祛风散寒、燥湿止痛，为臣药，助延胡索活血行气止痛。两药合用，共奏理气、活血、止痛之功。

【临床应用】1.**胃痛**　情志失调，气血瘀滞所致的胃脘疼痛，痛处固定不移，疼痛持久，舌质紫暗或有瘀斑，脉弦或涩；胃炎、消化性溃疡见上述证候者。

　　　　　　 2.**胁痛**　肝失条达，气血瘀滞所致的胁肋胀痛或刺痛，痛处拒按，入夜痛甚，舌质紫暗，脉象沉弦或涩；肝病见上述证候者。

　　　　　　 3.**头痛**　瘀血停留，阻滞脉络所致的头痛如锥刺，痛处固定不移，舌质紫暗或瘀斑；血管神经性头痛、外伤头痛见上述证候者。

　　　　　　 4.**痛经**　冲任瘀阻或寒凝经脉所致的经前或经期腹痛，痛处固定不移，拒按，或伴有胸胁乳房胀痛，或经量少，或经行不畅，经色紫暗有块，舌紫暗或有瘀点，脉弦或弦滑。

　　　　　　 此外，还有治疗非化脓性肋软骨炎、妇科术后腹痛的报道。

【不良反应】监测数据显示，元胡止痛制剂可见以下不良反应报告：恶心、呕吐、口干、腹痛、腹泻、腹胀、腹部不适、嗳气、皮疹、瘙痒、潮红、红斑、荨麻疹、多汗、头晕、头痛、嗜睡、失眠、胸部不适、乏力、发热、心悸、呼吸困难、过敏反应等，有肝功能异常、过敏性休克个例报告。

【禁　　忌】1.脾胃虚寒及胃阴不足胃痛者禁用。

2. 孕妇忌服。

3. 严重肝肾功能不全者禁用。

【注意事项】1.本品不宜用于虚证痛经，其表现为经期或经后小腹隐痛喜按，月经质稀或色淡，伴有头晕目花，心悸气短等症者。

2. 饮食宜清淡，忌酒及辛辣、生冷、油腻食物。

3. 疼痛严重者应及时去医院就诊。重度痛经者或服药后痛经不减轻，应当去医院就诊。

4. 痛经并伴有其他妇科疾病者，应当去医院就诊。

5. 有高血压、心脏病、肝病、糖尿病、肾病等慢性病严重者应在医师指导下服用。

6. 儿童、孕妇、哺乳期妇女、年老体弱者应在医师指导下服用。

7. 肝、肾功能不全者慎用；如确需使用，应当在医生指导下使用并定期进行肝肾功能监测。

8. 使用本品时不宜再合并用其他非甾体类镇痛药，如确需使用，应当加强监测。

9. 对于有出血倾向或使用抗凝、抗血小板治疗的患者，在医生指导下使用，并注意监测。

10. 按照用法用量服用，不建议长期服用。服药中如出现皮疹，胸闷，憋气等过敏症状，或者其他严重不良反应，应当立即停药并就医。

11. 忌愤怒、忧郁，保持心情舒畅。

12. 服药3d症状无缓解，应当去医院就诊。

13. 目前尚无儿童用药的临床证据。儿童必须在成人监护下使用。

【用法用量】片剂：规格（1）、（2）口服。一次4～6片，一日3次；或遵医嘱。

颗粒剂：开水冲服。一次1袋，一日3次；或遵医嘱。

胶囊：

规格（1）口服。一次4～6粒，一日3次；或遵医嘱。

规格（2）口服。一次2～3粒，一日3次；或遵医嘱。

滴丸剂：口服。一次20～30丸，一日3次；或遵医嘱。

【剂型规格】片剂：（1）糖衣片片芯重0.25g；（2）薄膜衣片每片重0.26g。

颗粒剂：每袋装5g。

胶囊：（1）每粒装0.25g；（2）每粒装0.45g。

滴丸剂：每10丸重0.5g。

三九胃泰颗粒（胶囊）-133

【**药物组成**】三叉苦、九里香、两面针、木香、黄芩、茯苓、地黄、白芍。

【**功能主治**】清热燥湿，行气活血，柔肝止痛。用于湿热内蕴、气滞血瘀所致的胃痛，症见脘腹隐痛、饱胀反酸、恶心呕吐、嘈杂纳减；浅表性胃炎、糜烂性胃炎、萎缩性胃炎见上述证候者。

【**方　解**】方中三叉苦清热燥湿，九里香行气活血，共为君药。两面针活血消肿，木香行气止痛，共为臣药。黄芩清热燥湿，茯苓健脾渗湿，地黄滋阴凉血，白芍养阴柔肝，缓急止痛，共为佐药。诸药合用，共奏清热燥湿、行气活血、柔肝止痛之功。

【**临床应用**】1.**胃痛**　饮食不节，湿热内蕴所致的胃脘疼痛，嘈杂纳减，口苦口黏，大便黏滞，舌苔黄腻；慢性胃炎见上述证候者。

2.**痞满**　肝郁气滞，瘀血阻滞所致的胃部饱胀，胃痛夜甚，舌质暗红有瘀点；胃炎、功能性消化不良见上述证候者。

此外，尚见有治疗复发性口腔溃疡的临床报道。

【**不良反应**】有文献报道患者服用本品致药疹、肝损害。

【**禁　　忌**】尚不明确。

【**注意事项**】1. 虚寒性胃痛及寒凝血瘀胃痛者慎用。

2. 忌食油腻、生冷、辛辣刺激性、难消化性食物。

3. 糜烂性、萎缩性等慢性胃炎患者应在医师指导下服用。

4. 孕妇及糖尿病病人应在医师指导下服用。

5. 按照用法用量服用，小儿、年老体弱者应在医师指导下服用。

6. 忌情绪激动或生闷气。

7. 慢性胃炎患者服药2周症状无改善，应立即停药并去医院就诊。

【**用法用量**】颗粒剂：规格（1）、（2）、（3）开水冲服。一次1袋，一日2次。

胶囊：口服。一次2～4粒，一日2次。

【**剂型规格**】颗粒剂：（1）每袋装2.5g；（2）每袋装10g；（3）每袋装20g。

胶囊：每粒装0.5g。

加味左金丸 –134

【药物组成】姜黄连、制吴茱萸、黄芩、柴胡、木香、醋香附、郁金、白芍、醋青皮、麸炒枳壳、陈皮、醋延胡索、当归、甘草。

【功能主治】平肝降逆，疏郁止痛。用于肝郁化火、肝胃不和引起的胸脘痞闷、急躁易怒、嗳气吞酸、胃痛少食。

【方　　解】黄连苦寒，清热泻火、降逆止呕；吴茱萸辛温，开郁散结、下气降逆，二药相伍有清泻肝火、降逆止呕的作用，合为君药。柴胡、延胡索、木香、香附、枳壳、郁金、陈皮、青皮疏肝和胃、理气止痛，合为臣药。黄芩苦寒清热；白芍、当归二者入血分，养血柔肝，且可防止辛苦之品伤阴耗津，共为佐药。甘草调和诸药，为使药。全方合用，具有平肝降逆、疏郁止痛之功。

【临床应用】1.**胃痛**　肝胃不和，肝火犯胃所致，症见胸脘痞闷疼痛，进食后加剧，痛连两胁，烦躁易怒，嗳气呃逆，嘈杂吞酸，口干口苦，纳食减少，舌质红苔黄，脉弦数；慢性胃炎、胃及十二指肠溃疡见上述证候者。

2.**吞酸**　肝胃不和，肝火犯胃所致，症见胸脘、胸膈灼热疼痛或刺痛，口苦口干，吞酸不止，大便干，苔薄腻，脉弦；胃及十二指肠溃疡、慢性胃炎、反流性食管炎见上述证候者。

3.**呕吐**　肝胃不和或肝火犯胃所致的嗳气频作，胸胁满痛，烦闷不舒，呕吐酸苦，舌边尖红、舌苔黄，脉弦数；各种胃炎、胃神经官能症、胆囊炎、幽门不全梗阻见上述证候者。

【不良反应】尚不明确。

【禁　　忌】尚不明确。

【注意事项】1. 肝寒犯胃及体虚无热者慎用。

2. 忌气怒，忌生冷、辛辣、油腻及不易消化的食物。

3. 重度胃痛者应在医师指导下服用。

4. 孕妇慎用。

5. 按照用法用量服用，小儿及年老体虚者应在医师指导下服用。

6. 服药3d症状无改善，应去医院就诊。

【用法用量】口服。一次6g，一日2次。

【剂型规格】丸剂：每100丸重6g。

荜铃胃痛颗粒 –135

【药物组成】荜澄茄、川楝子、醋延胡索、酒大黄、黄连、吴茱萸、醋香附、香橼、佛手、海螵蛸、煅瓦楞子。

【功能主治】行气活血，和胃止痛。用于气滞血瘀所致的胃脘痛；慢性胃炎见上述证候者。

【方　　解】方中荜澄茄辛散温通，温中行气，散寒止痛；川楝子苦寒泄降，清热泻火，疏肝和胃，行气止痛，寒热并用，适得其中，力专疏肝和胃、行气止痛，共为君药。延胡索辛散温通，活血祛瘀，行气止痛；香附疏肝理气止痛；佛手、香橼疏肝和胃、行气止痛，辅助君药增强理气和胃之功，合为臣药。大黄活血祛瘀，止血；黄连与吴茱萸相配，辛散苦泄，疏肝下气，和胃止呕，止痛；海螵蛸、瓦楞子制酸止痛，共为佐药。诸药合用，共奏行气活血、和胃止痛之功。

【临床应用】**胃痛**　胃腑气机郁结，血流迟缓而形成血瘀，气血瘀滞所致胃脘胀痛，以痛为主，拒按，痛连两胁，痛有定处，疼痛持久难忍，食后或入夜痛甚，饮食不振，嗳气，反酸，舌质紫暗或有瘀点、瘀斑，脉弦涩；慢性浅表性胃炎见上述证候者。

此外，本品亦可用于气滞、血瘀证或气滞血瘀所引起的十二指肠球部溃疡。

【不良反应】有文献报道，服用常规剂量本品后出现面部、颈部潮红，伴有瘙痒，继而出现皮疹的过敏反应1例。

【禁　　忌】孕妇禁用。

【注意事项】1. 胃阴不足、脾胃虚寒胃脘痛者慎用。

2. 不宜在服药期间同时服用滋补性中药。

3. 饮食宜清淡，忌辛辣、生冷、油腻食物，戒烟酒。

4. 有高血压、心脏病、糖尿病、肝病、肾病等慢性病严重者应在医师指导下服用。

5. 忌情绪激动及生闷气。

6. 儿童、年老体弱者应在医师指导下服用。

【用法用量】开水冲服。一次5g，一日3次，7d为1个疗程，可服1~3个疗程；或遵医嘱。

【剂型规格】颗粒剂：每袋装5g。

三、疏肝健脾

五灵胶囊 –136

【药物组成】柴胡、灵芝、丹参、五味子。

【功能主治】疏肝健脾活血。用于慢性乙型肝炎肝郁脾虚挟瘀证，症见纳呆、腹胀嗳气、胁肋胀痛、疲乏无力等。

【方　　解】方中柴胡苦辛，疏肝解郁，理气止痛，为君药。丹参活血养血，祛瘀止痛，为臣药。灵芝甘平，补气安神；五味子酸甘温，益气生津，二药补气健脾养肝，为佐药。四药相合，共奏疏肝健脾、活血止痛之功。

【临床应用】1.慢性乙型肝炎　因肝气郁滞，脾失健运，瘀血阻络所致，症见食少纳呆，恶心欲呕，脘腹胀满，面色无华或晦暗，或有胁肋胀痛或刺痛，甚或胁下痞块，情志抑郁，郁闷不乐，时有叹息，疲倦乏力，转氨酶升高，舌质暗或有瘀点，脉弦。

2.痞满　因肝失疏泄，脾虚失运，瘀血阻滞所致，症见胃脘痞满，甚或胀痛，痛窜胁肋，食少嗳气，恶心欲呕，大便溏薄，疲倦乏力，胁下满闷，舌质暗或有瘀点，脉弦；慢性乙型肝炎见上述证候者。

3.胁痛　因肝郁气滞，脾虚失运、瘀血阻络所致，症见胁肋胀痛或刺痛，甚或胁下痞块，情志抑郁，郁闷不乐，时有叹息，疲倦乏力，食少纳呆，腹胀嗳气，面色无华或晦暗，舌质暗或有瘀点，脉弦；慢性乙型肝炎见上述证候者。

【不良反应】偶见轻度恶心，上腹不适等消化道反应。

【禁　　忌】尚不明确。

【注意事项】1.肝阴不足所致胁痛者慎用。

2.凡急性肝炎属温热疫毒内盛者慎用。

3.孕妇慎用。

4.有溃疡病史者，请在医师指导下服用。

5.临床试验中，个别病例出现血小板减少，尚不能确定是否与服用本品有关。服药期间注意检测血小板。

6.服本品后若见恶心，上腹不适者应停药观察。

7.慢性乙型病毒性肝炎属慢性疾病，促进肝功能恢复需连续服用3个月为1个疗程。

【用法用量】口服。一次5粒，一日3次。饭后0.5h服用。

【剂型规格】胶囊：每粒装0.35g。

四、理气止痛

枳术宽中胶囊 –137

【药物组成】白术（炒）、枳实、柴胡、山楂。

【功能主治】健脾和胃，理气消痞。用于胃痞（脾虚气滞），症见呕吐、反胃、纳呆、反酸等，以及功能性消化不良见以上症状者。

【方　　解】方中炒白术甘温，健脾益气以助运化，为君药。枳实辛苦微寒，破气行滞，消痞除满，为臣药，君臣相配，白术用量大于枳实，补消兼施，寓消于补，相辅相成。柴胡既可升脾胃之清气，又可疏肝气之郁结，与枳实相伍，升清降浊，升中求降，使气机和畅；山楂消食健脾，与君药白术合用，以消食积助运化，均为佐药。诸药合用，共奏健脾和胃、理气消痞之功。

【临床应用】胃痞　因脾虚气滞所致，症见胃脘胀满，纳呆食少，恶心呕吐，反胃，嗳气反酸，舌质淡红，苔薄白，脉弦细；功能性消化不良见上述证候者。

【不良反应】服药后偶见胃痛或大便次数增多。

【禁　　忌】尚不明确。

【注意事项】1. 服药期间，饮食宜清淡，忌辛辣、生冷、油腻食物。

　　　　　　2. 保持心情舒畅，忌情绪激动。

【用法用量】口服。一次3粒，一日3次，疗程为2周。

【剂型规格】胶囊：每粒装0.43g。

宽胸气雾剂 –138

【药物组成】细辛油、檀香油、高良姜油、荜茇油、冰片。

【功能主治】辛温通阳，理气止痛。用于阴寒阻滞、气机郁闭所致的胸痹，症见胸闷、心痛、形寒肢冷；冠心病心绞痛见上述证候者。

【方　　解】方中细辛油芳香走窜、辛散温通、散寒止痛，为君药。高良姜油、荜茇油助细辛油以温中散寒止痛，檀香油理气止痛，均为臣药。冰片通窍开闭以止痛，为佐使药。诸药合用，共奏辛温通阳、理气止痛之功。

【临床应用】胸痹 因阴寒凝滞，胸阳不振，气机郁闭所致，症见胸闷气短，心痛，感寒痛甚，重则喘息，不能平卧，形寒肢冷，面色苍白，舌苔白，脉沉细；冠心病心绞痛见上述证候者。

【不良反应】尚不明确。

【禁　　忌】乙醇过敏者禁用。

【注意事项】1. 寒凝血瘀、痰瘀互结之胸痹心痛者慎用。

2. 饮食宜清淡，食勿过饱。忌生冷、辛辣、油腻食物，忌烟酒、浓茶。

3. 在治疗期间，心绞痛持续发作，宜加用硝酸酯类药。若出现剧烈心绞痛，心肌梗死，或见气促、汗出、面色苍白者，应及时救治。

4. 孕妇及儿童慎用。

5. 本品不得直接启开铝盖，用前请充分振摇，必须倒置喷射；切勿受热，避免撞击。

6. 本品含细辛油，有一定毒副作用，切勿使用过量。

【用法用量】规格（1）、（2）心绞痛发作时，将瓶倒置，喷口对准舌下喷。一日 2～3 次。

【剂型规格】气雾剂：（1）每瓶含内容物5.8g，其中药液2.7mL（含挥发油0.6mL），每瓶60揿，每揿重69mg；（2）每瓶含内容物13.8g，其中药液4.8g（含挥发油1.5mL），每瓶185揿，每揿重63mg。

第十三节　消导剂

消食导滞

保和丸（颗粒、片）–139

【**药物组成**】焦山楂、六神曲（炒）、半夏（制）、茯苓、陈皮、连翘、炒莱菔子、炒麦芽。

【**功能主治**】消食，导滞，和胃。用于食积停滞，脘腹胀满，嗳腐吞酸，不欲饮食。

【**方　　解**】方中山楂消一切饮食积滞，尤善消肉食油腻之积，为君药。六神曲、莱菔子、麦芽健脾和胃，理气消食，共为臣药。半夏、陈皮燥湿健脾，行气和胃，化痰止呕；茯苓利湿健脾，和中止泻；连翘清热散结，去积滞之热，以上四药共为佐药。诸药合用，全方共奏消食、导滞、和胃之功。

【**临床应用**】**食积**　饮食不节，食积中阻，脾胃升降功能失常所致的腹痛腹胀，恶心呕吐，嗳腐吞酸，不欲饮食，大便不调；消化不良、婴幼儿腹泻、慢性胃炎、肠炎、慢性胆囊炎见上述证候者。

【**不良反应**】尚不明确。

【**禁　　忌**】孕妇忌服。

【**注意事项**】1. 不适用于因肝病或心肾功能不全所致之饮食不消化,不欲饮食,脘腹胀满者。

2. 饮食宜清淡，忌暴饮暴食，忌酒及辛辣、生冷、油腻食物。

3. 不宜在服药期间同时服用滋补性中药。

4. 有高血压、心脏病、肝病、糖尿病、肾病等慢性病严重者应在医师指导下服用。

5. 孕妇、哺乳期妇女慎用，儿童、年老体弱者不宜长期服用。

6. 服药3d症状无缓解，应去医院就诊。

【**用法用量**】丸剂：

规格（1）大蜜丸，口服。一次1～2丸，一日2次。

规格（2）、（3）水丸，口服。一次6～9g，一日2次。

规格（4）浓缩丸，口服。一次8丸，一日3次。

颗粒剂：开水冲服。一次4.5g，一日2次。

片剂：规格（1）、（2）口服。一次4片，一日3次。

【剂型规格】丸剂：（1）每丸重9g；（2）每袋装6g；（3）每袋装9g；（4）每8丸相当于原生药3g。

颗粒剂：每袋装4.5g。

片剂：（1）每片重0.26g；（2）每片重0.4g。

六味安消散（胶囊）-140

【药物组成】藏木香、大黄、山柰、北寒水石（煅）、诃子、碱花。

【功能主治】和胃健脾，消积导滞，活血止痛。用于脾胃不和、积滞内停所致的胃痛胀满、消化不良、便秘、痛经。

【方　　解】方中藏木香辛温味苦，健脾和胃，行气止痛，为君药。大黄苦寒，攻积导滞，且能活血化瘀，辅助君药行气导滞止痛，为臣药。山柰辛温走窜，行气消食，温中止痛，助藏木香和胃健脾之功；煅北寒水石辛咸大寒，清热泻火，除烦止渴，助大黄清积滞中之伏热；诃子苦酸涩温，涩肠止泻，以防泻下太过伤正；碱花苦咸甘平，温中消积，制酸和胃，化痰通便，四者共为佐药。诸药合用，共奏和胃健脾、消积导滞、活血止痛之功。

【临床应用】1.胃痛　用于脾胃不和、积滞内停所致的胃脘不适，疼痛胀闷，嗳腐吞酸，或吐食，或矢气后痛减，或见口臭而渴，心烦，大便臭秽或溏薄或秘结，苔厚腻，脉滑实；急慢性胃炎见上述证候者。

2.便秘　用于脾胃不和、积滞内停所致的大便干结难解，腹胀腹痛，嗳腐吞酸，恶心呕吐，或口干口臭，心烦不安，苔厚腻，脉滑实；功能性消化不良、便秘见上述证候者。

3.痛经　多因冲任瘀阻或寒凝经脉，使气血运行不畅，胞宫经血瘀滞所致，症见经前或经期小腹胀痛，拒按，经量少或经行不畅，经色紫暗或夹有血块，或伴有胸胁乳房胀痛，舌紫暗或有瘀点，脉弦或弦涩。

此外，尚有本品用于胃食管反流病、便秘型肠易激综合征、小儿中毒性肠麻痹的报道。

【不良反应】对本品敏感或体质虚弱的病人，服用本品后可能出现大便次数增多或轻微腹泻，一般无须特殊处理，减量服用或停药即可。未发现对儿童、老人的不良反应。

【禁　　忌】1. 小儿及孕妇禁服。

2. 哺乳期妇女忌用。

【注意事项】1. 脾胃虚寒所致的胃痛、便秘慎用。

2. 饮食宜清淡，忌烟酒及辛辣、生冷、油腻食物。

3. 忌愤怒、忧郁，保持心情舒畅。

4. 儿童、经期妇女、年老体弱者应在医师指导下服用。

5. 高血压、心脏病、肾脏病、浮肿患者应在医师指导下服用。

6. 服药3d症状无缓解，应去医院就诊。

7. 严格按用法用量服用，本品不宜长期服用。

8. 六味安消胶囊不可咀嚼或拆开服用。

【用法用量】散剂：规格（1）、（2）口服。一次1.5～3g，一日2～3次。

胶囊：口服。一次3～6粒，一日2～3次。

【剂型规格】散剂：（1）每袋装1.5g；（2）每袋装18g。

胶囊：每粒装0.5g。

第十四节　治风剂

一、疏散外风

川芎茶调丸（散、颗粒、片）-141

【药物组成】川芎、白芷、羌活、细辛、防风、荆芥、薄荷、甘草。

【功能主治】疏风止痛。用于风邪头痛，或用于恶寒、发热、鼻塞。

【方　　解】方中川芎辛温走散，归肝、胆经，有行气活血、祛风止痛功效，为诸经头痛之要药，尤擅治少阳、厥阴经头痛，为君药。羌活辛苦温，归膀胱、肾经，散风邪，除寒湿，治太阳经头项强痛；白芷辛温，归肺、肾经，辛香上行、祛风止痛、芳香通窍，主治阳明经头痛，二者共为臣药。荆芥味辛微温，祛风止痛；防风辛甘微温，归膀胱、肝、肾经，能祛风解表、胜湿止痛；薄荷辛散上行，疏散上部风邪；细辛辛温，归肺、肾、心经，辛窜力雄，通窍止痛；四药与川芎、羌活、白芷配伍，可治各部位头痛。更以清茶调服，既可苦寒清疏于上，又可防各药之温燥、升散，顺气降火于下，共为佐药。甘草调和诸药，为使药。全方配合，共收疏风止痛之效。

【临床应用】1.头痛　由感受风邪所致，症见头痛遇风加重，伴有鼻塞、流涕；外感头痛、紧张性头痛、偏头痛、卒中头痛见上述证候者。

2.感冒　由外感风邪所致，症见头痛，恶寒，发热，鼻塞；上呼吸道感染见上述证候者。

此外，本品还可用于瘀阻脑络所致的眩晕，尚有治疗过敏变应性鼻炎、急性上颌窦炎、急性湿疹等病证的临床报道。

【不良反应】尚不明确。

【禁　　忌】孕妇禁用。

【注意事项】1. 久病气虚、血虚，或因肝肾不足，肝阳上亢所致头痛不宜服用。

2. 本药以治疗外感风邪引起的感冒头痛效果较好，也用于经过明确诊断的偏头痛、神经性头痛或外伤后遗症所致的头痛等。

3. 忌烟、酒及辛辣、油腻食物。

4. 儿童、哺乳期妇女、年老体弱者应在医师指导下服用。

5. 心脏病、肝病、糖尿病、肾病等慢性病严重者应在医师指导下服用。

6. 服药3d后症状无改善，或病情加重者，应向医生咨询。

7. 严格按用法用量服用，本品不宜长期服用，除非在医生指导下，否则不得超过推荐剂量使用。

8. 高血压头痛及不明原因的头痛，应去医院就诊。

【用法用量】丸剂：

规格（1）水丸，饭后清茶冲服。一次3～6g，一日2次。

规格（2）浓缩丸，饭后清茶冲服。一次8丸，一日3次。

散剂：规格（1）、（2）饭后清茶冲服。一次3～6g，一日2次。

颗粒剂：规格（1）、（2）饭后用温开水或浓茶冲服。一次1袋，一日2次；儿童酌减。

片剂：饭后清茶送服。一次4～6片，一日3次。

【剂型规格】丸剂：（1）每袋装6g；（2）每8丸相当于原药材3g。

散剂：（1）每袋装3g；（2）每袋装6g。

颗粒剂：（1）每袋装4g；（2）每袋装7.8g。

片剂：每片重0.48g。

通天口服液 –142

【药物组成】川芎、赤芍、天麻、羌活、白芷、细辛、菊花、薄荷、防风、茶叶、甘草。

【功能主治】活血化瘀，祛风止痛。用于瘀血阻滞、风邪上扰所致的偏头痛，症见头部胀痛或刺痛、痛有定处、反复发作、头晕目眩，或恶心呕吐、恶风；用于轻中度中风病（轻中度脑梗死）恢复期瘀血阻络挟风证，症见半身不遂、口舌歪斜、语言不利、肢体麻木等。

【方　　解】方中川芎既能行气活血，又能祛风止痛，上行头目，血中之气药，为君药。天麻平肝息风，通络止痛，通络脉而止疼痛，息肝风而定眩晕；羌活解表散寒，祛风胜湿，止痛；白芷解表祛风，止痛，三药相合，既能平息肝阳所化之风，又能祛散外风，行气止痛，共为臣药。赤芍活血和血，通络止痛；菊花、薄荷辛凉疏风，清肝解郁，清利头目；防风、细辛祛风散寒，通窍止痛，共为佐药。茶叶清利头目，载诸药上行，苦泻风热；甘草调和诸药，合为使药。合而用之，共奏活血化瘀、祛风止痛之功。

【临床应用】1.头痛　由瘀血阻滞，风邪上扰所致，症见头部胀痛或刺痛，痛有定处，遇风加重，反复发作；血管神经性头痛、紧张性头痛及偏头痛见上述证候者。

2.眩晕　由风阳上扰所致，症见头晕目眩，恶心呕吐，遇风尤甚；原发性高血压病、椎基底动脉供血不足见上述证候者。

【不良反应】1. 少数患者出现胃痛、皮疹等。

2. 少数患者用药后出现肝功能异常（ALT、AST）升高。

3. 少数患者用药后出现凝血功能异常。

【禁　　忌】出血性脑血管病、阴虚阳亢患者和孕妇禁用。

【注意事项】1. 久病气虚、血虚所致头痛者不宜服用。

2. 肝火上炎头痛者慎用。

3. 服药期间忌辛辣、油腻食物。

4. 合并高血压者慎用，用药期间注意血压的观察。

5. 本品在用药过程中应该定期检查肝功能、凝血功能等。

6. 用药过程中出现过敏反应者应及时停药。

7. 本品不宜超疗程使用，超疗程使用的安全性和有效性尚无法确定。

【用法用量】口服。用于瘀血阻滞、风邪上扰所致的偏头痛，第1日：即刻、服药1h后、2h后、4h后各服10mL，以后每6h服10mL。第2日、3日：一次10mL，一日3次，3d为1个疗程，或遵医嘱；用于轻中度中风病（轻中度脑梗死）恢复期瘀血阻络挟风证，一次20mL，一日3次，疗程为4周。

【剂型规格】合剂：每支装10mL。

二、平肝息风

松龄血脉康胶囊 –143

【药物组成】鲜松叶、葛根、珍珠层粉。

【功能主治】平肝潜阳，镇心安神。用于肝阳上亢所致的头痛、眩晕、急躁易怒、心悸、失眠；高血压病及原发性高脂血症见上述证候者。

【方　　解】方中鲜松叶平肝潜阳，镇心安神，为君药。葛根活血利脉，通络止痛；珍珠层粉镇心安神，共为臣药。诸药合用，共奏平肝潜阳、镇心安神之功。

【临床应用】1.**头痛**　由肝阳上亢所致，症见头痛，耳鸣，心烦易怒，目赤，口苦，夜寐不安，舌红少苔，脉弦细数等；高血压病见上述证候者。

　　　　　　2.**眩晕**　由肝阳上亢所致，症见眩晕，耳鸣，少寐多梦，心烦胸闷，目赤，口苦，舌红少苔，脉弦细数等；高血压病及原发性高脂血症见上述证候者。

　　　　　　3.**心悸**　因肝阳上亢所致，症见心悸，少寐多梦，急躁易怒，腰膝酸软，眩晕，耳鸣，口苦咽干，舌红少苔，脉弦细数；高血压病及原发病高脂血症见上述证候者。

　　　　　　4.**失眠**　因肝阳上亢所致，症见少寐多梦，心烦易怒，眩晕，耳鸣，目赤，口苦，舌红少苔，脉弦细数；高血压病及原发性高脂血症见上述证候者。

【不良反应】个别患者服药后出现轻度恶心、腹泻、胃脘胀满等，饭后服用有助于减轻或改善这些症状。

【禁　　　忌】尚不明确。

【注意事项】1. 气血不足证者慎用。

　　　　　　2. 忌烟酒及辛辣、油腻食物。

　　　　　　3. 高血压持续不降者及出现高血压危象者应及时到医院就诊。

　　　　　　4. 本品易吸潮，开瓶取药后应立即拧紧瓶盖，密闭保存。

　　　　　　5. 如因保存不当，导致本品出现吸潮结块等性状改变，请勿继续使用。

【用法用量】口服。一次3粒，一日3次；或遵医嘱。

【剂型规格】胶囊：每粒装0.5g。

丹珍头痛胶囊 –144

【药物组成】高原丹参、夏枯草、熟地黄、珍珠母、鸡血藤、川芎、当归、白芍、菊花、蒺藜、钩藤、细辛。

【功能主治】平肝息风，散瘀通络，解痉止痛。用于肝阳上亢，瘀血阻络所致的头痛，背痛颈酸，烦躁易怒。

【方　　解】方中高原丹参祛瘀止痛，清心安神；川芎行血活血，祛风止痛，上行头目，为治头痛之要药，二者共为君药。夏枯草、菊花可清肝热，泻肝火；熟地黄、白芍、鸡血藤、当归能补血滋阴，舒筋活络，化瘀止痛，合为臣药。钩藤、蒺藜、珍珠母能平肝息风，疏肝解郁，镇心安神；细辛可散寒化痰，通窍止痛，共为佐药。诸药合用，有平肝息风、散瘀通络、解痉止痛之效。

【临床应用】头痛 因肝阳偏亢或瘀血阻络所致，症见头胀痛或刺痛，头晕目眩，心烦易怒，失眠多梦或头痛经久不愈，日轻夜重，舌红苔薄黄，脉弦细或舌暗红有瘀斑，苔薄白，脉细涩者；原发性头痛（偏头痛、紧张性头痛、丛集性头痛），高血压性头痛见上述证候者。

【不良反应】尚不明确。

【禁　　忌】肾脏病患者、孕妇、新生儿禁用。

【注意事项】1. 痰浊所致头痛不宜单独使用。

2. 服药期间饮食应清淡，忌烟酒、油腻、辛辣之品。

3. 本品含有马兜铃科植物细辛，应在医生指导下使用，定期复查肾功能。

【用法用量】口服。每次3～4粒，一日3次；或遵医嘱。

【剂型规格】胶囊：每粒装0.5g。

三、祛风化瘀

正天丸（胶囊）–145

【药物组成】钩藤、白芍、川芎、当归、地黄、白芷、防风、羌活、桃仁、红花、细辛、独活、麻黄、黑顺片、鸡血藤。

【功能主治】疏风活血，养血平肝，通络止痛。用于外感风邪、瘀血阻络、血虚失养、肝阳上亢引起的偏头痛、紧张性头痛、神经性头痛、颈椎病型头痛、经前头痛。

【方　　解】方中川芎活血行气，祛风止痛，为君药。当归、桃仁、红花、鸡血藤活血祛瘀，通络止痛，为臣药。黑顺片、麻黄、白芷、防风、独活、羌活、细辛散寒，祛风，除湿，通络止痛；钩藤平肝止痉；地黄、白芍滋阴养血，柔肝止痛，共为佐使药。诸药合用，共奏疏风活血、养血平肝、通络止痛之功。

【临床应用】头痛 由外感风邪、瘀血阻络所致，症见头面疼痛经久不愈，痛处固定不移，或局部跳痛，舌质紫暗或瘀斑；神经性头痛见上述证候者。

【不良反应】1. 个别病例服药后谷丙转氨酶轻度升高；偶有口干、口苦、腹痛及腹泻。

2. 文献报道本品可引起皮疹、过敏性皮炎、大疱型固定性药疹、荨麻疹型药疹、神经性尿潴留、急性胃黏膜出血、泌乳。

【禁　　忌】1. 孕妇、哺乳期妇女禁用。

2. 肝肾功能不全者禁用。

【注意事项】 1. 宜饭后服用。

2. 服药期间忌烟酒及辛辣、油腻食物。

3. 运动员、过敏体质者慎用。

4. 儿童及年老体弱者应在医师指导下服用。

5. 高血压、心脏病患者慎服。有肝病、糖尿病、肾病等慢性病严重者应在医师指导下服用。

6. 严格按用法用量服用，本品不宜长期服用。初发头痛服药 3d 症状无缓解，应去医院就诊；经常性头痛服药 15d 症状无缓解，应去医院就诊。

7. 高血压头痛及不明原因的头痛，应去医院就诊。

8. 用药期间注意血压监测；有心脏病史者，用药期间注意检测心律情况。

【用法用量】 丸剂：饭后服用。一次6g，一日2～3次，15d为1个疗程。

胶囊：口服。一次2粒，一日3次，疗程2周。

【剂型规格】 丸剂：每袋装6g。

胶囊：每粒装0.45g。

四、养血祛风

养血清脑丸（颗粒）-146

【药物组成】 当归、川芎、白芍、熟地黄、钩藤、鸡血藤、夏枯草、决明子、珍珠母、延胡索、细辛。

【功能主治】 养血平肝，活血通络。用于血虚肝旺所致的头痛，眩晕眼花，心烦易怒，失眠多梦。

【方　解】 方中熟地黄甘、微温，归肝、肾经，能够补血滋阴，益精填髓；当归甘、辛，温，具有补血活血，调经止痛之功，二药合用，滋阴养血，补肾益肝，兼有活血通脉之能，共为君药。钩藤甘、微寒，能够息风止痉，清热平肝；珍珠母甘、咸，寒，能够潜阳安神，清热平息肝风；决明子甘、苦，微寒，归肝、大肠经，能够清肝明目，润肠通便；夏枯草苦、辛，寒，清肝火，解郁结，共为臣药。白芍滋阴养血，川芎活血行气，合归、芍而成养血和营之用；鸡血藤、延胡索补血活血，化瘀行气，舒筋通络，养血祛风，共为佐药。细辛散风通窍止痛，又可制约方中凉药之性，能够补而不滞，滋而不腻，为使药。诸药相合，标本兼治，共奏养血平肝、活血通络之功。

【临床应用】1.**头痛** 多因血虚肝旺所致，症见头痛、眩晕、视物昏花、心悸、失眠；原发性高血压、血管神经性头痛见上述证候者。

2.**眩晕** 系由血虚肝旺所致，症见头晕、乏力、心悸、失眠、多梦、两目干涩、视物昏花；原发性高血压见上述证候者。

3.**不寐** 系由心肝血虚，血不养神所致，症见失眠多梦、心悸、乏力；神经衰弱见上述证候者。

此外，本品还可用于治疗慢性脑供血不足、脑卒中后抑郁、椎动脉型颈椎病。

【不良反应】偶见恶心、呕吐，罕见皮疹，停药后即可消失。

【禁　　忌】孕妇禁用。

【注意事项】1. 外感或湿痰阻络所致头痛、眩晕者慎用。

2. 脾虚便溏者慎用。

3. 服药期间饮食宜用清淡易消化食物，忌烟、酒及辛辣、油腻食物。

4. 本品有平缓的降压作用，低血压者慎用。

5. 肝病、肾病、糖尿病等慢性病严重者应在医师指导下服用。

6. 儿童、哺乳期妇女、年老体弱者应在医师指导下服用。

7. 严格按用法用量服用，本品不宜长期服用。服药3d症状无缓解，应去医院就诊。

【用法用量】丸剂：口服。一次1袋，一日3次。

颗粒剂：口服。一次1袋，一日3次。

【剂型规格】丸剂：每袋装2.5g。

颗粒剂：每袋装4g。

消银颗粒（片）-147

【药物组成】地黄、牡丹皮、赤芍、当归、苦参、金银花、玄参、牛蒡子、蝉蜕、白鲜皮、大青叶、红花、防风。

【功能主治】清热凉血，养血润燥，祛风止痒。用于血热风燥型白疕和血虚风燥型白疕。症见皮疹为点滴状，基底鲜红色，表面覆有银白色鳞屑，或皮疹表面覆有较厚的银白色鳞屑，较干燥，基底淡红色，瘙痒较甚等。

【方　解】方中地黄、玄参、牡丹皮凉血润燥，为君药。金银花、大青叶清热凉血解毒，当归、赤芍、红花活血化瘀通络，共为臣药。苦参、白鲜皮、防风、牛蒡子、蝉蜕疏风止痒清热，共为佐药。诸药合用，共奏清热凉血、养血润肤、祛风止痒之功。

【临床应用】白疕　因血热风燥或血虚风燥所致，症见皮疹色鲜红或淡红，呈点滴状或片状，表面覆有白色鳞屑或鳞屑较厚，刮之可见薄膜现象，筛状出血，瘙痒；银屑病见上述证候者。

文献报道，本品尚可治疗玫瑰糠疹，辅助治疗慢性荨麻疹。

【不良反应】1. 消化系统：恶心、呕吐、腹胀、腹痛、腹泻、肝功能异常等。

2. 皮肤及其附件：瘙痒、皮疹等皮肤过敏反应。

3. 神经系统：头晕、头痛等。

4. 呼吸系统：胸闷、呼吸困难等。

5. 个案报道，有上消化道出血、月经紊乱、阴道出血、男性性功能障碍的病例。

6. 文献报道，患者服用常规剂量消银片后，可出现谷丙转氨酶升高、诱发急性白血病，长期服用可引起光感性皮炎。

【禁　　忌】孕妇禁用。

【注意事项】1. 脾胃虚寒者慎用。

2. 忌辛辣、油腻及海鲜食物，忌烟酒。

3. 有出血倾向者慎用。

4. 儿童用药的安全性尚未验证，用量宜减或遵医嘱。

5. 建议服药期间定期检查肝功能，有慢性肝病或肝功能异常者慎用。

【用法用量】颗粒剂：开水冲服。一次3.5g，一日3次。1个月为1个疗程。

片剂：规格（1）、（2）口服。一次5～7片，一日3次。1个月为1个疗程。

【剂型规格】颗粒剂：每袋装3.5g。

片剂：（1）糖衣片片芯重0.3g；（2）薄膜衣片每片重0.32g。

润燥止痒胶囊 -148

【药物组成】何首乌、制何首乌、生地黄、桑叶、苦参、红活麻。

【功能主治】苗医：怡象任早，墟瘕任者，滇劫挡祛卡，任哈赊嘎；雪皮风症。

中医：养血滋阴，祛风止痒，润肠通便。用于血虚风燥所致的皮肤瘙痒，痤疮，便秘。

【方 解】方中生何首乌与制何首乌合用，有滋补肝肾、养血润燥、润肠通便之功；生地黄具有养阴生津、凉血清热作用；桑叶润燥祛风，透散内热；苦参能清热燥湿，祛风止痒，解毒消痤；红活麻祛风除湿，利水消肿。诸药配伍，共奏养血滋阴、祛风止痒、润肠通便之功。

【临床应用】1.粉刺　因血热蕴阻肌肤所致，症见颜面红斑、粉刺、毛囊一致性丘疹、脓包，以额头、口鼻周围为多，常伴有皮肤灼热，干渴喜冷饮，大便偏干；痤疮见上述证候者。

2.瘙痒　因血虚风燥所致，症见皮肤剧烈瘙痒，遇热易发作，入夜尤甚，夜寐不安，皮肤初无损害，但于过度搔抓后出现抓痕、血痂、色素沉着、湿疹化、苔藓样变等；皮肤瘙痒症见上述证候者。

3.便秘　因阴虚血燥，热结大肠所致，症见大便干结，腹胀腹痛，形体消瘦，头晕耳鸣，心烦，舌质红，脉细数；功能性便秘见上述证候者。

【不良反应】1. 消化系统：恶心、呕吐、腹痛、腹泻、胃肠不适等表现，有肝功能异常的个案报告。

2. 皮肤及其附件：皮疹、瘙痒。

3. 精神神经系统：头痛、头晕。

【禁 忌】肝功能失代偿者禁用。

【注意事项】1. 忌烟酒、辛辣、油腻及腥发食物。

2. 用药期间不宜同时服用温热性药物。

3. 患处不宜用热水洗烫。

4. 孕妇慎用，儿童、年老体弱及患有其他疾病者应在医师指导下服用。

5. 因糖尿病、肾病、肝病、肿瘤等疾病引起的皮肤瘙痒不宜使用。

6. 本品含何首乌，定期检测肝肾功能。

7. 切忌用手挤压患处，如有大量结节、囊肿、脓疱等应去医院就诊。

8. 不宜滥用化妆品及外涂药物，必要时应在医师指导下使用。

9. 服药7d症状无缓解，应去医院就诊。

【用法用量】口服。一次4粒，一日3次，2周为1个疗程。

【剂型规格】胶囊：每粒装0.5g。

五、祛风通络

华佗再造丸 –149

【药物组成】川芎、吴茱萸、冰片等。

【功能主治】活血化瘀，化痰通络，行气止痛。用于痰瘀阻络之中风恢复期和后遗症，症见半身不遂、拘挛麻木、口眼歪斜、言语不清。

【临床应用】中风　由瘀血或痰湿闭阻经络而致半身不遂，口舌歪斜，手足麻木，疼痛拘挛，肢体沉重疼痛或活动不利，舌质紫暗，舌下脉络瘀曲；中风恢复期见上述证候者。

【不良反应】1. 胃肠系统：恶心、呕吐、腹痛、腹胀、腹泻、便秘、口干、口苦、胃灼热、反酸等。

2. 神经系统：头晕、头痛等，有肢体麻木、舌麻木个案报告。

3. 心血管系统：胸闷、心悸等。

4. 皮肤：皮疹、瘙痒等。

5. 其他：发热，有呼吸急促、肝功能异常、肾功能异常个案报告。

【禁　　忌】1. 孕妇禁用。

2. 脑出血急性期者禁用。

【注意事项】1. 中风痰热壅盛证，表现为面红耳赤，大便秘结者不宜用。

2. 服药期间忌辛辣、生冷、油腻食物，忌烟酒。

3. 服药期间如有燥热感，可用白菊花蜜糖水送服，或减半服用，必要时暂停服用1～2d。

4. 平素大便干燥者慎用。

5. 运动员慎用。

6. 肝肾功能异常者慎用。

7. 常用量：每日8g（约48～50丸），早晚各服1次。连服10d，停药1d，30d为1个疗程，可连服3个疗程。预防量与维持量每次4g，早晚各服1次。

【用法用量】规格（1）、（2）口服。一次4～8g，一日2～3次，重症一次8～16g；或遵医嘱。

【剂型规格】丸剂：（1）每袋装8g；（2）每瓶装80g。

小活络丸 –150

【药物组成】胆南星、制川乌、制草乌、地龙、乳香（制）、没药（制）。

【功能主治】祛风散寒，化痰除湿，活血止痛。用于风寒湿邪闭阻、痰瘀阻络所致的痹病，症见肢体关节疼痛，或冷痛，或刺痛，或疼痛夜甚、关节屈伸不利、麻木拘挛。

【方　　解】方中制川乌、制草乌温经散寒，祛风除湿，通痹止痛，为君药。胆南星燥湿化痰，祛经络之风痰及湿邪，并能止痛；乳香、没药行气活血，化络中瘀血，亦可止痛，三者并为臣药。地龙走窜，通经活络，有佐使之用。诸药共奏祛风散寒、化痰除湿、活血止痛之功。

【临床应用】痹病　因风寒湿邪闭阻，痰瘀阻络所致，症见肢体关节疼痛，酸楚重着，麻木，遇阴寒潮湿加剧，或关节肿大，屈伸不利，步履艰难，行动受阻，舌苔薄白或白腻，脉弦紧；类风湿关节炎、骨关节炎、强直性脊柱炎、大骨节病、臀肌筋膜炎见上述证候者。

此外，还有小活络丹用于治疗坐骨神经痛的文献报道。

【不良反应】服用本品有致心律失常、药疹、急性胃黏膜出血的个案报道。

【禁　　忌】孕妇及哺乳期妇女禁用。

【注意事项】1. 湿热瘀阻或阴虚有热者慎用。

2. 脾胃虚弱者慎用。

3. 严重心脏病，高血压，肝、肾疾病者不宜用。

4. 宜饭后服用，且不可长期、过量服用。

5. 本品含乌头碱，应严格在医生指导下按规定量服用。不得任意增加服用量和服用时间。服药后如果出现唇舌发麻、头痛头昏、腹痛腹泻、心烦欲呕、呼吸困难等情况，应立即停药并到医院就诊。

【用法用量】规格（1）大蜜丸，黄酒或温开水送服。一次1丸，一日2次。

规格（2）浓缩丸，黄酒或温开水送服。一次6丸，一日1～2次；或遵医嘱。

【剂型规格】丸剂：（1）每丸重3g；（2）每6丸相当于原生药2.3g。

复方风湿宁胶囊（片）–151

【药物组成】两面针、野木瓜、宽筋藤、过岗龙、威灵仙、鸡骨香。

【功能主治】祛风除湿，活血散瘀，舒筋止痛。用于风湿痹痛。

【方　　解】方中野木瓜祛风消肿、散瘀止痛，为治风湿肿痛、关节拘挛的良药；两面针祛风散寒、消肿除痹，二药合用以加强祛风除痹、散寒止痛之力，共为君药。过岗龙祛风除湿、舒筋活络、活血化瘀、健脾补虚；鸡骨香行气止痛、祛风除湿，共为臣药。威灵仙祛风湿、除痹痛；宽筋藤舒筋活络、祛风止痛，共为佐使药，以达络搜风，除痹止痛，并加强君臣药的祛风湿、散寒邪的功效。诸药合用共奏祛风除湿、活血散瘀、舒筋止痛之功。

【临床应用】1.**痹病**　由风寒湿邪痹阻经络，气血运行不畅，寒湿与瘀血交阻，内舍筋骨所致，症见关节疼痛较剧，局部肿胀重着，畏寒喜温，或关节肿大变形，屈伸不利，甚则关节强直，肢体麻木，晨僵；风湿性关节炎、类风湿关节炎见上述证候者。

2.**跟痛症**　由肾虚筋骨失养，复感风寒湿邪侵袭，寒凝血滞所致，症见晨起站立时疼痛明显，行走片刻后疼痛减轻，行走过久疼痛又加重；跟骨骨刺、跟下滑囊炎、跟腱炎、足跟纤维脂肪垫炎、外伤性跟骨疼痛见上述证候者。

【不良反应】尚不明确。

【禁　　忌】儿童、孕妇禁用。

【注意事项】1. 热痹者不适用，主要表现为关节肿痛如灼、痛处发热，疼痛窜痛无定处，口干唇燥。

2. 忌寒凉及油腻食物。

3. 忌与酸味食物同服。

4. 本品宜饭后服用，不能过量服用。

5. 不宜在服药期间同时服用其他泻火及滋补性中药。

6. 有高血压、心脏病、糖尿病、肝病、肾病等慢性病严重者应在医师指导下服用。

7. 严格按照用法用量服用，年老体弱者应在医师指导下服用。

8. 服药7d症状无缓解，应去医院就诊。

【用法用量】胶囊：口服。一次5粒，一日3～4次。

片剂：

规格（1）、（2）口服。一次5片，一日3～4次。

规格（3）口服。一次2片，一日3～4次。

【剂型规格】胶囊：每粒装0.3g。

片剂：（1）基片重0.2g；（2）薄膜衣片每片重0.21g；（3）薄膜衣片每片重0.48g。

第十五节　祛湿剂

一、散寒除湿

风湿骨痛胶囊（片）–152

【药物组成】 制川乌、制草乌、麻黄、红花、木瓜、乌梅、甘草。

【功能主治】 温经散寒，通络止痛。用于寒湿闭阻经络所致的痹病，症见腰脊疼痛、四肢关节冷痛；风湿性关节炎见上述证候者。

【方　　解】 方中制川乌、制草乌皆辛热燥烈之品，可散经络之风湿，逐内里之寒邪，功擅温经散寒止痛，故为君药。麻黄、红花温经散寒，宣散气血，其中麻黄辛温发散，助川乌、草乌温散寒湿；红花温通活血，助君药散瘀消肿而止痛，并为臣药。木瓜、乌梅、甘草三药相合，酸甘化阴，舒筋活络，缓急止痛，并制川乌、草乌辛燥刚烈之性，为佐药。甘草又能调和诸药，兼为使药。诸药共奏温经散寒、通络止痛之功。

【临床应用】 痹病　由寒湿阻络所致，症见肢体关节疼痛，喜温畏寒，或关节肿胀，局部僵硬，肢体麻木，活动不利，或颈肩腰背疼痛，遇寒痛增，苔白腻，脉弦紧；类风湿关节炎、强直性脊柱炎、骨关节病、颈椎病、腰椎骨质增生见上述证候者。

【不良反应】 尚不明确。

【禁　　忌】 1. 孕妇及哺乳期妇女禁用。

　　　　　　2. 严重心脏病，高血压，肝、肾疾病者忌服。

【注意事项】 1. 阴虚火旺或湿热痹病者慎用。

　　　　　　2. 运动员慎用。

　　　　　　3. 心功能不全，心律失常，高血压，青光眼者慎用。

　　　　　　4. 本品含乌头碱，应严格在医生指导下按规定量服用，不得任意增加服用量和服用时间。服药后如果出现唇舌发麻、头痛头昏、腹痛腹泻、心烦欲呕、呼吸困难等情况，应立即停药并到医院就诊。

【用法用量】胶囊：口服。一次2～4粒，一日2次。

片剂：

规格（1）口服。一次4～6片，一日2次。

规格（2）口服。一次2～4片，一日2次。

【剂型规格】胶囊：每粒装0.3g。

片剂：（1）每片重0.36g；（2）每片重0.37g。

追风透骨丸 -153

【药物组成】制川乌、白芷、制草乌、香附（制）、甘草、白术（炒）、没药（制）、麻黄、川芎、乳香（制）、秦艽、地龙、当归、茯苓、赤小豆、羌活、天麻、赤芍、细辛、防风、天南星（制）、桂枝、甘松。

【功能主治】祛风除湿，通经活络，散寒止痛。用于风寒湿痹，肢节疼痛，肢体麻木。

【方　　解】方中制川乌、制草乌、麻黄、桂枝、细辛、白芷、秦艽、防风、羌活、天麻、地龙合用，以温经散寒，祛风通络。其中制川乌、制草乌性热温通，逐风寒湿邪为擅长；麻黄、桂枝、细辛、白芷辛散温通可散寒通滞；秦艽、防风、羌活、天麻、地龙祛风散寒，胜湿止痛。根据"治风先治血，血行风自灭"理论，取当归、川芎、赤芍、制乳香、制没药、香附合用，以活血化瘀，通经活络。其中当归、川芎、赤芍活血化瘀而止痛；制乳香、制没药、香附行气散瘀，蠲痹止痛。茯苓、白术、制天南星、甘松健脾燥湿，化痰通络。赤小豆解毒消肿止痛；甘草缓急止痛，缓和药性。全方标本兼治，共收祛风除湿、通经活络、散寒止痛之效。

【临床应用】痹病　风寒湿邪痹阻经络，血行不畅所致，症见肢体关节疼痛，痛有定处，感寒加重，关节屈伸不利，或畏寒肢冷，肌肤麻木不仁，舌淡苔白腻，脉弦紧或濡缓；骨关节炎、类风湿关节炎、坐骨神经痛见上述证候者。

【不良反应】1. 消化系统：恶心、呕吐、呃逆、胃烧灼感、腹胀、腹痛、腹泻等。

2. 皮肤：皮疹、瘙痒、皮肤潮红等。

3. 神经系统：头晕、头痛、口舌麻木、肢体麻木等。

4. 心血管系统：心悸、胸闷，有血压升高和心律失常个案报告。

5. 全身性反应：过敏反应、水肿等。

【禁　　忌】1. 孕妇禁用。

2. 风热痹者忌服。

【注意事项】1. 湿热痹阻、脾胃湿热、脾胃虚弱者慎用。

2. 心功能不全，高血压，冠心病，青光眼及肝肾功能不全者慎用。

3. 运动员慎用。

4. 本品含制川乌、制草乌、制天南星，应在医师指导下严格按说明书规定量服用，不得任意增加用量和服用时间。本品不宜长期服用。服药后如果出现头痛、头晕、口舌麻木、心烦欲呕、心悸、呼吸困难、过敏反应等情况，应立即停药并到医院就诊。

【用法用量】口服。一次6g，一日2次。

【剂型规格】丸剂：每10丸重1g。

正清风痛宁缓释片（片）–154

【药物组成】盐酸青藤碱。

【功能主治】祛风除湿，活血通络，利水消肿。用于风湿与类风湿性关节炎属风寒湿痹证者，症见肌肉酸痛，关节肿胀，疼痛，屈伸不利，麻木僵硬等。亦用于慢性肾炎（普通型为主）属湿邪瘀阻证者，症见反复浮肿，腰部酸痛，肢体困重，尿少，舌质紫暗或有瘀斑，苔腻等。

【方　　解】本品采用从青风藤中提取的盐酸青藤碱为原料制成。青风藤苦、辛，性平，《本草纲目》载其："治风湿流注，历节，鹤膝，麻痹瘙痒，损伤疮肿"。功能为祛风湿，通经络，利小便。因此，本品功能祛风除湿，活血通络，利水消肿。

【临床应用】1.痹病　因风寒湿邪闭阻经络关节所致，症见四肢关节肿胀冷痛、屈伸不利，夜间痛甚，或恶风畏寒，肢体麻木，舌质暗红，或有瘀斑，舌苔薄白，脉弦紧或细涩；类风湿关节炎、风湿性关节炎见上述证候者。

2.水肿　因湿邪瘀阻所致，症见反复浮肿，腰部酸痛，肢体困重，尿少，舌质紫暗或有瘀斑，苔腻；慢性肾炎见上述证候者。

此外，有报道用于坐骨神经痛、慢性肾炎、单纯血尿性IgA肾病、带状疱疹后神经痛、海洛因成瘾。

【不良反应】1. 皮肤潮红，灼热，瘙痒，皮疹。

2. 偶见胃肠不适，恶心，食欲减退，头昏，头痛，多汗。

3. 少数患者发生白细胞减少和血小板减少。

4. 罕见乏力、口干、胸闷、嗜睡。

5. 文献报道，服用本品临床偶见月经紊乱、心律失常、耳鼻喉过敏反应等不良反应。

【禁　　忌】1. 孕妇禁用。

2. 哺乳期妇女忌用。

3. 有哮喘史、肝肾功能不全者及对青藤碱过敏者禁用。

【注意事项】1. 本品性偏温，适于风寒湿痹，湿热痹者慎用。

2. 有胃病史者应慎用。

3. 定期复查血常规（建议每月检查1次），并注意观察肝功能、血糖和胆固醇。

4. 如出现过敏反应应及时停药并及时处理。

5. 少数患者发生白细胞减少等副作用时，应立即停药。

6. 使用本品期间服用黄葵、雷公藤、白芍总苷等制剂有增加不良反应的风险。

【用法用量】缓释片：口服。用于风寒湿痹证者：每次1～2片，一日2次，2个月为1个疗程；用于慢性肾炎（普通型为主）患者：每次2片，一日2次，3个月为1个疗程。

片剂：口服。一次1～4片，一日3次，2个月为1个疗程。

肠溶片：口服。一次1～4片，一日3次，2个月为1个疗程。

【剂型规格】缓释片：每片含盐酸青藤碱60mg。

片剂：每片含盐酸青藤碱20mg。

肠溶片：每片含盐酸青藤碱20mg。

二、消肿利水

五苓散（胶囊、片）–155

【药物组成】泽泻、茯苓、猪苓、白术（炒）、肉桂。

【功能主治】温阳化气，利湿行水。用于膀胱化气不利，水湿内聚引起的小便不利，水肿腹胀，呕逆泄泻，渴不思饮。

【方　　解】方中泽泻甘淡渗湿，入肾、膀胱经，功善利水渗湿消肿，重用为君药。茯苓、猪苓甘淡渗湿，健脾利湿，通利小便，增强君药利水渗湿之效，共为臣药。白术味苦性温，补气健脾，燥湿利水；肉桂味辛性热，补火助阳，温阳化气，以助膀胱气化，共为佐药。诸药合用，共奏温阳化气、利湿行水之功。

【临床应用】1.水肿　因阳气不足，膀胱气化无力，水湿内停所致，症见小便不利，肢体水肿，腹胀不适，呕逆泄泻，渴不思饮；慢性肾炎见上述证候者。

2.蓄水　因外感表证未尽，病邪随经入里，影响膀胱气化功能所致，症见发汗后，微热，口渴不欲饮，小便不利，脉浮；尿潴留见上述证候者。

3.痰饮　由水湿内蓄于下，挟气上攻所致，症见脐下悸动，头眩，吐涎沫，短气而咳，小便不利，舌苔白腻，脉濡；慢性支气管炎见上述证候者。

4.泄泻　由脾胃湿困，清气不升，浊气不降所致，症见泄泻如水或稀薄，呕吐，身重，体倦，或兼烦渴，小便不利，舌苔白腻，脉沉缓；慢性肠炎见上述证候者。

此外，还可治疗抗精神病药物引起的水肿。

【不良反应】尚不明确。

【禁　　忌】尚不明确。

【注意事项】1. 湿热下注，气滞水停，风水泛溢所致的水肿者慎用。

2. 因痰热犯肺、湿热下注或阴虚津少所致之喘咳、泄泻、小便不利不宜使用。

3. 服药期间饮食宜清淡，不宜进食辛辣、油腻食物。

4. 本品含温热及渗利药物，孕妇慎用。

【用法用量】散剂：规格（1）、（2）口服。一次6～9g，一日2次。

胶囊：口服。一次3粒，一日2次。

片剂：口服。一次4～5片，一日3次。

【剂型规格】散剂：（1）每袋重6g；（2）每袋重9g。

胶囊：每粒装0.45g。

片剂：每片重0.35g。

三、清热通淋

癃清片（胶囊）-158

【药物组成】败酱草、白花蛇舌草、金银花、黄连、黄柏、泽泻、车前子、牡丹皮、赤芍、仙鹤草。

【功能主治】清热解毒，凉血通淋。用于下焦湿热所致的热淋，症见尿频、尿急、尿痛、腰痛、小腹坠胀；亦用于慢性前列腺炎湿热蕴结兼瘀血证，症见小便频急，尿后余沥不尽，尿道灼热，会阴、少腹、腰骶部疼痛或不适等。

【方　解】方中败酱草辛苦性寒，功擅辛散苦泻，清热解毒及消痈排脓，为君药。白花蛇舌草清热解毒，利湿通淋；金银花清热解毒，散痈消肿；黄连、黄柏清热燥湿，泻火解毒，此四味为臣药，助君药清热通淋之功。泽泻、车前子利水通淋，导湿热下行；牡丹皮、赤芍清热凉血，止血祛瘀；仙鹤草收敛止血，解毒消肿，以上五味药既助君臣药力，又治兼症，共为佐药。诸药合用，共奏清热解毒、凉血通淋之功。

【临床应用】1.热淋　因湿热蕴结下焦所致，症见小便短数，尿色黄赤，淋沥涩痛，口咽干燥，舌苔黄腻，脉滑数；下尿路感染见上述证候者。

2.癃闭　由湿热内蕴，下注膀胱，或膀胱湿热阻滞，气化不利所致，症见小便短赤灼热，尿线变细，甚至点滴而出，小腹胀满，口渴不欲饮，舌红、苔黄腻，脉数；前列腺增生症见上述证候者。

此外，尚有治疗慢性前列腺炎、慢性前列腺炎（湿热瘀阻证）伴勃起功能障碍、老年2型糖尿病患者尿路感染的报道。

【不良反应】少数患者出现轻度胃部不适、恶心、胃脘胀痛，食欲不振。

【禁　　忌】尚不明确。

【注意事项】1. 体虚胃寒者不宜服用。

2. 淋痛属于肝郁气滞或脾肾两虚证者慎用。

3. 肝郁气滞、脾虚气陷、肾阳衰惫、肾阴亏耗所致癃闭者慎用。

4. 服药期间适当增加饮水，忌烟酒及辛辣、油腻食物，避免劳累。

【用法用量】片剂：口服。一次6片，一日2次，重症一次8片，一日3次。

胶囊：

规格（1）口服。一次6粒，一日2次，重症一次8粒，一日3次。

规格（2）口服。一次4粒，一日2次，重症一次5～6粒，一日3次。

【剂型规格】片剂：每片重0.6g。

胶囊：（1）每粒装0.4g；（2）每粒装0.5g。

三金片 –159

【药物组成】菝葜、金沙藤、金樱根、羊开口、积雪草。

【功能主治】清热解毒，利湿通淋，益肾。用于下焦湿热所致的热淋、小便短赤、淋沥涩痛、尿急频数；急慢性肾盂肾炎、膀胱炎、尿路感染见上述证候者；慢性非细菌性前列腺炎肾虚湿热下注证。

【方　　解】方中金沙藤性味甘寒，清热解毒、利尿通淋；菝葜性味甘平，利小便，消肿痛，二药为本方君药。羊开口和积雪草清热、利尿、除湿，增强君药的功效，为臣药。金樱根固肾缩尿、扶正固本，为佐药。全方配伍，共奏清热解毒、利湿通淋益肾之功。

【临床应用】热淋　因下焦湿热所致，症见小便短赤、淋沥涩痛、尿急频数，舌苔黄腻，脉滑数；尿路感染见上述证候者。

此外，尚有治疗慢性前列腺炎、良性前列腺增生症、再发性尿路感染、女性尿道综合征，对留置尿管的中风患者尿路感染有预防作用的报道。

【不良反应】1.偶见血清丙氨酸氨基转移酶（ALT）、血清门冬氨酸氨基转移酶（AST）轻度升高，血尿素氮（BUN）轻度升高，血白细胞（WBC）轻度降低。

2.本品可致皮肤过敏反应。

3.偶见恶心、呕吐、腹痛、腹泻、腹胀、口干、头晕、头疼、心悸等。

【禁　　忌】孕妇禁用。

【注意事项】1.淋痛属于肝郁气滞或脾肾两虚证者慎用。

2.服药期间注意多饮水，避免劳累。

3.服药期间忌烟酒及辛辣、油腻食物。

4.不宜在服药期间同时服用滋补性中药。

5.儿童、哺乳期妇女、年老体弱者应在医师指导下服用。

6.有高血压、心脏病、糖尿病、肝病、肾病等慢性病严重者应在医师指导下服用。

7.用药期间请注意肝、肾功能的监测，应避免与其他有肝肾毒性药物联合使用。

8.服药3d症状无缓解，应去医院就诊。

【用法用量】规格（1）口服。一次5片，一日3～4次。

规格（2）口服。慢性非细菌性前列腺炎：一次3片，一日3次，疗程为4周；其他适应证：一次3片，一日3～4次。

【剂型规格】片剂：（1）每片相当于原药材2.1g；（2）每片相当于原药材3.5g。

四、化瘀通淋

癃闭舒胶囊 –160

【药物组成】补骨脂、益母草、琥珀、金钱草、海金沙、山慈菇。

【功能主治】益肾活血，清热通淋。用于肾气不足、湿热瘀阻所致的癃闭，症见腰膝酸软、尿频、尿急、尿痛、尿线细，伴小腹拘急疼痛；前列腺增生症见上述证候者。

【方　　解】方中补骨脂性味辛温，温肾助阳，《三因方》谓其"治肾气虚冷，小便无度"，有辛通温补之效；益母草性味辛凉，活血祛瘀，利水消肿，善治水瘀互结病症，二药寒温相济，共为君药。琥珀利尿通淋，活血散瘀；金钱草、海金沙清热解毒，利尿通淋，此三味辅助君药，增强化瘀通淋利尿之力，共为臣药。山慈菇清热解毒散结，用为佐药。方中温补与寒凉合方化裁，补虚祛邪，寒不伤阳，诸药合用，共收益肾活血、清热通淋之效。

【临床应用】癃闭　肾元衰惫，膀胱气化无权，水湿内蕴，浊瘀阻滞所致，症见腰膝酸软，排尿不畅，尿流细小，甚至滴沥不畅，小便短急频数，灼热涩痛，小腹胀满，舌暗，苔黄腻，脉弦数等；前列腺增生症见上述证候者。

此外，尚有治疗慢性前列腺炎的报道。

【不良反应】1.文献报道，本品可引起肝功能异常及严重肝损害，并有影响射精的病例报告。

2.个别患者服药后有轻微的口渴感，恶心、呕吐、腹痛、腹胀、胃部不适、轻度腹泻、头晕、头痛、心悸等。

【禁　　忌】1.孕妇禁用。

2.肝功能损害者禁用。

【注意事项】1.肺热壅盛、肝郁气滞、脾虚气陷证癃闭皆慎用。

2.服药期间，忌辛辣、生冷、油腻食物及饮酒。

3.服用本品如出现尿黄及目黄、皮肤黄染或者生化指标异常等，应立即停药并及时就医。

【用法用量】规格（1）口服。一次3粒，一日2次。

规格（2）口服。一次2粒，一日2次。

【剂型规格】胶囊：（1）每粒装0.3g；（2）每粒装0.45g。

五、扶正祛湿

尪痹颗粒（胶囊、片）-161

【药物组成】地黄、熟地黄、续断、淫羊藿、骨碎补、狗脊（制）、羊骨、附子（制）、独活、桂枝、防风、伸筋草、威灵仙、红花、皂角刺、知母、白芍。

【功能主治】补肝肾，强筋骨，祛风湿，通经络。用于肝肾不足、风湿阻络所致的尪痹，症见肌肉、关节疼痛、局部肿大、僵硬畸形，屈伸不利，腰膝疲软、畏寒乏力；类风湿性关节炎见上述证候者。

【方　　解】方中地黄、熟地补肝肾，益精髓，逐血痹；续断、淫羊藿、骨碎补、制狗脊、羊骨益肝肾，强筋骨，祛风湿；制附子、独活、桂枝、防风、伸筋草、威灵仙合用，祛风散湿，通经活络止痛。红花、皂角刺、知母、白芍合用，以活血通络，养血舒筋；其中知母、白芍滋阴润燥，养血荣筋，并兼制诸药温燥之性。诸药相合，扶正祛邪，共奏补益肝肾、强筋健骨、祛风除湿、通经活络之功。

【临床应用】尪痹　由肝肾亏损，风湿阻络，内舍筋骨所致，症见关节疼痛或关节局部肿痛，重着，麻木，畏寒喜温，或关节肿大变形，屈伸不利，甚则关节强直，足跛不能行，胫屈不能伸，肌肉瘦削；类风湿关节炎见上述证候者。

此外，还用于风湿病、膝骨关节炎。

【不良反应】文献报道本品有恶心、呕吐、腹痛、头晕、皮疹、皮肤瘙痒等不良反应。

【禁　　忌】孕妇禁用。

【注意事项】1. 属湿热实证者慎用。

2. 服药期间，忌生冷食物。

3. 有高血压、心脏病、肝病、肾病等慢性病严重患者应在医师指导下服用。

【用法用量】颗粒剂：规格（1）、（2）开水冲服。一次6g，一日3次。

胶囊：口服。一次5粒，一日3次。

片剂：

规格（1）口服。一次7~8片，一日3次。

规格（2）口服。一次4片，一日3次。

【剂型规格】颗粒剂：（1）每袋装3g；（2）每袋装6g。

胶囊：每粒装0.55g。

片剂：（1）每片重0.25g；（2）每片重0.5g。

风湿液 –162

【**药物组成**】桑寄生、牛膝、鹿角胶、鳖甲胶、羌活、独活、秦艽、防风、木瓜、当归、白芍、川芎、红花、白术、红曲、甘草。

【**功能主治**】补养肝肾，养血通络，祛风除湿。用于肝肾血亏、风寒湿痹引起的关节疼痛，四肢麻木，以及风湿、类风湿性疾病见上述证候者。

【**方　　解**】方中以桑寄生、牛膝补肝肾，强筋骨，祛风湿，舒筋络；鹿角胶、鳖甲胶为血肉有情之品，鹿角胶益肝肾，补精血，温助肾中阳气；鳖甲胶擅养肾中真阴，四药补益肝肾，强壮筋骨，合为君药。以羌活、独活、秦艽、防风、木瓜祛风除湿，通络止痛；取当归、白芍、川芎、红花养血柔肝，活血通络，九味共为臣药。另遣白术、红曲健脾益气，和胃消食以助化湿，为佐药。甘草调和诸药，为使药。诸药合用，共奏补益肝肾、养血活血、祛风除湿、通络止痛之功。

【**临床应用**】痹病　由肝肾精血不足，风湿入侵，闭阻经络所致，症见肢体、关节、肌肉、筋骨疼痛，或肢体麻木重着、屈伸不利，关节肿大；风湿性关节炎、类风湿关节炎见上述证候者。

此外，本品还可用于软组织损伤、肩周炎、强直性脊柱炎、增生性关节炎。

【**不良反应**】有服用本品出现胸闷、呼吸困难、面部出汗，或皮肤潮红、丘疹、瘙痒等过敏反应的文献报道。

【**禁　　忌**】1. 儿童、孕妇、月经期妇女禁用。

2. 对酒精过敏者禁用。

【**注意事项**】1. 湿热痹者慎用。主要表现为关节肿痛如灼、痛处发热，疼痛窜痛无定处，口干唇燥。

2. 有高血压、心脏病、肝病、糖尿病、肾病等慢性病严重者应在医师指导下服用。

3. 本品宜饭后服用。

4. 忌寒凉及油腻食物。

5. 哺乳期妇女、年老体弱者应在医师指导下服用。

6. 不宜在服药期间同时服用其他泻火及滋补性中药。

【**用法用量**】规格（1）、（2）、（3）口服。一次10～15mL，一日2～3次。

【**剂型规格**】酒剂：（1）每瓶装10mL；（2）每瓶装100mL；（3）每瓶装250mL。

肾炎康复片 –156

【药物组成】人参、西洋参、山药、地黄、杜仲（炒）、土茯苓、白花蛇舌草、黑豆、泽
泻、白茅根、丹参、益母草、桔梗。

【功能主治】益气养阴，健脾补肾，清解余毒。用于气阴两虚，脾肾不足，水湿内停所致
的水肿，症见神疲乏力，腰膝酸软，面目、四肢浮肿，头晕耳鸣；慢性肾
炎、蛋白尿、血尿见上述证候者。

【方　　解】方中人参、西洋参大补元气，养阴生津，共为君药。山药、地黄、杜仲健脾
益肾，滋阴凉血；土茯苓、白花蛇舌草、黑豆清热利湿解毒；泽泻、白茅根
清热利水，渗湿消肿，以上共为臣药。久病入络，故佐以丹参、益母草活血
通络，以利水行；肺为水之上源，桔梗开宣肺气，通调水道，共为佐使药。
诸药合用，共奏益气养阴、健脾补肾、清解余毒之功。

【临床应用】水肿　因脾肾不足，气阴两虚，水湿内停所致，症见神疲乏力，腰膝酸软，
面目、四肢浮肿，头晕耳鸣，舌偏红边有齿印，苔薄白腻，脉细弱或细数；
慢性肾炎、蛋白尿、血尿见上述证候者。

此外，本品还可用于特发性膜性肾病、糖尿病肾病、肾病综合征所致的水
肿、蛋白尿见上述证候者；尚可治疗隐匿性肾炎单纯血尿、小儿紫癜性肾
炎、儿童肾炎血尿蛋白尿。

【不良反应】尚不明确。

【禁　　忌】孕妇禁用。

【注意事项】1. 急性肾炎所致的水肿患者慎用。

2. 服药期间禁房事。

3. 服药期间宜低盐饮食，忌烟酒及辛辣、油腻食物。

【用法用量】规格（1）口服。一次8片，一日3次；小儿酌减，或遵医嘱。

规格（2）口服。一次5片，一日3次；小儿酌减，或遵医嘱。

【剂型规格】片剂：（1）糖衣片片芯重0.3g；（2）薄膜衣片每片重0.48g。

尿毒清颗粒 –157

【药物组成】大黄、黄芪、丹参、川芎、何首乌（制）、党参、白术、茯苓、桑白皮、苦
参、车前草、半夏（姜制）、柴胡、菊花、白芍、甘草。

【功能主治】通腑降浊，健脾利湿，活血化瘀。用于慢性肾功能衰竭，氮质血症期和尿毒

症早期，中医辨证属脾虚湿浊证和脾虚血瘀证者。可降低肌酐、尿素氮，稳定肾功能，延缓透析时间。对改善肾性贫血，提高血钙、降低血磷也有一定的作用。

【方　　解】方中大黄味苦性寒，通腑降浊、活血祛瘀；黄芪味甘微温，补气升阳、利水消肿，是补脾行水要药；丹参活血祛瘀，川芎行气活血，四药合用以通腑降浊，健脾利湿，化瘀去浊，为君药。何首乌补肝肾，益精血，通便，解毒；党参补中益气，白术健脾利水；茯苓利水渗湿以增强健脾益肾，利湿化浊功效，共为臣药。桑白皮泻肺利尿消肿，苦参清热燥湿利尿；车前草清热利水消肿，以佐助君药宣泄湿浊；半夏燥湿降浊，柴胡升举清阳，菊花清利头目，白芍通利血脉，共为佐药。甘草调和诸药，为使药。诸药合用，共奏通腑降浊、健脾利湿、活血化瘀之功。

【临床应用】肾劳（溺毒）　多因久病水毒浸渍，脾肾衰败，浊瘀内阻所致，症见面色萎黄，神疲乏力，纳差，恶心呕吐，腰膝软，或胀痛不适、痛有定处，夜尿频数而清长，肌肤甲错，肢体浮肿，舌淡苔腻，脉弱或弦；慢性肾衰竭见上述证候者。

此外，有临床报道用于治疗高尿酸血症。

【不良反应】个别患者用药后出现腹泻、恶心、呕吐、腹痛、腹胀、皮疹、瘙痒、头痛、头晕等。

【禁　　忌】妊娠及哺乳期妇女禁用。

【注意事项】1. 本品肝肾阴虚证者慎用。

2. 避免与肠道吸附剂同时服用。

3. 忌肥肉、动物内脏和豆类、坚果果实等含高植物蛋白食物。

4. 应低盐饮食，并严格控制喝水量。

5. 因服药每日大便超过2次，可酌情减量，避免营养吸收不良和脱水。

6. 对24h尿量<1500mL的患者，服药时应监测血钾。

7. 慢性肾衰竭尿毒症晚期非本品所宜。

8. 本品可与对肾功能无损害的抗生素、化学药降压、利尿、抗酸、降尿酸药并用。

9. 服药后大便呈半糊状为正常现象，如呈水样需减量使用，若减量后仍出现持续性水样便应停药，及时就医。

【用法用量】温开水冲服。每日4次，6时、12时、18时各服1袋，22时服2袋，每日最大服用量8袋，也可另定服药时间，但2次服药间隔勿超过8h。

【剂型规格】 颗粒剂：每袋装5g。

六、益肾通淋

普乐安胶囊（片）-163

【药物组成】 油菜花花粉。

【功能主治】 补肾固本。用于肾气不固所致的癃闭，症见腰膝酸软，排尿不畅，尿后余沥或失禁；慢性前列腺炎及前列腺增生症见上述证候者。

【方　　解】 本方以油菜花花粉一味单用，取其补肾固本之功。

【临床应用】 癃闭　由肾虚所致，症见排尿困难，淋沥不畅，夜尿频数，腰膝酸软，舌淡苔薄，脉细弱；前列腺增生症见上述证候者。

此外，尚有治疗慢性前列腺炎的报道。

【不良反应】 有本品引起轻度大便溏薄、血尿、过敏性鼻炎、肝损害的报道。

【禁　　忌】 尚不明确。

【注意事项】 1. 肝郁气滞，脾虚气陷所致癃闭者慎用。

2. 感冒发热病人不宜服用。

3. 本品宜饭前服用。

4. 服药期间禁用辛辣、生冷、油腻食物及饮酒。

5. 高血压、心脏病、肝病、糖尿病、肾病等慢性病患者应在医师指导下服用。

6. 儿童、孕妇应在医师指导下服用。

7. 服药2周症状无缓解，应去医院就诊。

【用法用量】 胶囊：口服。一次4～6粒，一日3次。1个月为1个疗程。

片剂：规格（1）、（2）口服。一次3～4片，一日3次。1个月为1个疗程。

【剂型规格】 胶囊：每粒装0.375g。

片剂：（1）每片重0.57g（含油菜花粉0.5g）；（2）每片重0.64g（含油菜花粉0.5g）。

七、辟秽止泻

克痢痧胶囊 –164

【药物组成】白芷、苍术、石菖蒲、细辛、荜茇、鹅不食草、猪牙皂、丁香、硝石、枯矾、雄黄、冰片。

【功能主治】解毒辟秽，理气止泻。用于泄泻、痢疾和痧气（中暑）。

【方　　解】苍术祛风散寒除湿，健脾燥湿和胃，止泻止痢，针对寒湿泄泻，下痢腹痛，痧气（中暑）的主病主证，故为君药。荜茇、丁香温中散寒，降逆和胃，行气止痛；白芷、细辛芳香辛散，解毒辟秽，化湿醒浊，通关开窍，四味同用，辅助君药增强温中散寒、行气止痛、降逆止呕、止泻止痢、辟秽化浊、通窍止痛之功，共为臣药。鹅不食草发散风寒，宣通鼻窍，解毒止痢；石菖蒲开窍醒神，辟秽化浊，化湿醒脾，行气除胀，开胃进食；猪牙皂通利气道，软坚散结化痰，开窍醒神；冰片开窍醒神，清热止痛；雄黄解毒杀虫，燥湿祛痰；硝石破坚散积，利尿泻下，解毒消肿；枯矾涩肠道，固滑脱，止泻痢，诸药合用，既能化浊辟秽，开窍醒神，又能除湿和胃，止泻止痢，有佐助之能；且枯矾、冰片药性寒凉，与温燥药物同用，以免燥烈伤阴，有佐制之能。诸药合用，共奏解毒辟秽、理气止泻之功。

【临床应用】1.泄泻　因感受寒湿秽浊之邪所致，症见大便溏泄而黏腻不爽，头重如裹，四肢沉重，口中黏腻，舌红，苔白厚腻，脉濡滑或滑数。

2.痢疾　因感受寒湿秽浊之邪所致，症见大便黏液脓血，里急后重，腹中痛，头重如裹，四肢沉重，口中黏腻，舌红，苔白厚腻，脉濡滑或滑数。

3.痧气（中暑）　因感受暑天秽浊之气所致，症见有先吐泻而后心腹绞痛，或先心腹绞痛而后吐泻；胸膈作胀，头目不清，遍身肿胀，四肢不举，甚则舌强不语，舌红，苔白厚腻，脉濡滑或滑数。

【不良反应】1.皮肤及其附件：极罕见皮疹、瘙痒等。

2.消化系统：极罕见恶心、呕吐等。

【禁　　忌】1.婴幼儿、孕妇、哺乳期妇女禁用。

2.肝肾功能不全者禁用。

【注意事项】1.不宜在服药期间同时服用滋补性中药。

2.饮食宜清淡，忌辛辣、生冷、油腻食物。

3.有慢性结肠炎、溃疡性结肠炎便脓血等慢性病史者，患泄泻后应去医院就诊。

4. 有高血压、心脏病、糖尿病等慢性病严重者应在医师指导下服用。

5. 严格按用法用量服用，儿童、年老体弱者应在医师指导下服用。

6. 本品不宜长期服用，服药3d症状无缓解，应去医院就诊。

【**用法用量**】口服。一次2粒，一日3～4次；儿童酌减。

【**剂型规格**】胶囊：每粒装0.28g。

第十六节 调脂剂

化浊降脂

血脂康胶囊 -165

【**药物组成**】红曲。

【**功能主治**】化浊降脂，活血化瘀，健脾消食。用于痰阻血瘀所致的高脂血症，症见气短、乏力、头晕、头痛、胸闷、腹胀、食少纳呆；也可用于高脂血症及动脉粥样硬化所致的其他心脑血管疾病的辅助治疗。

【**方　解**】方中红曲性温味甘，归肝、脾、大肠经，《本草衍义补遗》称能"活血消食，健脾暖胃"，故本品有活血化瘀、健脾消食之功。

【**临床应用**】血浊　用于痰瘀阻滞所致，症见头晕头重，胸闷泛恶，腹胀，纳呆，肢体麻木，心悸气短，舌暗红或有瘀斑瘀点，脉弦滑或弦涩；高脂血症见上述证候者。此外，本品还可用于治疗高脂血症、脂肪肝、高血压、空腹血糖受损合并高脂血症，并可用于冠心病二级预防。

【**不良反应**】1. 一般耐受性良好，大部分副作用轻微而短暂。

2. 本品常见不良反应为肠胃道不适，如胃痛、腹胀、胃部灼热等。

3. 偶可引起血清氨基转移酶和肌酸磷酸激酶可逆性升高。

4. 罕见乏力、口干、头晕、头痛、肌痛、皮疹、胆囊疼痛、浮肿、结膜充血和泌尿道刺激症状。

【**禁　忌**】活动性肝炎或无法解释的血清氨基转移酶升高者禁用。

【**注意事项**】1. 饮食宜清淡。

2. 孕妇及哺乳期妇女慎用。

3. 用药期间应定期检查血脂、血清氨基转移酶和肌酸磷酸激酶；有肝病史者服用本品尤其要注意肝功能的监测。

4. 在本品治疗过程中，如发生血清氨基转移酶增高达正常高限的3倍，或血清肌酸磷酸激酶显著增高时，应停用本品。

5.儿童用药的安全性和有效性尚未确定。

【用法用量】口服。一次2粒，一日2次。早、晚饭后服用；轻、中度患者一日2粒，晚饭后服用，或遵医嘱。

【剂型规格】胶囊：每粒装0.3g。

第十七节　固涩剂

补肾缩尿

缩泉丸（胶囊）-166

【**药物组成**】益智仁（盐炒）、乌药、山药。

【**功能主治**】补肾缩尿。用于肾虚所致的小便频数、夜间遗尿。

【**方　　解**】方中益智仁辛、温，归肾、脾经，温补之中兼有收涩之性，既能温肾助阳以散寒，又能固肾缩尿而止遗，故为君药。乌药辛、温，归肾与膀胱经，辛开温散，疏通气机，温肾散寒，暖膀胱而助气化，为臣药。山药补脾益肾，固涩精气，为佐药。三药合用补肾散寒而除下焦虚冷，使肾气复而膀胱约束有权，以达缩尿止遗之功。

【**临床应用**】1.**多尿**　由肾气虚寒，膀胱气化失常所致，症见小便频数，小便清长，夜间尤甚，腰膝酸软，舌质淡，脉沉细弱；神经性尿频见上述证候者。

2.**遗尿**　由肾气不固，膀胱失约所致，症见小儿夜间睡中遗尿，神疲倦怠，舌淡苔薄，脉沉细；功能性遗尿见上述证候者。

此外，本品尚有治疗慢性前列腺炎、前列腺增生症的报道。

【**不良反应**】尚不明确。

【**禁　　忌**】尚不明确。

【**注意事项**】1. 肝经湿热所致遗尿者慎用。

2. 感冒发热病人不宜服用。

3. 本品宜饭前服用。

4. 忌辛辣、生冷、油腻食物。

5. 高血压、心脏病、肝病、糖尿病、肾病等慢性病患者应在医师指导下服用。

6. 儿童、孕妇应在医师指导下服用。

7. 运动员慎用。

8. 服药2周症状无缓解，应去医院就诊。

【用法用量】丸剂：口服。一次3～6g，一日3次。

胶囊：口服。成人每次6粒，5岁以上儿童每次3粒，一日3次。

【剂型规格】丸剂：每20粒重1g。

胶囊：每粒装0.3g。

第二章
外科用药

第一节 清热剂

一、清热利湿

消炎利胆片（颗粒、胶囊）-167

【**药物组成**】穿心莲、溪黄草、苦木。

【**功能主治**】清热，祛湿，利胆。用于肝胆湿热所致的胁痛、口苦；急性胆囊炎、胆管炎见上述证候者。

【**方　　解**】方中溪黄草清热利湿退黄，为君药。穿山莲清热解毒，燥湿消肿；苦木有小毒，能清热祛湿解毒，为臣药。三药合用，共奏清热、祛湿、利胆之功。

【**临床应用**】1.胁痛　因湿热蕴结肝胆，疏泄失职所致，症见胁痛，口苦，厌食油腻，尿黄，舌苔黄腻，脉弦滑数；急性胆囊炎、胆管炎见上述证候者。

2.胆胀　因肝胆湿热所致，症见右胁胀痛，口苦，厌食油腻，小便黄，舌红苔黄腻，脉弦滑数；急性胆囊炎、胆管炎见上述证候者。

【**不良反应**】有服用该药引起恶心、呕吐、腹痛、腹泻、皮疹、头晕、头痛、乏力、过敏、月经不调、过敏性休克、全身抽搐、失眠、心悸、呼吸困难等报道。

【**禁　　忌**】尚不明确。

【**注意事项**】1.脾胃虚寒者慎用。

2.肝肾功能不全者慎用，如使用应定期检测肝肾功能。

3.合并胆道梗阻时不宜使用。

4.服药期间饮食宜清淡，忌辛辣、油腻食物，并戒酒。

5.孕妇慎用。

6.用于治疗急性胆囊炎感染时，应密切观察病情变化，若发热、上腹痛等症加重时，应及时请外科处理。

7.本品所含苦木有一定毒性，不宜久服；本品疗程建议不超过2周。

【**用法用量**】片剂：

    规格（1）、（3）口服。一次6片，一日3次。

    规格（2）口服。一次3片，一日3次。

    颗粒剂：温开水送服。一次2.5g，一日3次。

    胶囊：口服。一次4粒，一日3次；或遵医嘱。

【**剂型规格**】片剂：（1）薄膜衣小片0.26g（相当于饮片2.6g）；（2）薄膜衣大片0.52g（相当于饮片5.2g）；（3）糖衣片片芯重0.25g（相当于饮片2.6g）。

    颗粒剂：每袋装2.5g。

    胶囊：每粒装0.45g。

金钱胆通颗粒 –168

【**药物组成**】连钱草、金钱草、茵陈、虎杖、柴胡、蒲公英、香附（醋制）、丹参、决明子、乌梅。

【**功能主治**】清利湿热，疏通肝胆，止痛排石。用于胆石症湿热郁结于少阳胆腑之胁痛，痛在右胁，固定不移，或继发绞痛，上引肩背，便秘尿黄，甚至身目俱黄发热，舌质暗红，苔厚腻或黄腻，脉弦滑或弦紧。

【**方　　解**】方中连钱草利湿清热解毒，散瘀消肿；金钱草利湿退黄，解毒消肿，利尿排石，二药相须为用排石止痛，利胆退黄，共为君药。茵陈、虎杖清利湿热，利胆退黄；决明子清肝散结，润肠通便；蒲公英苦清热解毒，消肿散结，利尿通淋，以上四药，共为臣药。丹参活血祛瘀，通经止痛；醋香附、柴胡疏肝利胆，理气止痛，引药入经；乌梅生津止渴，和胃止呕，共为佐使药。诸药合用，共奏清利湿热、疏通肝胆、止痛排石之功。

【**临床应用**】胆瘕　因湿热郁结于少阳胆腑所致，症见痛在右胁，固定不移，或继发绞痛，上引肩背，便秘尿黄，甚至身目俱黄发热，舌质暗红，苔厚腻或黄腻，脉弦滑或弦紧；胆石症见上述证候者。

【**不良反应**】偶见用药后便溏，停药后即可复常。

【**禁　　忌**】风寒咳嗽或体虚久咳者忌服。

【**注意事项**】1. 孕妇慎用。

    2. 服药期间，忌食辛辣、海鲜、油腻及刺激性食物。

【**用法用量**】开水冲服。一日4次，第一次2袋，后三次各服1袋，3周为1个疗程。

【**剂型规格**】颗粒剂：每袋装8g。

银屑胶囊（颗粒）-169

【**药物组成**】土茯苓、菝葜。

【**功能主治**】祛风解毒。用于银屑病。

【**方　　解**】方中土茯苓甘淡性平，甘以解毒，淡以渗湿，清热解毒，除湿止痒；菝葜祛风除痹，利湿祛浊，解毒散瘀，两药合用，共奏祛风解毒之功。

【**临床应用**】白疕　因血热内蕴或血虚风燥所致，症见皮色鲜红或淡红，呈点滴状或片状，表面覆有白色鳞屑，或鳞屑较厚，刮之可见薄膜现象及筛状出血点，瘙痒剧烈，舌质红，苔薄黄，脉弦滑或数；银屑病见上述证候者。

【**不良反应**】尚不明确。

【**禁　　忌**】尚不明确。

【**注意事项**】忌辛辣、海鲜、油腻及刺激性食物。

【**用法用量**】胶囊：口服。一次4粒，一日2~3次；或遵医嘱。

颗粒剂：规格（1）、（2）开水冲服。一次1袋，一日2~3次；或遵医嘱。

【**剂型规格**】胶囊：每粒装0.45g。

颗粒剂：（1）每袋装6g（相当于饮片27g）；（2）每袋装15g（相当于原药材27g）。

二、清热除湿

除湿止痒软膏 -170

【**药物组成**】蛇床子、黄连、黄柏、白鲜皮、苦参、虎杖、紫花地丁、地肤子、萹蓄、茵陈、苍术、花椒、冰片。

【**功能主治**】清热除湿，祛风止痒。用于急性、亚急性湿疹证属湿热或湿阻型的辅助治疗。

【**方　　解**】方中蛇床子燥湿祛风，杀虫止痒，为君药。苦参清热燥湿，祛风杀虫止痒；白鲜皮清热散风，燥湿止痒；地肤子清热利湿，祛风止痒，三药共为臣药，助蛇床子清热燥湿、祛风止痒之效。黄连、黄柏清热解毒，燥湿止痒；苍术健脾祛湿，祛风止痒；茵陈、虎杖、紫花地丁清热解毒，利湿止痒；花椒祛风燥湿，杀虫止痒；萹蓄利尿，杀虫，止痒，共为佐药，以期佐助君药增强清热解毒、燥湿利湿、祛风杀虫止痒之效。冰片清热止痒，促进透皮吸收，为使药。全方标本同治，共奏清热除湿、祛风止痒之功。

【临床应用】湿疮　因湿热蕴阻肌肤所致，症见红斑，丘疹，自觉灼热，瘙痒剧烈，常伴身热、心烦、口渴思饮、大便秘结、小便黄赤，舌红，苔薄白或黄，脉滑或数；急性、亚急性湿疹见上述证候者。

【不良反应】可出现瘙痒、皮损加重、刺痛等局部刺激症状。

【禁　　忌】尚不明确。

【注意事项】1. 本品为外用药，禁止内服。

2. 忌烟酒，忌辛辣、油腻及腥发食物。

3. 切勿接触眼睛、口腔等黏膜处，皮肤破溃处禁用。

4. 用药期间不宜同时服用温热性药物或使用其他外用药类。

5. 本品仅为急性、亚急性湿疹证属湿热或湿阻型的辅助治疗药品，应在医生确诊后使用。

6. 孕妇、哺乳期妇女慎用，儿童及年老体弱者应在医师指导下使用。

7. 第一次使用本品前应咨询医生，治疗期间应定期到医院检查。

8. 用药7d症状无缓解，应去医院就诊。

【用法用量】规格（1）、（2）外用。一日3～4次，涂抹患处。

【剂型规格】软膏剂：（1）每支装10g；（2）每支装20g。

三、清热燥湿

金蝉止痒胶囊 -171

【药物组成】金银花、栀子、黄芩、苦参、黄柏、龙胆、白芷、白鲜皮、蛇床子、蝉蜕、连翘、地肤子、地黄、青蒿、广藿香、甘草。

【功能主治】清热解毒，燥湿止痒。适用于湿热内蕴所引起的丘疹性荨麻疹，夏季皮炎等皮肤瘙痒症状。

【方　　解】方中金银花、蝉蜕辛凉疏散，疏风清热，解毒止痒，为君药。黄芩、黄柏、栀子、苦参、龙胆、地黄为臣药，辅助君药增强清热、除湿、凉血、止痒之功。白鲜皮、蛇床子、地肤子、连翘、白芷、青蒿、广藿香为佐药，佐助君药加强疏风清热、凉血解毒、燥湿、化湿、渗湿止痒之功。甘草调和药性，顾护中州，清热解毒，为佐使药。诸药配合，共奏清热解毒、燥湿止痒之功。

【临床应用】1. 瘾疹 因湿热内蕴所致，症见风团，多伴有瘙痒，发无定处，骤起骤退，舌质红，苔薄白或薄黄，脉浮数；丘疹性荨麻疹见上述证候者。

2. 日晒疮 因日光暴晒，阳热毒邪侵袭肌表，与内湿搏结，湿热内蕴所致，症见皮肤红斑，多伴有瘙痒；夏季皮炎见上述证候者。

【不良反应】少数患者出现口干、食欲减退、恶心、呕吐、腹泻、头昏，停药后可消失。

【禁　　忌】孕妇禁用。

【注意事项】1. 婴幼儿、脾胃虚寒者慎用。

2. 忌辛辣、海鲜、油腻及刺激性食物。

【用法用量】口服。一次6粒，一日3次，饭后服用。

【剂型规格】胶囊：每粒装0.5g。

四、清热解毒

季德胜蛇药片 -172

【药物组成】七叶一枝花、蟾蜍皮、蜈蚣、地锦草等（国家保密配方）。

【功能主治】清热解毒，消肿止痛。用于毒蛇、毒虫咬伤。

【临床应用】毒蛇、毒虫咬伤 因蛇虫咬伤，风毒入侵所致，症见局部牙痕、红肿疼痛、起水疱、头晕、头痛、寒战发热、四肢乏力、肌肉痛；各种毒蛇及毒虫咬伤见上述证候者。

此外，有报道用于带状疱疹、隐翅虫皮炎、强直性脊柱炎。

【不良反应】文献报道，本品研碎用75%酒精调糊涂抹创面，6h后出现皮肤升温，瘙痒，红色丘疹。

【禁　　忌】孕妇及哺乳期妇女禁用。

【注意事项】1. 脾胃虚寒者慎用。

2. 忌辛辣、海鲜、油腻及刺激性食物。

3. 心律失常、肝肾功能不全者慎用。

4. 本品含有蟾蜍、蜈蚣，不可过量、久用。

5. 若用药后出现皮肤过敏反应需及时停用。

【用法用量】口服：第一次20片，以后每隔6h续服10片，危重症者将剂量增加10～20片并适当缩短服药时间。不能口服者，可行鼻饲法给药。

外用：被毒蛇咬伤后，以本品和水外搽，即可消肿止痛。

【剂型规格】片剂：每片重0.4g。

肛泰栓（软膏）-173

【药物组成】地榆（炭）、五倍子、冰片、盐酸小檗碱、盐酸罂粟碱。

【功能主治】凉血止血，清热解毒，燥湿敛疮，消肿止痛。适用于湿热下注所致的内痔、混合痔的内痔部分Ⅰ、Ⅱ期出现的便血、肿胀、疼痛，以及炎性外痔出现的肛门坠胀疼痛、水肿、局部不适。

【方　解】方中地榆炭凉血止血，解毒敛疮，为君药。五倍子燥湿止血，解毒，为臣药。佐以冰片清热止痛、生肌；盐酸小檗碱、盐酸罂粟碱用于肠道痉挛，解痉止痛。诸药合用，共达凉血止血、清热解毒、燥湿敛疮、消肿止痛之功。

【临床应用】1.内痔　由湿热下注所致，症见大便出血或有痔核脱出，可自行回纳；内痔的内痔部分Ⅰ、Ⅱ期见上述证候者。

2.外痔　由湿热下注所致，症见肛门坠胀疼痛、水肿、局部不适；炎性外痔见上述证候者。

3.混合痔　由湿热下注所致，症见内痔部分Ⅰ、Ⅱ期出现的便血、肿胀、疼痛。混合痔的内痔部分Ⅰ、Ⅱ期见上述证候者。

【不良反应】1. 少数患者出现食欲不振、腹泻、腹痛。

2. 用药后出现黄疸，眼及皮肤明显黄染，提示肝功能受损。

3. 偶有恶心、呕吐、皮疹和药热，停药后消失。

【禁　忌】1. 对本品成分有过敏史者、严重肾功能不全者禁用。

2. 孕妇禁用。

3. 完全性房室传导阻滞时禁用。

4. 溶血性贫血患者及葡萄糖-6-磷酸脱羟酶缺乏患者禁用。

【注意事项】1. 本品为直肠给药，切忌口服。

2. 忌烟酒及辛辣、油腻、刺激性食物。

3. 运动员慎用。

4. 本品含盐酸小檗碱、盐酸罂粟碱。肝肾功能不全者慎用，心脏病患者慎用。青光眼患者应定期检查眼压。

5. 有高血压、糖尿病、肝病、肾病或血液病等慢性疾病患者应在医师指导下使用。

6. 儿童、哺乳期妇女、年老体弱者应在医师指导下使用。

7. 保持大便通畅。

8. 本品仅对痔疮并有少量便血，肿胀及疼痛者有效，如便血量较多或原因不明的便血，或内痔便后脱出不能自行还纳肛内，均需到医院就诊。

9. 栓剂放置过程中有时会析出白霜，系基质所致，属正常现象，不影响疗效。

10. 栓剂30℃以下保存，如超过30℃出现软化，可放入冰箱或浸入冷水中变硬后使用，不影响疗效。

11. 栓剂放置时动作宜轻柔，避免出血，置入适当深度以防滑脱。

12. 用毕洗手，切勿接触眼睛、口腔等黏膜处。皮肤破溃处禁用。

13. 严格按照用法用量使用，用药3d症状无缓解，应去医院就诊。本品不宜长期使用，亦不宜作为预防用药或1日内多次重复使用。

【用法用量】栓剂：肛门给药。一次1粒，一日1～2次，或遵医嘱，睡前或便后外用。使用时先将配备的指套戴在食指上，撕开栓剂包装，取出栓剂，轻轻塞入肛门内约2cm。

软膏剂：肛门给药。一次1g，一日1～2次，或遵医嘱，睡前或便后外用。使用时先将患部用温水洗净，擦干，然后将药管上的盖拧下，揭掉封口膜，用药前取出给药管，套在药管上拧紧，插入肛门内适量给药或外涂于患部。

【剂型规格】栓剂：每粒重1g。

软膏剂：每支装10g。

复方黄柏液涂剂（复方黄柏液）–174

【药物组成】连翘、黄柏、金银花、蒲公英、蜈蚣。

【功能主治】清热解毒，消肿祛腐。用于疮疡溃后，伤口感染，属阳证者。

【方　　解】方中黄柏苦寒，功善清热燥湿、泻火解毒，为君药。金银花、连翘、蒲公英均为清热解毒，散痈消肿之品，为治痈肿疔疮之要药，相须为用，更助君药之力，共为臣药。蜈蚣活血走窜，为佐药。诸药合用，共奏清热解毒、散痈消肿之功。

【临床应用】疮疡　由热毒、火毒引起，症见局部红、肿、热、痛，溃后脓液稠厚，或外伤所致溃疡，可伴见发热、口渴、苔黄、脉数；软组织急性化脓性感染溃后见上述证候者。

此外，有报道用于宫颈糜烂、溃疡期褥疮、急性和亚急性湿疹、接触性皮

炎、带状疱疹、脂溢性皮炎、夏季皮炎及多形性日光疹、须疮、霉菌性龟头

炎、尖锐湿疣术后伤口、酒渣鼻。

【不良反应】尚不明确。

【禁　　忌】孕妇禁用。

【注意事项】1. 疮疡溃后属阴证者不宜用。

2. 忌辛辣、海鲜、油腻及刺激性食物。

3. 本品供外用，不可内服。

4. 使用本品前应注意按常规换药法清洁或清创病灶。

5. 开瓶后，不宜久存，并在冷处（2～10℃）密闭保存。

【用法用量】外用。浸泡纱布条外敷于感染伤口处，或破溃的脓肿处。若溃疡较深，可用

直径0.5～1.0cm的无菌胶管，插入溃疡深部，以注射器抽取本品进行冲洗。

用量一般10～20mL，每日1次；或遵医嘱。

【剂型规格】涂剂：每1mL相当于饮片0.2g。

连翘败毒丸（膏、片）–175

连翘败毒丸（膏、片）175–1

【药物组成】金银花、连翘、大黄、紫花地丁、蒲公英、栀子、白芷、黄芩、赤芍、浙贝

母、桔梗、玄参、木通、防风、白鲜皮、天花粉、蝉蜕、甘草。

【功能主治】清热解毒，消肿止痛。用于疮疖溃烂，灼热发热，流脓流水，丹毒疮疹，疥

癣痛痒。

【方　　解】方中金银花、连翘、蒲公英、紫花地丁清热解毒，消肿散结止痛。大黄、栀

子、黄芩、白鲜皮、木通清热泻火，燥湿解毒，直折火热邪毒，且大黄、栀

子、木通又可泄热通便，使火热之邪随二便而解。所用防风、白芷、蝉蜕之

属，其性疏散，可使邪热透表而除。另加入天花粉、玄参、浙贝母、桔梗、

赤芍、当归凉血消肿，活血散结。甘草清热解毒，调和诸药。诸药合用，共

奏清热解毒、消肿止痛之功。

【临床应用】1. 疮疡　由风热毒邪蕴结肌肤所致，症见肌肤红赤、肿胀、微热、疼痛，舌

尖红，脉浮数；体表急性感染性疾病见上述证候者。

2. 丹毒　由于热毒瘀滞皮肤所致，症见突发全身发热，患部色红如染丹，边

缘微隆起，边界清楚，疼痛，手压之红色减退，抬手复赤，舌红苔黄，脉

滑数。

3.**热疮** 因外感风湿热毒所致，症见群集小疱，疱面渗出，灼热刺痒，周身不适，心烦郁闷，舌红苔黄，脉弦数。

【不良反应】文献报道，本品致亚急性重型药物性肝炎1例。

【禁　　忌】孕妇禁用。

【注意事项】1.疮疡阴证者慎用。

2.忌辛辣、海鲜、油腻及刺激性食物。

3.肝功能不良者在医生指导下使用。

【用法用量】丸剂：口服。一次9g，一日1次。

煎膏剂：规格（1）~（4）口服。一次15g，一日2次。

片剂：口服。一次4片，一日2次。

【剂型规格】丸剂：每袋装9g。

煎膏剂：（1）每袋装15g；（2）每瓶装60g；（3）每瓶装120g；（4）每瓶装180g。

片剂：每片重0.6g。

连翘败毒丸（膏、片）175-2

【药物组成】连翘、金银花、苦地丁、天花粉、黄芩、黄连、黄柏、大黄、苦参、荆芥穗、防风、白芷、羌活、麻黄、薄荷、柴胡、当归、赤芍、甘草。

【功能主治】清热解毒，散风消肿。用于脏腑积热，风热湿毒引起的疮疡初起，红肿疼痛，憎寒发热，风湿疙瘩，遍身刺痒，大便秘结。

【方　　解】方中连翘、金银花、苦地丁疏散风热，清热解毒，消肿散结。黄芩、黄连、黄柏、苦参清热燥湿，泻火解毒；大黄泻火、解毒、通便；麻黄宣肺、利水、消肿；荆芥穗祛风、透疹、止痒；白芷、天花粉解毒、消肿、排脓；防风、羌活祛风、胜湿、止痒；柴胡、薄荷宣散风热；当归、赤芍活血止痛；甘草清热解毒，调和诸药。诸药合用，共奏清热解毒、消肿止痛之功。

【临床应用】1.**疮疡** 由风热毒邪蕴结肌肤所致，症见肌肤红赤、肿胀、微热、疼痛，舌尖红，脉浮数；体表急性感染性疾病见上述证候者。

2.**瘾疹** 因风热邪毒蕴于肌表所致，症见皮肤局限性水肿隆起，突然发生，迅速消退，不留痕迹，发作时伴有剧痒。

3.**便秘** 因肠胃燥热所致，症见大便秘结，脘腹胀痛，或便干不畅，口干口渴，舌红苔黄，脉滑数。

【不良反应】文献报道，本品致亚急性重型药物性肝炎1例。

【禁　　忌】孕妇禁用。

【注意事项】1. 疮疡阴证者慎用。

2. 脾胃虚寒者慎用。

3. 忌辛辣、海鲜、油腻及刺激性食物。

4. 肝功能不良者在医生指导下使用。

【用法用量】水丸，口服。一次6g，一日2次。

【剂型规格】丸剂：每100粒重6g。

如意金黄散 -176

【药物组成】姜黄、大黄、黄柏、苍术、厚朴、陈皮、生天南星、白芷、天花粉、甘草。

【功能主治】清热解毒，消肿止痛。用于热毒瘀滞肌肤所致疮疡肿痛、丹毒流注，症见肌肤红、肿、热、痛，亦可用于跌打损伤。

【方　　解】方中黄柏、大黄清热燥湿，泻火解毒，共为君药。姜黄破血通经，消肿止痛；白芷、天花粉燥湿消肿，排脓止痛，以加强君药解毒消肿之效，共为臣药。陈皮、厚朴燥湿化痰，行滞消肿；苍术燥湿辟秽，逐皮间结肿；天南星燥湿散结，消肿止痛，共为佐药。甘草清热解毒，调和药性，为使药。诸药合用，共奏清热解毒、消肿止痛之功。

【临床应用】1. 疮疡　由于热毒瘀滞肌肤所致，症见疮形高肿，皮肤色红，灼热疼痛；急性蜂窝织炎、急性化脓性淋巴结炎、肛周脓肿见上述证候者。

2. 丹毒　由于热毒瘀滞皮肤所致，症见突发全身发热，患部色红如染丹，边缘微隆起，边界清楚，疼痛，手压之红色减退，抬手复赤，舌红苔黄，脉滑数。

3. 流注　由于热毒瘀滞肌肤所致，症见疮形高突，皮温微热，疼痛，可见一处或多处发生；体表多发性脓肿见上述证候者。

此外，有报道用于外伤瘀血肿胀、内痔出血、褥疮、药液外渗，以及输卵管梗阻性不孕、慢性前列腺炎、慢性盆腔炎。

【不良反应】本品可能引起瘙痒、刺痛、皮疹（如红斑、丘疹、水疱）等。

【禁　　忌】1. 孕妇禁用。

2. 婴幼儿禁用。

3. 皮肤破溃、皮损或感染处禁用。

【注意事项】1. 疮疡阴证者慎用。

2. 忌辛辣、刺激性食物。

3. 儿童、哺乳期妇女、年老体弱者应在医师指导下使用。

4. 糖尿病严重者慎用，以防止使用不当引起皮肤损伤。

5. 疮疖较重或局部变软化脓或已破溃者应去医院就诊。

6. 全身高热者应去医院就诊。

7. 本品为外用药，不可内服。

8. 用毕洗手，切勿接触眼睛、口腔等黏膜处。

9. 本品含生天南星，不宜长期或大面积使用，用药后局部出现皮疹等过敏表现者应停用。

10. 用药后局部皮肤如出现瘙痒、刺痛、皮疹时，应停止使用，症状严重者应及时就医。如出现皮肤以外的全身不适，应立即停用，严重者应及时就医。用药3d症状无缓解，应去医院就诊。

【用法用量】规格（1）~（5）外用。红肿、烦热、疼痛，用清茶调敷；漫肿无头，用醋或葱酒调敷；亦可用植物油或蜂蜜调敷。一日数次。

【剂型规格】散剂：（1）每袋（瓶）装3g；（2）每袋（瓶）装6g；（3）每袋（瓶）装9g；（4）每袋（瓶）装12g；（5）每袋（瓶）装30g。

地榆槐角丸 –177

【药物组成】地榆炭、蜜槐角、炒槐花、大黄、黄芩、地黄、当归、赤芍、红花、防风、荆芥穗、麸炒枳壳。

【功能主治】疏风凉血，泻热润燥。用于脏腑实热、大肠火盛所致的肠风便血、痔疮肛瘘、湿热便秘、肛门肿痛。

【方　　解】方中地榆炭、蜜槐角、炒槐花清热解毒，凉血止血，共为君药。黄芩清热燥湿解毒；大黄泻火凉血，祛瘀生新，导滞通便，共为臣药。当归、红花养血活血，地黄清热养阴，赤芍凉血祛瘀，防风、荆芥穗祛风止血，枳壳破气消积，共为佐药。全方共奏疏风凉血、泻热润燥之功。

【临床应用】1.痔疮　因脏腑实热，大肠火盛所致，症见大便出血或有痔核脱出，可自行回纳或不可自行回纳、肛缘有肿物，色鲜红或青紫、疼痛；内痔Ⅰ、Ⅱ、Ⅲ期，炎性外痔、血栓外痔见上述证候者。

2.肛瘘　因脏腑实热，大肠火盛所致，症见肛旁渗液或流脓，或时有时无。

【不良反应】文献报道服用本品可引起过敏性反应，停药后消失。

【禁　　忌】孕妇禁用。

【注意事项】1. 脾胃虚寒者慎用。

2. 失血过多，身体虚弱者禁用。

3. 忌烟酒，忌辛辣、海鲜及刺激性食物。

4. 用药期间不宜同时服用温热性药物。

5. 3岁以下儿童慎用。

6. 有高血压、心脏病、肝病、糖尿病、肾病等慢性病严重者应在医师指导下使用。

7. 经期及哺乳期妇女慎用，儿童及年老体弱者应在医师指导下服用。

8. 痔疮便血，发炎肿痛严重和便血呈喷射状者，应去医院就诊。

9. 内痔出血过多或未明确诊断的便血，必须去医院就诊。

10. 严格按照用法用量服用，服药3d症状无缓解，应去医院就诊。本品不宜长期服用。

11. 服用前应除去蜡皮、塑料球壳；本品可嚼服，也可分份吞服。

【用法用量】规格（1）大蜜丸，口服。一次1丸，一日2次。

规格（2）水蜜丸，口服。一次5g，一日2次。

【剂型规格】丸剂：（1）每丸重9g；（2）每100丸重10g。

湿润烧伤膏 –178

【药物组成】黄连、黄柏、黄芩、地龙、罂粟壳、芝麻油、蜂蜡。

【功能主治】清热解毒，止痛生肌。用于各种烧、烫、灼伤。

【方　　解】本方黄连苦寒，长于清热解毒，为君药。黄芩、黄柏均为苦寒之品，相须为用，增大清热解毒之力，共为臣药。地龙咸寒，功擅清热，通经活络；罂粟壳酸涩，收湿敛疮尚可止痛；芝麻油、蜂蜡功擅助养气血，滋润肌肤，共为佐药。诸药合用，共奏清热解毒、止痛生肌之功。

【临床应用】烧、烫、灼伤　因各种热源烧、烫、灼伤所致，症见局部色红、疼痛，或起水疱，疱下皮色鲜红、疼痛。

此外，尚有报道本品用于肿瘤化疗后口腔溃疡、化脓性乳腺炎、糖尿病足、下肢慢性溃疡、褥疮、婴儿尿布皮炎。

【不良反应】1. 个别患者用药后创面周围出现皮疹、斑丘疹、小水疱、红斑、荨麻疹和创面突然渗出加剧症状。

2. 有文献报道本品致全身荨麻疹及过敏性皮炎。

【禁　　忌】对本品任何成分（尤其是芝麻）过敏者禁用。

【注意事项】1. 对由烧伤创面引起的全身性发病者须在烧伤湿性医疗技术医生指导下使用。

2. 忌辛辣、海鲜及刺激性食物。

3. 运动员慎用。

4. 注意创面的引流通畅，保持创面的干燥。

5. 如创面发生湿疹应停药，对症处理。

6. 在用药过程中一旦发生红、肿、热、痛等感染症状应立即停用。

7. 使用本品时应注意全身状况，如有恶寒发热等症状时，应及时去医院就诊。

8. Ⅰ度、浅Ⅱ度灼烫烧伤者，用药2日内症状无改善应去医院就诊。

9. 本品不可久用，不可内服。

10. 夏季高温或反复挤压、碰撞会使该膏体变稀，但这种改变并不影响药效。如出现此种情况，可拧紧软管盖于开水中热浸数分钟，取出后倒置，自然冷却至室温，即可恢复原状。

11. 本品为无菌制剂，开封后1次使用。

12. 换药时应注意环境清洁，避免外界污染，同时应特别注意，不能用有损创面的消毒剂清洁创面。

【用法用量】外用。涂于烧、烫、灼伤等创面（厚度薄于1mm），每4～6h更换新药。换药前，须将残留在创面上的药物及液化物拭去。暴露创面用药。

【剂型规格】软膏剂：每1g相当于饮片0.21g。

西黄丸（胶囊）–184

【药物组成】牛黄或体外培育牛黄、麝香或人工麝香、醋乳香、醋没药。

【功能主治】清热解毒，消肿散结。用于热毒壅结所致的痈疽疔毒、瘰疬、流注、癌肿。

【方　　解】方中牛黄苦凉，入心、肝经，清热解毒，消肿止痛，为君药。醋乳香、醋没药活血化瘀，散结止痛，共为臣药。麝香辛香走窜，既能活血通经，行血分之滞，又能消肿止痛，为佐药。诸药相合，共奏清热解毒、消肿散结之效。

【临床应用】1. 痈肿疮疖　因热毒内壅所致，症见局部皮肤红肿热痛，或溃破渗液，伴口干口苦，大便干燥，小便黄赤，或见恶寒发热。舌红苔黄，脉数。

2. 疔疮　因热毒壅盛所致，症见局部皮肤有粟粒样小疮或脓头，或麻或痒，红肿热痛，伴口苦咽干或痛，大便干燥，小便黄赤，或见恶寒发热，舌红苔黄，脉数。

3.肿瘤　因热毒内结，经络不通所致，症见局部肿块，不痛不痒，或伴红肿热痛，烦躁不安，口干口苦，便秘，尿黄，舌红苔黄，脉数。

此外，还有用本品治疗耳疖、乳腺增生病、冠心病心绞痛的报道。

【不良反应】文献报道，应用西黄丸可导致药物性皮炎、重症皮疹。

【禁　　忌】孕妇禁用。

【注意事项】1. 脾胃虚寒者慎用。

2. 服药期间忌辛辣、刺激性食物。

3. 运动员慎用。

【用法用量】丸剂：规格（1）、（2）口服。一次3g，一日2次。

胶囊：口服。一次4～8粒，一日2次。

【剂型规格】丸剂：（1）每20丸（粒）重1g；（2）每瓶装3g。

胶囊：每粒装0.25g。

五、通淋消石

排石颗粒 –179

【药物组成】连钱草、盐车前子、木通、徐长卿、石韦、忍冬藤、滑石、瞿麦、苘麻子、甘草。

【功能主治】清热利水，通淋排石。用于下焦湿热所致的石淋，症见腰腹疼痛、排尿不畅或伴有血尿；泌尿系统结石见上述证候者。

【方　　解】方中连钱草苦辛微寒，清热解毒，利尿通淋，软坚排石；车前子清热利尿通淋，两药合用，清热利水，通淋排石，切中病机，故为君药。苘麻子清热解毒，利湿；木通、石韦、瞿麦、滑石皆可利尿通淋，此五药增强君药清热利尿、通淋排石作用，共为臣药。徐长卿利尿通淋，解毒止痛；忍冬藤清热解毒，通络止痛，合以增强清热通淋药力，又止疼痛，共为佐药。甘草缓急止痛，调和诸药，为使药。诸药合用，共奏清热利水、通淋排石之效。

【临床应用】**石淋**　湿热蕴结下焦，煎熬尿液，水结为石所致，症见小便艰涩，尿中带血，尿道窘迫疼痛，尿流不畅或尿流中断，甚至尿夹砂石，小腹拘急或痛引腰腹，舌红，苔薄黄，脉弦或弦数；泌尿系结石见上述证候者。

【不良反应】尚不明确。

【禁　　忌】孕妇禁用。

【注意事项】1. 久病伤正，兼见肾阴不足或脾气亏虚证者慎用。

　　　　　　2. 双肾结石或结石直径≥1.5cm，或结石嵌顿时间长的病例慎用，或根据需要配合其他治疗方法。

　　　　　　3. 治疗期间不宜进食辛辣、油腻食物。可多饮水，配合适量运动。

【用法用量】规格（1）、（2）开水送服。一次1袋，一日3次；或遵医嘱。

【剂型规格】颗粒剂：（1）每袋装5g；（2）每袋装20g。

六、清热利尿

双石通淋胶囊 –180

【药物组成】关黄柏、粉萆薢、败酱草、青黛、滑石、车前子、石菖蒲、茯苓、苍术、丹参。

【功能主治】清热利湿，化浊通淋。用于慢性前列腺炎属湿热壅阻证，症见尿道灼热、小便频急、尿后余沥不尽、尿后滴白、阴部潮湿，会阴、少腹、腰骶部疼痛或不适，舌质红苔黄，脉弦或弦滑等。

【方　　解】方中关黄柏苦寒坚阴，清泻相火，燥湿解毒；粉萆薢清热除湿，分清泌浊，与关黄柏共除下焦湿热，分清泌浊，通利膀胱，共为君药。败酱草、青黛清热解毒，凉血祛瘀；滑石、车前子清热利湿，通淋止痛，四味药物能增强君药清热利湿，凉血消肿，通淋止痛之功，共为臣药。石菖蒲芳香化湿；茯苓健脾利湿；苍术运脾燥湿；丹参凉血祛瘀，消肿止痛，四味药物具有健脾胃，调水道，化瘀滞，通瘀阻的功能，共为佐使药。诸药配合，共奏清热利湿、化浊通淋之功。

【临床应用】精浊　因湿热壅阻所致，症见尿道灼热，小便频急，尿后余沥不尽，尿后滴白，阴部潮湿，会阴、少腹、腰骶部疼痛或不适，舌质红苔黄，脉弦或弦滑等；慢性前列腺炎见上述证候者。

【不良反应】个别患者用药后出现胃脘胀满等轻度胃肠不适。

【禁　　忌】尚不明确。

【注意事项】忌辛辣、海鲜、油腻及刺激性食物。

【用法用量】口服。一次4粒，一日3次，疗程28d。

【剂型规格】胶囊：每粒装0.5g。

七、清热消肿

马应龙麝香痔疮膏 –181

【药物组成】人工麝香、人工牛黄、珍珠、煅炉甘石、硼砂、冰片、琥珀。

【功能主治】清热燥湿，活血消肿，去腐生肌。用于湿热瘀阻所致的痔疮、肛裂，症见大便出血，或疼痛、有下坠感；亦用于肛周湿疹。

【方　　解】方中麝香芳香走窜，通络消肿，散结止痛，为君药。人工牛黄清热解毒，消肿止痛，为臣药。珍珠、炉甘石、硼砂、琥珀解毒生肌，活血散结，收涩止痛；冰片清热解毒，生肌止痛，共为佐药。全方合用，共奏清热燥湿、活血消肿、去腐生肌之功。

【临床应用】1.**内痔**　由湿热瘀阻所致，症见大便时出血，有痔核脱出，可自行回纳或不可自行回纳；Ⅰ、Ⅱ、Ⅲ期内痔见上述证候者。

2.**肛裂**　由湿热瘀阻所致，症见大便带血、肛门疼痛。

3.**肛周湿疹**　由湿热瘀阻所致，症见肛门周围湿痒。

此外，尚可用于治疗鼻衄、带状疱疹、褥疮、糖尿病性皮肤溃疡、冻疮、子宫颈糜烂、小儿尿布性皮炎。

【不良反应】上市后不良反应监测数据显示，本品可见以下不良反应：瘙痒、皮疹、疼痛、发热、水肿、腹泻、腹痛、恶心、便秘、腹部不适、口干、呕吐等。有头晕、失眠、心悸、月经紊乱等个案报告。

【禁　　忌】孕妇禁用。

【注意事项】1.忌烟酒及辛辣、油腻、刺激性食物。

2. 运动员慎用。

3. 儿童、哺乳期妇女、年老体弱者应在医师指导下使用。

4. 内痔出血过多或原因不明的便血应去医院就诊。

5. 本品为外用药，禁止内服。

6. 用毕洗手，切勿接触眼睛、口腔等黏膜处。

7. 保持大便通畅。

8. 用药3d症状无缓解，应去医院就诊。

9. 用药后如出现皮肤过敏反应或月经不调者需及时停用。

【用法用量】 规格（1）~（6）外用，涂擦患处。

【剂型规格】 软膏剂：（1）每支装2.5g；（2）每支装4g；（3）每支装5g；（4）每支装10g；（5）每支装20g；（6）每支装50g。

八、软坚散结

内消瘰疬丸 -182

【药物组成】 夏枯草、玄参、大青盐、海藻、浙贝母、薄荷、天花粉、蛤壳（煅）、白蔹、连翘、熟大黄、甘草、地黄、桔梗、枳壳、当归、玄明粉。

【功能主治】 软坚散结。用于瘰疬痰核或肿或痛。

【方　　解】 方中重用夏枯草清肝泻火，软坚散结，为君药。海藻、蛤壳软坚散结；连翘、白蔹、大青盐解毒消肿；天花粉、玄明粉、浙贝母、枳壳化痰散结，共为臣药。当归、地黄、熟大黄、玄参滋阴养血，凉血解毒，共为佐药。桔梗、薄荷载药上行，甘草配海藻相反相成，化瘀解毒，又能调和诸药，共为使药。全方共奏化痰、软坚、散结之功。

【临床应用】 瘰疬　因痰湿凝滞所致，症见颈项及耳前耳后的一侧或两侧，或下颌、锁骨上窝、腋部结块肿大、一个或数个、皮色不变、推之能动、不热不痛、以后逐渐增大窜生；淋巴结结核见上述证候者。

【不良反应】 尚不明确。

【禁　　忌】 孕妇禁用。

【注意事项】 1. 疮疡阳证者慎用。

2. 大便稀溏者慎用。

3. 忌辛辣、海鲜、油腻及刺激性食物。

【用法用量】 规格（1）浓缩丸，口服。一次8丸，一日3次。

规格（2）、（3）水丸，口服。一次9g，一日1~2次。

【剂型规格】 丸剂：（1）每10丸重1.85g；（2）每100粒重6g；（3）每瓶装9g。

第二节 温经理气活血剂

一、散结消肿

小金丸（胶囊、片）-183

【药物组成】人工麝香、木鳖子（去壳去油）、制草乌、枫香脂、醋乳香、醋没药、五灵脂（醋炒）、酒当归、地龙、香墨。

【功能主治】散结消肿，化瘀止痛。用于痰气凝滞所致的瘰疬、瘿瘤、乳岩、乳癖，症见肌肤或肌肤下肿块一处或数处，推之能动，或骨及骨关节肿大、皮色不变、肿硬作痛。

【方　　解】方中制草乌温经散寒，通络祛湿，为君药。地龙活血通经，木鳖子消痰散结，当归、五灵脂、乳香、没药活血散瘀，共为臣药。枫香脂、香墨消肿解毒；人工麝香辛香走窜，温经通络，解毒止痛，共为佐药。诸药合用，共奏散结消肿、化瘀止痛之功。

【临床应用】1.瘰疬　由痰气凝滞所致，症见颈项及耳前耳后结核，一个或数个、皮色不变、推之能动、不热不痛者；淋巴结结核见上述证候者。

2.瘿瘤　由痰气凝滞所致，症见颈部正中皮下肿块、不热不痛、随吞咽上下活动；甲状腺腺瘤、结节性甲状腺肿见上述证候者。

3.乳癖　由肝郁痰凝所致，症见乳部肿块，一个或多个、皮色不变、经前疼痛；乳腺增生见上述证候者。

4.乳岩　因痰凝血瘀所致，症见乳房局部肿块，质地坚硬，高低不平，固定不移。

此外，尚有治疗聚合性痤疮的报道。

【不良反应】上市后不良反应监测数据显示本品可见以下不良反应：

1.皮肤及其附件：皮疹、多形红斑样皮疹、荨麻疹样皮疹、皮肤潮红、肿胀、瘙痒等。小金丸（胶囊）有严重皮肤过敏反应病例报告。

2. 消化系统：恶心、呕吐、腹痛、腹泻、口干、腹胀、便秘等。

3. 其他：头晕、头痛、心悸、胸闷、乏力等。

【禁　　忌】孕妇及哺乳期妇女禁用。

【注意事项】1. 脾胃虚弱者慎用。

2. 疮疡阳证者慎用。

3. 忌辛辣、海鲜、油腻及刺激性食物。

4. 运动员慎用。

5. 肝肾功能不全者慎用。

6. 不宜过量、久服。

7. 本品含制草乌，应在医师指导下服用。

【用法用量】丸剂：规格（1）、（2）、（3）打碎后口服。一次1.2～3g，一日2次；小儿酌减。

胶囊：

规格（1）口服。一次4～10粒，一日2次；小儿酌减。

规格（2）口服。一次3～7粒，一日2次；小儿酌减。

片剂：口服。一次2～3片，一日2次；小儿酌减。

【剂型规格】丸剂：（1）每10丸重6g；（2）每100丸重3g；（3）每100丸重6g。

胶囊：（1）每粒装0.3g；（2）每粒装0.35g。

片剂：每片重0.36g。

二、疏肝散结

红金消结胶囊（片）-*（126）

（注：＊代表重复出现！全书仅此药出现两次。）

【药物组成】三七、香附、八角莲、鼠妇虫、黑蚂蚁、五香血藤、鸡矢藤、金荞麦、大红袍、柴胡。

【功能主治】彝医：补知凯扎诺，且凯色土，哈息黑。

中医：疏肝理气，软坚散结，活血化瘀，消肿止痛。用于气滞血瘀所致乳腺小叶增生、子宫肌瘤、卵巢囊肿。

【方　　解】金荞麦活血祛瘀，消肿止痛；八角莲活血化瘀，散结消肿；鼠妇虫破瘀通经，软坚散结；黑蚂蚁祛风通络，消肿止痛，共行活血化瘀、软坚散结、通络止痛之功。香附行气解郁，调经止痛；柴胡疏肝解郁，调畅气血，共行疏肝理气、消散气血郁结之功。大红袍活血调经，祛瘀止痛；三七散瘀止痛，活血消肿；鸡矢藤祛风利湿，活血消肿，通络止痛；五香血藤活血祛瘀，理气止痛，共行活血调经、消肿止痛之功。全方共奏疏肝理气、软坚散结、活血化瘀、消肿止痛之功。

【临床应用】1.乳癖　因气滞血瘀所致，症见乳房肿块，质韧不坚，胀痛或刺痛，症状随喜怒消长，善郁易怒，失眠多梦，心烦口苦，苔薄黄，脉弦滑；乳腺小叶增生见上述证候者。

2.石瘕　因气滞血瘀于胞宫所致，症见腹部包块，质地坚硬，推之不移，状如怀子，小腹酸胀疼痛，月经经期、经量改变，舌质紫暗或有斑点，脉沉涩；子宫肌瘤见上述证候者。

3.肠覃　由气滞血瘀所致，症见少腹部包块，质地坚硬，推之可移，少腹胀满刺痛，经前乳房胀痛，情绪抑郁，经期腹痛，舌质紫暗或有斑点，脉细或弦；卵巢囊肿见上述证候者。

【不良反应】1. 消化系统：恶心、呕吐、胃不适、腹痛、腹泻、腹胀等，有消化道出血的个案报告。

2. 皮肤及其附件：皮疹、瘙痒等，有皮肤严重过敏反应的个案报告。

3. 精神神经系统：头晕、头痛等。

4. 其他：阴道出血等，有乏力的个案报告。

【禁　　忌】妊娠期妇女禁用。

【注意事项】1. 体弱者、高蛋白过敏者慎用。

2. 本品宜饭后服用；服药治疗期间忌酸、冷及刺激性食物。

【用法用量】胶囊：口服。一次4粒，一日3次。

片剂：规格（1）、（2）、（3）口服。一次4片，一日3次。

【剂型规格】胶囊：每粒装0.4g。

片剂：（1）薄膜衣片每片重0.42g；（2）薄膜衣片每片重0.45g；（3）薄膜衣片每片重0.5g。

第三节 活血化瘀剂

一、化瘀通脉

脉管复康片（胶囊）–185

【**药物组成**】丹参、鸡血藤、郁金、乳香、没药。

【**功能主治**】活血化瘀，通经活络。用于瘀血阻滞，脉管不通引起的脉管炎、硬皮病、动脉硬化性下肢血管闭塞症，对冠心病、脑血栓后遗症也有一定治疗作用。

【**方　　解**】丹参活血化瘀，祛瘀止痛，为君药。鸡血藤、郁金舒筋活络，行气解郁，共为臣药。乳香、没药调气活血散瘀，消肿定痛，共为佐药。诸药合用，共奏活血化瘀、通经活络之效。

【**临床应用**】1.脱疽　由血脉瘀阻所致，症见肢体疼痛，夜间尤甚，脉管炎、动脉硬化性闭塞症见上述证候者。

2.硬皮病　由血脉瘀阻所致，症见皮肤发硬变厚，感觉减退。关节肿胀，面色黧黑，肌肤甲错，甚至指端溃疡。舌质暗红或淡暗，苔白，脉沉涩或沉缓。

3.胸痹　因气滞血瘀，心脉痹阻所致，症见胸闷心痛，遇劳则发，烦躁失眠，舌质紫暗，脉沉涩；冠心病见上述证候者。

4.中风　因气滞血瘀，闭阻脑络所致，症见半身不遂，口舌㖞斜，言语不利，舌质紫暗，脉沉涩；脑血栓后遗症见上述证候者。

此外，本品对于血脉瘀阻所致冠心病、脑血栓后遗症也有一定治疗作用。另有报道本品用于烧伤增生性瘢痕。

【**不良反应**】有文献报道脉管复康片可致心动过缓。

【**禁　　忌**】孕妇禁用。

【**注意事项**】1. 经期减量，肺结核患者遵医嘱服用。

2. 气虚寒凝血瘀者慎用。

3. 本品宜饭后服用。服药期间忌辛辣、油腻之品，忌烟酒。

【用法用量】片剂：

规格（1）口服。一次8片，一日3次。

规格（2）口服。一次4片，一日3次。

胶囊：口服。一次4粒，一日3次。

【剂型规格】片剂：（1）每片重0.3g；（2）每片重0.6g。

胶囊：每粒装0.45g。

二、消肿活血

京万红软膏 –186

【药物组成】地榆、地黄、当归、桃仁、黄连、木鳖子、罂粟壳、血余炭、棕榈、半边莲、土鳖虫、白蔹、黄柏、紫草、金银花、红花、大黄、苦参、五倍子、槐米、木瓜、苍术、白芷、赤芍、黄芩、胡黄连、川芎、栀子、乌梅、冰片、血竭、乳香、没药。

【功能主治】活血解毒，消肿止痛，去腐生肌。用于轻度水、火烫伤，疮疡肿痛，创面溃烂。

【方　　解】方中黄连、黄芩、黄柏、栀子、大黄、地榆、槐米、半边莲、金银花、紫草、苦参、胡黄连、白蔹、地黄合用，以清热燥湿，凉血解毒，祛腐敛疮。桃仁、红花、当归、川芎、血竭、赤芍、木鳖子、土鳖虫、乳香、没药、木瓜合用，以活血破瘀，溃痈生肌，消肿止痛。罂粟壳、五倍子、乌梅、棕榈、血余炭合用，收涩止血，敛疮消肿，促进成脓和溃脓，以达到毒随脓泄之目的。另用白芷、苍术、冰片辛香走窜，散结止痛，活血排脓，收散并用。诸药合用，共奏清热解毒、凉血化瘀、消肿止痛、祛腐生肌之功。

【临床应用】1.烧、烫伤　由外来热源损伤所致，症见局部皮肤色红或起水疱，或疱下基底部皮色鲜红，疼痛；Ⅰ度、浅Ⅱ度烧、烫伤见上述证候者。

2.疮疡　由热毒瘀滞或热盛肉腐所致，局部红肿热痛、日久成脓、溃破；体表急性化脓性感染见上述证候者。

此外，有本品用于治疗糖尿病足、慢性溃疡及褥疮、蛇串疮、带状疱疹、冻疮、新生儿尿布皮炎、晒伤、皮肤缺损的文献报道。

【不良反应】文献报道本品外用可致局部皮肤红色丘疹样。

【禁　　忌】孕妇禁用。

【注意事项】1. 忌辛辣、海鲜食物。

2. 运动员慎用。

3. 若用药后出现皮肤过敏反应需及时停用。

4. 本药使用时应注意全身情况，如有高烧、全身发抖等症状时，应及时去医院就诊。

5. 重度烧、烫伤时不宜自我治疗，应去医院就诊。

6. 烫伤局部用药一定要注意创面的清洁干净，在清洁的环境下最好采用暴露疗法。

7. 轻度烧、烫伤者，用药一天内症状无改善或创面有脓苔应去医院就诊。

8. 不可内服、不可久用。

【用法用量】规格（1）~（4）用生理盐水清理创面，涂敷本品或将本品涂于消毒纱布上，敷盖创面，用消毒纱布包扎，一日1次。

【剂型规格】软膏剂：（1）每支装10g；（2）每支装20g；（3）每瓶装30g；（4）每瓶装50g。

三、益肾活血

灵泽片 –187

【药物组成】乌灵菌粉、莪术、浙贝母、泽泻。

【功能主治】益肾活血，散结利水。用于轻中度良性前列腺增生、肾虚血瘀湿阻证出现的尿频，排尿困难，尿线变细，淋漓不尽，腰膝酸软。

【方　解】方中乌灵菌粉补肾；莪术辛散温通，破血逐瘀，共为君药。浙贝母开郁散结，泽泻渗利湿浊，共为臣佐药。诸药相合，共奏益肾活血、散结利水之功。

【临床应用】癃闭　由肾虚血瘀湿阻所致，症见小便滴沥不畅，或尿细如线，甚或阻塞不通，小腹胀满疼痛，腰膝酸软，舌质紫暗或有瘀斑，脉涩；轻中度良性前列腺增生症见上述证候者。

【不良反应】1. 部分患者用药后出现口干、呃逆、恶心、胃胀、胃酸、胃痛、腹泻等。少数患者用药后出现ALT、AST升高。

2. 有2例患者用药后尿中出现红细胞和白细胞，1例患者用药后出现窦性心动过缓、1例患者用药后出现二度Ⅰ型房室传导阻滞、1例患者用药后出现PR间期延长，与药物的关系无法判断。

【禁　　忌】尚不明确。

【注意事项】1. 有胃十二指肠溃疡以及各种急慢性胃炎、肠炎者慎用。

2. 忌辛辣、海鲜及刺激性食物。

【用法用量】口服。一次4片，一日3次。

【剂型规格】片剂：每片重0.58g。

第三章

妇科用药

第一节　理血剂

一、活血化瘀

益母草膏（颗粒、胶囊、片）-188

【药物组成】益母草。

【功能主治】活血调经。用于血瘀所致的月经不调、产后恶露不绝，症见经水量少、淋漓不净，产后出血时间过长；产后子宫复旧不全见上述证候者。

【方　　解】益母草苦辛微寒，主入血分，活血祛瘀，调理月经，为妇科经产要药。本品为单药制剂，力专效宏，总以活血化瘀、调经止痛为用。

【临床应用】1.月经不调　因瘀血内停冲任，气血运行阻隔所致，症见经水量少、淋漓不净、经色紫暗、有血块、行经腹痛、块下痛减，或经期错后，舌紫暗或有瘀点，脉涩；功能性月经失调见上述证候者。

2.产后恶露不绝　因产后瘀血阻滞，胞脉不畅，冲任失和，新血不得归经所致，症见产后出血时间过长、小腹疼痛、面色不华、倦怠神疲，舌紫暗或有瘀点，脉弦涩；产后子宫复旧不全见上述证候者。

此外，本品配合药物流产使用，可以减轻药物流产后的子宫出血，减少药流出血量，缩短流血时间；促进引产术后子宫复旧。

【不良反应】文献报道，益母草流浸膏的不良反应有皮肤发红、胸闷心慌、呼吸增快。过量服用后出现腹泻、腹痛。

【禁　　忌】孕妇禁用。

【注意事项】1.气血两虚引起的月经量少，色淡质稀，伴有头晕心悸，疲乏无力等不宜选用本药。气血不足，肝肾亏虚所致月经失调者不宜单用。

2.月经量多者慎用。

3.忌辛辣、生冷食物。

4.糖尿病患者及有高血压、心脏病、肝病、肾病等慢性病严重者应在医师指导下服用。

5. 青春期少女及更年期妇女应在医师指导下服用。

6. 服药1周（煎膏剂2周）症状无缓解，应去医院就诊。不宜过量服用。

7. 各种流产后腹痛伴有阴道出血应去医院就诊。

8. 平素月经正常，突然出现月经过少，或经期错后，或阴道不规则出血者应去医院就诊。

【用法用量】煎膏剂：规格（1）、（2）口服。一次10g，一日1～2次。

颗粒剂：开水冲服。一次1袋，一日2次。

胶囊：口服。一次2～4粒，一日3次。

片剂：

规格（1）、（2）口服。一次3～4片，一日2～3次。

规格（3）口服。一次1～2片，一日3次。

【剂型规格】煎膏剂：（1）每瓶装125g；（2）每瓶装250g。

颗粒剂：每袋装15g。

胶囊：每粒装0.36g（每粒相当于原药材2.5g）。

片剂：（1）糖衣片片芯重0.25g；（2）薄膜衣片每片重0.28g；（3）薄膜衣片每片重0.6g。

少腹逐瘀丸（颗粒、胶囊）-189

【药物组成】当归、蒲黄、五灵脂（醋制）、赤芍、小茴香（盐炒）、延胡索（醋制）、没药（炒）、川芎、肉桂、炮姜。

【功能主治】温经活血，散寒止痛。用于寒凝血瘀所致的月经后期、痛经、产后腹痛，症见行经后错、行经小腹冷痛、经血紫暗、有血块、产后小腹疼痛喜热、拒按。

【方　　解】方中当归甘辛温，养血活血，调经止痛；蒲黄活血化瘀，调经止痛，相须为用，共为君药。五灵脂、赤芍、延胡索、没药、川芎活血化瘀，理气止痛，增强君药之力，共为臣药。肉桂、炮姜、小茴香温经散寒，通络止痛，共为佐药。诸药合用，共奏温经活血、散寒止痛之功。

【临床应用】1.月经后期　多因寒凝胞宫，冲任瘀阻，阴血不能按时下注胞宫引起，症见月经周期后错7d以上，甚至四五十日一行，并连续发生2个月以上。经血色暗红、有血块，月经量少，经行不畅，或伴少腹冷痛，腹胀喜温，畏寒肢冷，舌质紫暗，或有瘀斑瘀点，苔薄白，脉沉迟或沉涩；功能紊乱性月经失调见上述证候者。

2.经行腹痛 经期感寒饮冷，寒凝胞宫，经脉阻滞所致，症见经期将至或经行之时小腹冷痛喜温，拒按，甚则腹痛难忍。经血或多或少，血块较多，块下痛减，肢末不温，舌质淡暗或有瘀斑瘀点，脉沉迟；原发性痛经见上述证候者。

3.产后腹痛 因产后受寒，胞脉阻滞所致，症见小腹冷痛喜温，得温痛减，恶露淋漓不止，色暗，畏寒肢冷，面色萎黄，舌质淡黯，脉沉迟。

文献报道，本品可用于寒凝血滞型月经量少，药流后子宫出血。

【不良反应】少腹逐瘀胶囊偶见胃肠道不适及轻度皮肤过敏。

【禁　　忌】孕妇禁用。

【注意事项】1.湿热为患、阴虚有热者慎用；感冒发热病人不宜服用。

2.服药期间忌生冷食物，不宜洗凉水澡。

3.治疗产后腹痛应排除胚胎或胎盘组织残留，出血多者慎用。服药后腹痛不减轻时应请医生诊治。

4.有高血压、心脏病、肝病、糖尿病、肾病等慢性病严重者应在医师指导下服用。

5.青春期少女及更年期妇女应在医师指导下服用。

6.月经过多者，应及时去医院就诊。

7.平素月经正常，突然出现月经过少，或经期错后，或阴道不规则出血者应去医院就诊。

8.治疗痛经，宜在经前3~5d开始服药，连服1周。如有生育要求应在医师指导下服用。

9.服药后痛经不减轻，或重度痛经者，应去医院就诊。

10.治疗月经不调，服药1个月症状无缓解，应去医院就诊。

【用法用量】丸剂：温黄酒或温开水送服。一次1丸，一日2~3次。

颗粒剂：

规格（1）用温黄酒或温开水送服。一次1袋，一日2~3次；或遵医嘱。

规格（2）用温黄酒或温开水送服。一次1袋，一日3次；或遵医嘱。

胶囊：温开水送服。一次3粒，一日3次；或遵医嘱。

【剂型规格】丸剂：每丸重9g。

颗粒剂：（1）每袋装1.6g；（2）每袋装5g。

胶囊：每粒装0.45g。

二、化瘀止血

茜芷胶囊 –190

【药物组成】川牛膝、三七、茜草（制）、白芷。

【功能主治】活血止血，祛瘀生新，消肿止痛。用于气滞血瘀所致子宫出血过多，时间延长，淋漓不止，小腹疼痛；药物流产后子宫出血量多见上述证候者。

【方　　解】方中茜草味苦性寒，功专凉血、祛瘀、止血，是治疗妇科崩漏的常用之药，无论虚实皆可用之，为方中君药。白芷是一味良好的止血药，《神农本草经》谓其"主女人漏下"，《药性论》以其"主女人血崩"，三七活血化瘀，止血生新，两者为本方臣药。川牛膝擅长活血，并引诸药下行，直达病所，故为方中之佐药。全方共奏活血止血、祛瘀生新、消肿止痛之功。

【临床应用】1. 崩漏　由忧思抑郁或恚怒伤肝，气滞血瘀，冲任阻滞所致，症见经期延长，淋漓不止，经水量少，有血块，胸腹、两胁作胀，或经前乳房胀痛，烦躁易怒，舌黯淡，脉弦涩；功能性月经失调见上述证候者。

2. 产后恶露不尽　由产后气血虚弱，瘀血内阻所致，症见产后3周恶露仍不净，量少，淋漓日久，色暗红，有血块，小腹疼痛拒按，血块下后痛减，舌暗或有瘀点，脉沉涩或沉弱；产后子宫复旧不全见上述证候者。

文献报道，本品可以治疗宫内节育器导致异常出血。

【不良反应】少数患者服药后胃脘部不适，一般不影响继续用药；偶见皮疹，可对症处理。

【禁　　忌】孕妇禁用。

【注意事项】1. 大出血者注意综合治疗。

2. 饮食宜营养丰富，忌生冷、辛辣食物。

【用法用量】饭后温开水送服。一次5粒，一日3次，连服9d为1个疗程；或遵医嘱。

【剂型规格】胶囊：每粒装0.4g。

坤宁颗粒（口服液）–191

【药物组成】益母草、当归、赤芍、丹参、郁金、牛膝、枳壳、木香、荆芥（炒炭）、干姜（炒炭）、茜草。

【功能主治】活血行气，止血调经。用于气滞血瘀所致的妇女月经过多，经期延长。

【方　　解】方中益母草苦泄辛散，主入血分，活血祛瘀、调经止痛，其量独重，是为君药。当归、赤芍、丹参、郁金、茜草助益母草活血祛瘀、调经止痛；枳壳、木香疏利肝胆，理气健脾，以助行血，共为臣药。荆芥炭散风止血，干姜炭温通血脉，以助血行，共为佐药。牛膝活血化瘀，引血下行，为使药。全方合用，共奏活血行气、止血调经之功。

【临床应用】1.经期延长　由忧思抑郁或恚怒伤肝，气滞血瘀，冲任阻滞所致，症见经期延长，淋漓不止，经水量少，有血块，胸腹、两胁作胀，或经前乳房胀痛，烦躁易怒，舌黯淡，脉弦涩；月经失调见上述证候者。

2.月经过多　由忧思抑郁或恚怒伤肝，气滞血瘀，冲任阻滞所致，症见月经过多，有血块，胸腹、两胁作胀，或经前乳房胀痛，烦躁易怒，舌黯淡，脉弦涩；月经失调见上述证候者。

【不良反应】可有恶心、呕吐、胃部不适等。

【禁　　忌】1.孕妇禁用。

2.肿瘤、血液病所致出血者禁服。

【注意事项】1.忌辛辣、生冷食物。

2.急性大出血患者慎用。如出现急性大出血，应立即去医院就诊。

3.有高血压、心脏病、肝病、糖尿病、肾病等慢性病患者应在医师指导下服用。

4.青春期少女及更年期妇女应在医师指导下服用。

5.平素月经正常，突然出现经血增加，或经期延长，或阴道不规则出血者应去医院就诊。

6.妇科器质性疾病（如子宫肌瘤等）所致的月经过多或经期延长者应去医院就诊。

7.月经量多或经期延长伴有气短、头晕、心慌等症状者，应去医院就诊。

8.月经过多服药7d出血不减少、经期延长服药10d出血未止，应去医院就诊。

9.坤宁口服液由于久置有轻微浑浊，属正常现象，请摇匀服用。

10.坤宁口服液由于运输、储存、保管不当等原因出现的漏液、膨胀、异味等现象，请勿服用，可到购药处退换。

【用法用量】经期或阴道出血期间服用。

颗粒剂：规格（1）、（2）开水冲服。一次1袋，一日3次。

合剂：口服。一次20mL，一日3次。

【剂型规格】颗粒剂：（1）每袋装8g；（2）每袋装15g。

合剂：每支装10mL。

三、收敛止血

葆宫止血颗粒 –192

【药物组成】煅牡蛎、白芍、侧柏炭、地黄、金樱子、醋柴胡、三七、仙鹤草、椿皮、大青叶。

【功能主治】固经止血，滋阴清热。用于冲任不固、阴虚血热所致的月经过多、经期延长，症见月经量多或经期延长，经色深红、质稠，或有小血块，腰膝酸软，咽干口燥，潮热心烦，舌红少津，苔少或无苔，脉细数；功能性子宫出血及上环后子宫出血见上述证候者。

【方　　解】方中煅牡蛎收敛固涩、固冲止血，为君药。白芍、地黄、侧柏炭滋阴清热、补肝肾、养精血、凉血止血，共为臣药。金樱子、仙鹤草、椿皮清热燥湿、止带止泻、收敛止血；大青叶清热解毒、凉血止血；三七活血化瘀、消肿止痛；柴胡疏肝和血，共为佐药。诸药合用，共奏固经止血、滋阴清热之功。

【临床应用】1.月经量多　因冲任不固、阴虚血热所致，症见月经过多或经期延长，经色深红、质稠或有小血块，腰膝酸软，咽干口燥，潮热心烦，舌红少津，苔少或无苔，脉细数；功能性子宫出血及上环后子宫出血见上述证候者。

2.经期延长　因冲任不固、阴虚血热所致，症见经期延长，经色深红、质稠，或有小血块，腰膝酸软，咽干口燥，潮热心烦，舌红少津，苔少或无苔，脉细数；功能性子宫出血及上环后子宫出血见上述证候者。

此外，本品还可用于治疗药物流产后子宫出血。

【不良反应】尚不明确。

【禁　　忌】尚不明确。

【注意事项】1. 心脾两虚，气不摄血者慎用。

2. 饮食宜营养丰富，忌生冷、辛辣食物。

3. 孕妇慎用。

【用法用量】开水冲服。一次1袋，一日2次。月经来后开始服药，14d为1个疗程，连续服用2个月经周期。

【剂型规格】颗粒剂：每袋装15g。

四、养血舒肝

妇科十味片 –193

【药物组成】醋香附、川芎、当归、醋延胡索、白术、甘草、大枣、白芍、赤芍、熟地黄、碳酸钙。

【功能主治】养血舒肝，调经止痛。用于血虚肝郁所致的月经不调、痛经、月经前后诸证，症见行经后错，经水量少、有血块，行经小腹疼痛，血块排出痛减，经前双乳胀痛、烦躁，食欲不振。

【方　　解】方中醋香附芳香辛行，疏肝行气，调经止痛，为君药。当归养血调经；熟地黄滋补阴血；白芍滋阴柔肝，共为臣药。川芎、赤芍活血化瘀；延胡索疏肝理气，止疼痛；白术、大枣益气健脾，补气生血，共为佐药。甘草调和诸药，为使药。碳酸钙补充体内钙质。诸药合用，共奏养血舒肝、调经止痛之功。

【临床应用】1. **月经失调**　因营血不足，肝郁不舒，血海满溢不足，经血不畅所致，症见经行后错、经水量少、色暗、有血块，舌质黯淡，脉虚弦涩；功能性月经失调见上述证候者。

2. **痛经**　因营血不足，肝气郁滞，冲任二脉失于濡养所致，症见行经小腹疼痛、经水量少、色暗、有血块、块出痛减、经行后错，舌质黯淡，脉虚弦涩；原发性痛经见上述证候者。

3. **月经前后诸证**　因素体血虚肝郁，经前、经期气血下注冲任，心肝失于营血滋养，肝郁加重所致，症见经前乳房胀痛拒按、经期心情烦躁、胸胁胀满、食欲不振、经行后错、经水量少，舌质黯淡、苔薄，脉弦；经前期综合征见上述证候者。

【不良反应】尚不明确。

【禁　　忌】孕妇禁用。

【注意事项】1. 气血不足导致的月经不调者慎用。

2. 感冒发热病人不宜服用。

3. 忌辛辣、生冷食物。

4. 有高血压、心脏病、肝病、糖尿病、肾病等慢性病严重者应在医师指导下服用。

5. 青春期少女及更年期妇女应在医师指导下服用。

6. 平素月经正常，突然出现月经过少，或经期后错，或阴道不规则出血者应去医院就诊。

7. 服药1个月症状无缓解，应去医院就诊。

【用法用量】口服。一次4片，一日3次。

【剂型规格】片剂：每片重0.3g。

第二节　清热剂

一、清热除湿

妇科千金片（胶囊）-194

【**药物组成**】千斤拔、金樱根、穿心莲、功劳木、单面针、当归、鸡血藤、党参。

【**功能主治**】清热除湿，益气化瘀。用于湿热瘀阻所致的带下病、腹痛，症见带下量多、色黄质稠、臭秽、小腹疼痛、腰骶酸痛、神疲乏力；慢性盆腔炎、子宫内膜炎、慢性宫颈炎见上述证候者。

【**方　　解**】方中千斤拔、功劳木清热解毒，燥湿止带，共为君药。单面针、穿心莲清热解毒，凉血消肿，燥湿止带，共为臣药。党参益气健脾，促进水湿运化而止带；鸡血藤、当归养血活血，祛风胜湿；金樱根固精止带，共为佐药。诸药相合，共奏清热除湿、益气化瘀、止带之功。

【**临床应用**】1.带下病　因湿热瘀阻所致，症见带下量多，色黄质稠，有臭味，或小腹作痛，或阴痒，伴纳食较差，小便黄少，舌苔黄腻或厚，脉滑数；慢性盆腔炎（盆腔炎性疾病后遗症）、子宫内膜炎、慢性宫颈炎见上述证候者。

2.妇人腹痛　因湿热瘀阻所致，症见妇人腹痛，伴带下量多，色黄质稠，有臭味，或阴痒，小便黄少，舌苔黄腻或厚，脉滑数；慢性盆腔炎（盆腔炎性疾病后遗症）、子宫内膜炎见上述证候者。

3.月经不调　因湿热瘀阻所致，症见月经量多，经期延长，或淋漓不尽，伴有经期腹痛，小便黄少，舌苔黄腻或厚，脉滑；慢性盆腔炎见上述证候者。

此外，本品还有用于慢性前列腺炎、放环后出血、慢性咽炎的文献报道。

【**不良反应**】上市后不良反应监测数据显示本品可见以下不良反应：

1.消化系统：恶心、呕吐、腹痛、腹泻、腹胀、厌食、口干、便秘、嗳气等。

2.皮肤：皮疹、瘙痒等。

3.神经系统：头晕、头痛、眩晕等。

4. 其他：胸痛、失眠、嗜睡、过敏或过敏样反应、心悸、潮红、呼吸困难、水肿等。

【禁　　忌】孕妇禁用。

【注意事项】1. 气滞血瘀证、寒凝血瘀证者慎用。

2. 饮食宜清淡，忌辛辣、生冷、油腻食物。建议饭后服用。

3. 有高血压、心脏病、肝病、糖尿病、肾病等慢性病严重者应在医师指导下服用。

4. 青春期少女、绝经后患者均应在医师指导下服用。

5. 伴有赤带者，应去医院就诊。

6. 腹痛较重者，应及时去医院就诊。

7. 服药2周症状无缓解，应去医院就诊。

【用法用量】片剂：口服。一次6片，一日3次。

胶囊：温开水送服。一次2粒，一日3次，14d为1个疗程。

【剂型规格】片剂。

胶囊：每粒装0.4g。

花红片（颗粒、胶囊）–195

【药物组成】一点红、白花蛇舌草、鸡血藤、桃金娘根、白背叶根、地桃花、菥蓂。

【功能主治】清热解毒，燥湿止带，祛瘀止痛。用于湿热瘀滞所致带下病、月经不调，症见带下量多、色黄质稠、小腹隐痛、腰骶酸痛、经行腹痛；慢性盆腔炎、附件炎、子宫内膜炎见上述证候者。

【方　　解】方中一点红清热解毒、活血止痛，为君药。白花蛇舌草清热利湿解毒，菥蓂清热解毒，和中化湿，既能助一点红清热解毒，又能燥湿止带，共为臣药。白背叶根、地桃花清热利湿，鸡血藤、桃金娘根活血止痛，共为佐药。诸药合用，共奏清热解毒、燥湿止带、祛瘀止痛之功。

【临床应用】1.妇人腹痛　因湿热蕴结，瘀阻冲任，胞脉血行不畅所致，症见小腹疼痛拒按，腰骶胀痛，带下增多，黄稠，有臭味，或伴低热起伏，胸闷心烦，口苦咽干，纳食较差，小便黄少，舌红苔黄腻，脉弦数；盆腔炎性疾病后遗症见上述证候者。

2.带下病　因湿热蕴结，损及任带二脉所致，症见带下量增多，色黄质稠，有臭味，或小腹作痛，或阴痒，胸闷心烦，口苦咽干，纳差，小便黄少，舌红苔黄腻，脉弦数；盆腔炎性疾病后遗症见上述证候者。

【不良反应】文献报道，服用本品可出现药疹、面部红肿、皮肤瘙痒、红斑和水疱等不良
反应。

【禁　　忌】孕妇禁用。

【注意事项】1. 气血虚弱所致腹痛、带下病者慎用。

2. 带下清稀者不宜选用。伴有赤带者，应去医院就诊。

3. 饮食宜营养丰富，忌辛辣、生冷、油腻食物。

4. 经期妇女、哺乳期慎用。月经过多者慎用。

5. 患有糖尿病或其他疾病者，应在医师指导下服用。

6. 服药7d症状无缓解，应去医院就诊。

【用法用量】片剂：规格（1）、（2）口服。一次4~5片，一日3次，7d为1个疗程，必要
时可连服2~3个疗程，每疗程之间停药3d。

颗粒剂：规格（1）、（2）开水冲服。一次1袋，一日3次，7d为1个疗程，必
要时可连服2~3个疗程，每疗程之间停药3d。

胶囊：口服。一次3粒，一日3次，7d为1个疗程，必要时可连服2~3个疗
程，每疗程之间停药3d。

【剂型规格】片剂：（1）薄膜衣片每片重0.29g；（2）糖衣片片芯重0.28g。

颗粒剂：（1）每袋装2.5g（无蔗糖）；（2）每袋装10g。

胶囊：每粒装0.25g。

宫炎平片（胶囊）–196

【药物组成】地稔、两面针、当归、五指毛桃、柘木。

【功能主治】清热利湿，祛瘀止痛，收敛止带。用于湿热瘀阻所致的带下病，症见小腹隐
痛，经色紫暗、有块，带下色黄质稠；慢性盆腔炎见上述证候者。

【方　　解】方中重用地稔清热利湿，解毒，为君药。两面针清热解毒、消肿止痛，助君
药清热解毒，为臣药。当归养血活血，通经止痛；柘木祛风利湿，活血通
经；五指毛桃健脾利湿，收敛止带，共为佐药。诸药相合，共奏清热利湿、
祛瘀止痛、收敛止带之功。

【临床应用】1.妇人腹痛　因湿热瘀阻，阻滞冲任，血行不畅所致，症见小腹隐痛，腰骶胀
痛，经色紫暗有块，带下量多，色黄质稠，或有异味，或月经不调，舌苔黄
腻或厚，脉弦数；盆腔炎性疾病后遗症见上述证候者。

2.带下病　因湿热瘀阻，流注下焦所致，症见带下量多，色黄质稠，小腹隐痛，或阴痒，小便黄少，舌苔黄腻或厚，脉弦数者；盆腔炎性疾病后遗症见上述证候者。

【不良反应】尚不明确。

【禁　　忌】尚不明确。

【注意事项】1. 血虚失荣腹痛及寒湿带下者慎用。

2. 饮食宜营养丰富，忌生冷、辛辣食物。

3. 本品不能过量服用，忌与酸味食物同服。

4. 孕妇慎用。

【用法用量】片剂：规格（1）、（2）口服。一次3～4片，一日3次。

胶囊：

规格（1）、（2）口服。一次3～4粒，一日3次。

规格（3）口服。一次2粒，一日3次。

【剂型规格】片剂：（1）薄膜衣片每片重0.26g；（2）糖衣片片芯重0.25g。

胶囊：（1）每粒装0.2g；（2）每粒装0.25g；（3）每粒装0.35g。

二、清热解毒

妇炎消胶囊 –197

【药物组成】酢浆草、败酱草、天花粉、大黄、牡丹皮、苍术、乌药。

【功能主治】苗医：蒙凯，嘎井朗罗，巢窝蒙秋，布发讲港。

中医：清热解毒，行气化瘀，除湿止带。用于妇女生殖系统炎症，痛经带下。

【方　　解】方中酢浆草利湿消肿，为君药。败酱草清热利湿，解毒排脓；天花粉清热化痰，解毒消肿，共为臣药。大黄泻湿热，破积滞，行瘀血；牡丹皮凉血化瘀；苍术健脾燥湿；乌药行气止痛，共为佐使药。诸药合用，共奏清热解毒、行气化瘀、除湿止带之功。

【临床应用】1.妇女生殖系统炎症　因湿热蕴结，瘀阻冲任，胞脉血行不畅所致，症见小腹疼痛，带下增多，色黄或白，经前或经期小腹疼痛加重，舌红苔黄腻，脉弦数或弦滑。

2.带下病　因湿热蕴结，损及任带二脉所致，症见带下量增多，色黄质稠，有臭味，或小腹作痛，或阴痒，舌红苔黄腻，脉弦数或弦滑。

　　3.痛经 因湿热蕴结，瘀阻冲任，胞脉血行不畅所致，症见经前或经期小腹疼痛，拒按，舌红苔黄腻，脉弦数或弦滑。

【不良反应】个别患者偶有轻微腹泻，停药后可自行消失。

【禁　　忌】孕妇及哺乳期妇女禁用。

【注意事项】1. 阳虚寒凝证者慎用。

　　　　　　　2. 忌辛辣、生冷、油腻食物。

【用法用量】口服。一次3粒，一日3次。

【剂型规格】胶囊：每粒装0.45g。

金刚藤糖浆 -198

【药物组成】金刚藤。

【功能主治】清热解毒，消肿散结。用于附件炎和附件炎性包块及妇科多种炎症。

【方　　解】方中金刚藤活血化瘀，祛风除湿，清热解毒，消肿散结。取单味为剂，力专效宏，用治瘀热互结所致的妇科病症，以取清热解毒、消肿散结之效。

【临床应用】1.**妇人腹痛** 因湿热瘀阻，阻滞冲任，血行不畅所致，症见妇人小腹疼痛拒按，有灼热感，腰骶胀痛，经色紫暗有块，带下量多，色黄黏稠，有臭味，舌苔黄腻，脉弦数者；盆腔炎性疾病后遗症见上述证候者。

　　2.癥瘕 因湿热瘀阻，瘀积日久所致，症见妇女腹部包块拒按，小腹及腰骶疼痛，带下量多，色黄，伴经期提前或延长，经血量多，舌苔黄腻，脉弦数；盆腔炎性包块见上述证候者。

　　3.带下病 因湿热瘀阻，流注下焦所致，症见带下量多，色黄质稠，有臭味，小腹作痛，或阴痒，小便黄少，舌苔黄腻，脉弦数；盆腔炎性疾病后遗症见上述证候者。

【不良反应】偶见恶心、呕吐，停药后可自行消失。另有文献报道，本品可致重症药疹，长期应用可引起肝脏损害。

【禁　　忌】孕妇禁用。

【注意事项】1. 血虚失荣腹痛及寒湿带下者慎用。

　　　　　　　2. 饮食宜清淡，忌生冷、辛辣食物。

　　　　　　　3. 糖尿病患者慎用。

　　　　　　　4. 本品为中药制剂，在贮藏期间允许有少量摇之易散的沉淀。

【用法用量】口服。一次20mL，一日3次。

【剂型规格】糖浆剂：每瓶装150mL。

三、行气破瘀

保妇康栓 –199

【药物组成】莪术油、冰片。

【功能主治】行气破瘀，生肌止痛。用于湿热瘀滞所致的带下病，症见带下量多、色黄，时有阴部瘙痒；霉菌性阴道炎、老年性阴道炎、宫颈糜烂见上述证候者。

【方　　解】方中莪术行气破血，祛瘀止痛，为君药。冰片能清热止痛，祛腐生肌，为臣药。两药合用，共奏行气破瘀、生肌止痛之功。

【临床应用】1.带下病　因湿热瘀滞，损及任带所致，症见带下增多，色黄或黄白，质黏腻，臭秽或伴阴部瘙痒，胸闷心烦，口苦咽干，纳差，小便黄少，舌红苔黄腻，脉濡数；霉菌性阴道炎、老年性阴道炎、宫颈糜烂见上述证候者。

2.阴痒　因湿热下注，损伤任带，带下量多，浸渍阴部所致，症见阴部瘙痒，甚则痒痛，带下色黄，黏腻臭秽，或色白如豆渣样，臭秽，口苦咽干，心烦不宁，小便黄赤，舌红、苔黄腻，脉滑数；霉菌性阴道炎、老年性阴道炎见上述证候者。

文献报道，用于治疗滴虫性阴道炎、支原体阴道感染。

【不良反应】1. 用药后有出现暂时性体温升高或畏寒、寒战的病例，多为老年女性或雌激素水平低下者，一般停药后可自行消退。

2. 有引起用药部位灼热感、疼痛、瘙痒、红肿、皮疹、过敏等及阴道出血的病例，一般停药后可逐渐缓解直至消失。

3. 本品可致白细胞增多、腰腿痛、下腹坠胀。

【禁　　忌】孕妇禁用。

【注意事项】1. 脾肾阳虚所致带下者慎用。

2. 未婚妇女不宜使用；阴道黏膜破损者不宜使用。

3. 外阴白色病变、糖尿病所致的瘙痒不宜使用。

4. 饮食宜清淡，忌辛辣、生冷、油腻食物。

5. 哺乳期妇女在医生指导下用药。

6. 带下伴血性分泌物，或伴有尿频、尿急、尿痛者，应去医院就诊。

7. 如遇天热栓剂变软切勿挤压，可在用药前将药放入冰箱内或冷水中冷冻5～10min即可使用，外形改变不影响疗效。

8. 本品为水溶性，不污染皮肤和衣物。但应在用药前后清洗外阴及更换内裤，避免瘙痒等不适。

9. 用药局部出现灼热、疼痛应立即停药。

10. 月经期前至经净3d内停用。

11. 治疗期间忌房事，配偶如有感染应同时治疗。

12. 注意卫生，防止重复感染。用药前应先用温开水清洗外阴；给药时应洗净双手或戴指套。

【用法用量】 洗净外阴部，将栓剂塞入阴道深部；或在医生指导下用药。每晚1粒。

用法说明：

1. 洗净双手及外阴，撕去铝箔，取出药栓。

2. 骑跨式，一脚着地，另一脚着小凳上，右手中指戴上指套，将栓剂尖端向内推入阴道深处，至少一中指深。

3. 弃去指套，垫上卫生巾（纸）。

4. 重症每天用2粒。

【剂型规格】 栓剂：每粒重1.74g。

第三节 扶正剂

一、养血理气

艾附暖宫丸 -200

【药物组成】艾叶（炭）、醋香附、制吴茱萸、肉桂、当归、川芎、白芍（酒炒）、地黄、炙黄芪、续断。

【功能主治】理气养血，暖宫调经。用于血虚气滞、下焦虚寒所致的月经不调、痛经，症见行经后错、经量少、有血块、小腹疼痛、经行小腹冷痛喜热、腰膝酸痛。

【方　　解】方中当归养血活血，调经止痛，为君药。地黄、白芍、川芎滋阴养血，和营调经，增强君药养血调经之力；黄芪补脾益气，可助有形之血化生，共为臣药。艾叶炭、制吴茱萸、肉桂、续断温热之物温暖胞宫，补肾固冲，散寒止痛；醋香附理气解郁，调经止痛，共为佐药。诸药合用，共奏养血理气、暖宫调经之功。

【临床应用】1.月经后期　因阴血不足，胞宫虚寒，冲任阻滞所致，症见月经逾期7d以上，经血色暗，有血块，小腹畏寒疼痛，腹胀，喜温按，四末不温，面色无华，肢体乏力，舌质淡黯，脉弦细；功能性月经失调见上述证候者。

2.月经过少　气血两虚，胞宫不温，冲任瘀阻所致，症见月经量渐少，经血淡黯，有血块，小腹冷痛，得温痛减，腰酸腹胀，畏寒肢冷，倦怠乏力，舌质黯淡或有瘀斑，脉弦细；功能性月经失调见上述证候者。

3.经行腹痛　寒凝胞宫，血虚不荣，气滞血阻所致，症见经期小腹冷痛坠胀，喜温按，经血色暗，有血块，腰酸肢冷，乏力，面黄，舌质暗淡或有瘀斑，脉沉细或弦细；原发性痛经见上述证候者。

另见文献报道治疗慢性腹泻。

【不良反应】尚不明确。

【禁　　忌】孕妇禁用。

【注意事项】1. 热证、实证者不宜使用。

2. 感冒发热病人不宜服用。

3. 经行有块伴腹痛拒按或胸胁胀痛者不宜选用。

4. 忌辛辣、生冷食物，不宜洗凉水澡，注意保暖。

5. 有高血压、心脏病、肝病、糖尿病、肾病等慢性病严重者应在医师指导下服用。

6. 青春期少女及更年期妇女应在医师指导下服用。

7. 平素月经正常，突然出现月经过少，或经期错后，或阴道不规则出血或带下伴阴痒，或赤带者应去医院就诊。

8. 治疗痛经，宜在经前3～5d开始服药，连服1周。如有生育要求应在医师指导下服用。

9. 服药后痛经不减轻，或重度痛经者，应去医院就诊。

10. 治疗月经不调，服药2周至1个月症状无缓解，应去医院就诊。

11. 大蜜丸不可直接整丸吞服，建议嚼服或掰碎后吞服。

【用法用量】规格（1）大蜜丸，口服。一次1丸，一日2～3次。

规格（2）、（5）小蜜丸，口服。一次9g，一日2～3次。

规格（3）、（4）水蜜丸，口服。一次4.5g，一日2～3次。

规格（6）、（7）水蜜丸，口服。一次6g，一日2～3次。

【剂型规格】丸剂：（1）每丸重9g；（2）每袋装9g；（3）每瓶装45g；（4）每瓶装72g；（5）每45粒重9g；（6）每100丸重4g；（7）每100丸重10g。

二、益气养血

乌鸡白凤丸（胶囊、片）-201

乌鸡白凤丸（片）201-1

【药物组成】乌鸡（去毛、爪、肠）、鹿角胶、醋鳖甲、煅牡蛎、桑螵蛸、人参、黄芪、当归、白芍、醋香附、天冬、甘草、地黄、熟地黄、川芎、银柴胡、丹参、山药、芡实（炒）、鹿角霜。

【功能主治】补气养血，调经止带。用于气血两虚，身体瘦弱，腰膝酸软，月经不调，崩漏带下。

【方　　解】方中重用乌鸡，补阴血，滋肝肾，清虚热，为君药。人参、黄芪、山药补气健脾；熟地黄、当归、白芍、川芎、丹参养血调经；鹿角霜、鹿角胶补肝肾，益精血；鳖甲、地黄、天冬滋补阴液，清虚热，共为臣药。香附疏肝理气，调经止痛；银柴胡清退虚热；芡实、桑螵蛸、牡蛎收敛固涩止带，共为佐药。甘草调和诸药，为使药。诸药合用，共奏补气养血、调经止带之功。

【临床应用】1.月经不调　因气血双亏，阴虚有热，热扰冲任所致，症见经水先期而至、经量多或经量少、午后潮热、盗汗、腰腿酸软、心烦失眠，舌质偏红，脉细数；功能性月经失调见上述证候者。

2.崩漏　因气血不足，阴虚有热，热迫血行所致，症见经乱无期、月经量多或淋漓不尽、头晕、乏力、腰腿酸痛、心烦易怒，舌质偏红，脉细数；功能性子宫出血见上述证候者。

3.带下病　由气血虚弱，肝肾不足，虚热内扰，带脉不固所致，症见带下量多、腰酸腿软、虚热盗汗，舌质偏红，脉细数。

此外，文献报道乌鸡白凤丸可用于药物流产后出血、精液不液化症。

【不良反应】有服用乌鸡白凤丸出现过敏反应、心律失常的个案报道。

【禁　　忌】孕妇禁用。

【注意事项】1.月经不调或崩漏属血热实证者不宜使用。

2.感冒发热病人不宜服用。

3.忌辛辣、生冷食物。

4.有高血压、心脏病、肝病、糖尿病、肾病等慢性病严重者应在医师指导下服用。

5.青春期少女及更年期妇女应在医师指导下服用。

6.伴有赤带者，或月经量过多者，应去医院就诊。

7.平素月经正常，突然出现月经过少，或经期错后，或阴道不规则出血者应去医院就诊。

8.服药1个月症状无缓解，应去医院就诊。

9.服药后出血不减，或带下量仍多者应去医院诊治。

10.服本药时不宜同时服用藜芦、五灵脂、皂荚及其制剂；不宜喝茶和吃萝卜，以免影响药效。

【用法用量】丸剂：

规格（1）大蜜丸，口服。一次1丸，一日2次。

规格（2）水蜜丸，口服。一次6g，一日2次。

规格（3）小蜜丸，口服。一次9g，一日2次。

规格（4）浓缩丸，口服。一次9g，一日1次；或将药丸加适量开水溶后服。

片剂：口服。一次2片，一日2次。

【剂型规格】丸剂：（1）每丸重9g；（2）每袋装6g；（3）每袋装9g；（4）每10丸重1g。

片剂：每片重0.5g。

乌鸡白凤胶囊 201-2

【药物组成】乌鸡（去毛、爪、肠）、丹参、地黄、醋香附、人参、白芍、煅牡蛎、鹿角霜、银柴胡、甘草、黄芪、醋鳖甲。

【功能主治】补气养血，调经止带。用于气血两虚，身体瘦弱，腰膝酸软，月经不调，崩漏带下。

【方　　解】方中重用乌鸡，补阴血，滋肝肾，清虚热，为君药。人参、黄芪补气健脾；白芍、丹参养血调经；鹿角霜补肝肾，益精血；鳖甲、地黄滋补阴液，清虚热，共为臣药。香附疏肝理气，调经止痛；银柴胡清退虚热；牡蛎收敛固涩止带，共为佐药。甘草调和诸药，为使药。诸药合用，共奏补气养血、调经止带之功。

【临床应用】1.月经不调　因气血双亏，阴虚有热，热扰冲任所致，症见经水先期而至、经量多或经量少，午后潮热、盗汗、腰腿酸软、心烦失眠，舌质偏红，脉细；功能性月经失调见上述证候者。

2.崩漏　因气血不足，阴虚有热，热迫血行所致，症见经乱无期、月经量多或淋漓不尽，头晕、乏力、腰腿酸痛、心烦易怒，舌质偏红，脉细数；功能性子宫出血见上述证候者。

3.带下病　由气血虚弱，肝肾不足，虚热内扰，带脉不固所致，症见带下量多、腰酸腿软、虚热盗汗，舌质偏红，脉细数。

【不良反应】尚不明确。

【禁　　忌】孕妇禁用。

【注意事项】1.月经不调或崩漏属血热实证者不宜使用。

2.感冒发热病人不宜服用。

3.忌辛辣、生冷食物。

4.有高血压、心脏病、肝病、糖尿病、肾病等慢性病严重者应在医师指导下服用。

5. 青春期少女及更年期妇女应在医师指导下服用。

6. 伴有赤带者，应去医院就诊。

7. 平素月经正常，突然出现月经过少，或经期错后，或阴道不规则出血者应去医院就诊。

8. 服药1个月症状无缓解，应去医院就诊。

9. 服药后出血不减，或带下量仍多者请医生诊治。

10. 服本药时不宜同时服用藜芦、五灵脂、皂荚及其制剂；不宜喝茶和吃萝卜，以免影响药效。

【用法用量】口服。一次2~3粒，一日3次。

【剂型规格】胶囊：每粒装0.3g。

八珍益母丸（胶囊）-202

【药物组成】益母草、党参、炒白术、茯苓、甘草、当归、酒白芍、川芎、熟地黄。

【功能主治】益气养血，活血调经。用于气血两虚兼有血瘀所致的月经不调，症见月经周期错后、行经量少、淋漓不净、精神不振、肢体乏力。

【方　　解】方中重用益母草，活血化瘀，调经止痛，为君药。熟地黄、当归、白芍、川芎养血和血；党参、白术、茯苓、甘草益气健脾，共为臣药。诸药合用，消补兼施，益气养血，活血调经，共奏治疗气血不足兼有瘀滞之月经不调之功。

【临床应用】月经不调　因先天禀赋不足，或劳倦内伤太过，气血亏虚，冲任瘀滞，血海不足，经血运行不畅所致，症见月经周期错后、行经量少、淋漓不断、精神不振、肢体乏力、面色无华，舌淡苔白，脉缓弱；功能性月经失调见上述证候者。

此外，文献报道本品可用于治疗人流出血、药流后出血。

【不良反应】有服用本品出现过敏反应的个案报道。症状：四肢、口唇、颈部出现大小不等紫红色斑疹及水疱，伴瘙痒，全身不适。

【禁　　忌】孕妇、月经过多者禁用。

【注意事项】1. 湿热蕴结致月经不调者慎用。

2. 寒凝血瘀所致月经不调者慎用。

3. 感冒发热病人不宜服用。

4. 忌辛辣、生冷食物。

5.高血压、心脏病、肝病、糖尿病、肾病等慢性病严重者应在医师指导下服用。

6.青春期少女及更年期妇女应在医师指导下服用。

7. 平素月经正常，突然出现月经过少，或经期错后，或阴道不规则出血者应去医院就诊。

8. 服药1个月症状无缓解，应去医院就诊。

【用法用量】丸剂：

规格（1）大蜜丸，口服。一次1丸，一日2次。

规格（2）、（4）、（5）水蜜丸，口服。一次6g，一日2次。

规格（3）小蜜丸，口服。一次9g，一日2次。

胶囊：口服。一次3粒，一日3次。

【剂型规格】丸剂：（1）每丸重9g；（2）每袋装6g；（3）每袋装9g；（4）每瓶装60g；（5）每瓶装120g。

胶囊：每粒装0.28g。

补血益母丸（颗粒）-203

【药物组成】当归、黄芪、阿胶、益母草、陈皮。

【功能主治】补益气血，祛瘀生新。用于气血两虚兼血瘀证产后腹痛。

【方　　解】方中当归甘温质润，长于补血，辛行温通，活血行气，是养血活血、调经止痛之要药；黄芪甘微温，补中益气，与当归相伍补气生血，共为君药。阿胶、益母草滋阴养血，活血化瘀，以助君药之功；陈皮理气调经，合以行气活血，调经止痛，共为臣药。各药相配，共奏补益气血、祛瘀生新之功。

【临床应用】1.产后恶露不绝　由产后气血虚弱，瘀血内阻所致，症见产后3周恶露仍不净，量少，淋漓日久，色暗红，有血块，伴见头晕眼花、少气懒言、面色苍白等，舌黯或有瘀点，脉沉涩或沉弱；产后子宫复旧不全见上述证候者。

2.产后腹痛　多因产后百脉空虚，气血虚弱，运行迟滞所致，症见小腹痛，恶露量少，涩滞不畅，色暗有块，小腹疼痛拒按，血块下后痛减，伴见头晕眼花、少气懒言、面色苍白等，舌质黯或有瘀点，脉沉涩或沉弱。

文献报道，补血益母颗粒可以治疗功血、药流后阴道出血。

【不良反应】尚不明确。

【禁　　忌】孕妇禁用。

【注意事项】1. 湿热血瘀者不宜使用。

2. 忌生冷、辛辣食物。

【用法用量】丸剂：浓缩丸，口服。一次12g，一日2次。

颗粒剂：开水冲服。一次12g，一日2次。

【剂型规格】丸剂：每袋装12g（每200丸重12g）。

颗粒剂：每袋装12g。

三、益气活血

定坤丹 –204

【药物组成】红参、鹿茸、西红花、三七、白芍、熟地黄、当归、白术、枸杞子、黄芩、香附、茺蔚子、川芎、鹿角霜、阿胶、延胡索等。

【功能主治】滋补气血，调经舒郁。用于气血两虚、气滞血瘀所致的月经不调、行经腹痛、崩漏下血、赤白带下、血晕血脱、产后诸虚、骨蒸潮热。

【方　　解】方中熟地黄、当归、白芍、阿胶滋养阴血；红参、白术益气健脾；鹿茸、鹿角霜、枸杞子温阳益肾，填精补髓；西红花、三七、川芎、茺蔚子活血化瘀；香附、延胡索疏肝行气，活血止痛；黄芩清泻郁热。诸药合用，共奏滋补气血、调经舒郁之功。

【临床应用】1.月经后期　由气血两虚，血海不能按时满盈，兼有气滞瘀阻，冲任失调所致，症见行经后错、经水量少、有血块，肢体乏力，或头晕，舌黯淡，脉虚涩。

2.经行腹痛　由气血两亏，肝失血养，疏泄失司，气滞血瘀所致，症见经行腹痛、经量少或多、有血块，腹痛拒按、血块排出痛减、烦躁、胸闷不舒，舌黯淡，脉虚涩；原发性痛经见上述证候者。

3.崩漏　由气血不足，气滞血瘀，冲任失调，血海蓄溢失常所致，症见经水非时而下、暴下如崩或淋漓不净、血色淡质稀、有血块，头晕、乏力、腰膝酸软、烦躁失眠，舌黯淡，脉虚涩；功能性子宫出血见上述证候者。

4.带下病　由气血不足，气滞血瘀，任带二脉不能固约所致，症见带下量多、小腹作痛、腰痛酸软、纳谷无味、神疲乏力，舌黯或有瘀点，脉沉细弦或涩；慢性盆腔炎见上述证候者。

【不良反应】尚不明确。

【禁　　忌】孕妇禁用。

【注意事项】1. 饮食宜清淡，忌生冷、油腻及刺激性食物。

2. 伤风感冒时停药。

3. 有高血压、心脏病、肝病、糖尿病、肾病等慢性病严重者应在医师指导下服用。

4. 青春期少女及更年期妇女应在医师指导下服用。

5. 平素月经正常，突然出现月经过少，或经期错后，或阴道不规则出血者应去医院就诊。

6. 服药1个月症状无缓解，应去医院就诊。

7. 出现血晕、血脱时，应中西医结合救治。

8. 崩漏患者用药后症状不减者应去医院诊治。

【用法用量】规格（1）大蜜丸，口服。一次半丸至1丸，一日2次。

规格（2）水蜜丸，口服。一次3.5～7g，一日2次；或遵医嘱。

【剂型规格】丸剂：（1）每丸重10.8g；（2）每瓶装7g。

四、滋阴安神

更年安片（胶囊）-205

【药物组成】地黄、泽泻、麦冬、熟地黄、玄参、茯苓、仙茅、磁石、牡丹皮、珍珠母、五味子、首乌藤、制何首乌、浮小麦、钩藤。

【功能主治】滋阴清热，除烦安神。用于肾阴虚所致的绝经前后诸证，症见烘热出汗，眩晕耳鸣、手足心热、烦躁不安；更年期综合征见上述证候者。

【方　　解】方中地黄、熟地黄、制首乌、玄参、麦冬滋养肝肾，补益阴血，清热除烦，共为君药。茯苓、泽泻、牡丹皮健脾利水、泻火降浊，共为臣药。珍珠母、磁石重镇潜阳安神；钩藤平肝息风而止眩晕；首乌藤养血安神除烦；五味子、浮小麦滋阴敛汗，养心安神；仙茅壮阳益肾，旨在阳中求阴，阳生阴长，共为佐药。诸药合用，共奏滋阴清热、除烦安神之效。

【临床应用】绝经前后诸证　妇女经断前后，因肾阴不足、虚阳上浮所致，症见烘热出汗，眩晕，耳鸣，腰腿酸软，急躁易怒，心胸烦闷，手足心热，头痛，两胁胀痛，失眠多梦，心悸，口渴，舌红苔少，脉细数；更年期综合征见上述证候者。

【不良反应】少数会有胃部不适，一般不影响继续服药。

【禁　　忌】孕妇禁用。

【注意事项】1. 脾肾阳虚者慎用。

2. 糖尿病及肾病患者慎用。

3. 感冒发热病人不宜服用。

4. 忌辛辣，少进油腻。

5. 伴有月经紊乱或其他疾病如：高血压、心脏病、糖尿病、肾病等患者，应在医师指导下服用。

6. 眩晕症状较重者，应去医院就诊。

7. 严格按照用法用量服用，服药2周症状无缓解，应去医院就诊。本品不宜长期服用。

【用法用量】片剂：规格（1）、（2）口服。一次6片，一日2～3次。

胶囊：口服。一次3粒，一日3次。

【剂型规格】片剂：（1）薄膜衣片每片重0.31g；（2）糖衣片片芯重0.3g。

胶囊：每粒装0.3g。

坤泰胶囊 –206

【药物组成】熟地黄、黄连、白芍、黄芩、阿胶、茯苓。

【功能主治】滋阴清热，安神除烦。用于绝经期前后诸证。阴虚火旺者，症见潮热面红、自汗盗汗、心烦不宁、失眠多梦、头晕耳鸣、腰膝酸软、手足心热；妇女卵巢功能衰退更年期综合征见上述证候者。

【方　　解】方中熟地黄为君药，生精益髓，滋阴补肾，养血。黄连、白芍、阿胶为臣药，黄连清虚热，清心除烦，与熟地黄配伍，可滋阴降火，交通心肾；白芍、阿胶补血养阴，补血而不滞，养阴而不腻，且能收敛精气，固摄元气，两者与熟地黄配伍，能增强熟地黄滋阴养血的作用。黄芩、茯苓为佐药，黄芩清热泻火，可增强黄连清虚火之功；茯苓既可健脾益气，滋肾精之源泉，又具安神之功。诸药合用，共奏滋阴清热、安神除烦之功。

【临床应用】1. **绝经前后诸证**　妇女经断前后，因肾阴不足、阴虚火旺所致，症见潮热面红，自汗盗汗，心烦不宁，失眠多梦，头晕耳鸣，腰膝酸软，手足心热，舌红，少苔，脉细数；更年期综合征见上述证候者。

2. **卵巢功能衰退**　因肾阴不足，精血亏虚所致，症见月经稀少，渐至闭经，潮热盗汗，心烦不寐，心悸怔忡，面色潮红，舌红，少苔，脉沉细。

【不良反应】偶见服药后腹胀、胃痛，可改为饭后服药或停药处理。

【禁　　忌】阳虚体质者忌用。

【注意事项】1. 忌辛辣、少进油腻。

2. 不宜与感冒药同时服用。

3. 高血压、心脏病、肾病及脾胃虚弱者，请在医师指导下服用。

4. 服药2周症状无改善，应到医院诊治。

5. 按用法用量服用，如超量或长期服用，应向医师咨询。

6. 服药过程中出现不良反应，应停药并向医师咨询。

【用法用量】口服。一次4粒，一日3次，2～4周为1个疗程；或遵医嘱。

【剂型规格】胶囊：每粒装 0.5g。

五、补肾健脾

滋肾育胎丸 -207

【药物组成】菟丝子（盐水制）、砂仁、熟地黄、人参、桑寄生、阿胶珠、制何首乌、艾叶、盐巴戟天、白术、党参、鹿角霜、枸杞子、续断、杜仲。

【功能主治】补肾健脾，益气培元，养血安胎，强壮身体。用于脾肾两虚，冲任不固所致的滑胎（防治习惯性流产和先兆性流产）。

【方　　解】方中熟地黄滋阴养血，补精益髓；人参大补元气，益气健脾；杜仲补肝肾，养血安胎，共为君药。何首乌、枸杞子、阿胶补益肝肾，生精补血；鹿角霜、巴戟天补肾阳、益精血；菟丝子、桑寄生、续断补益肝肾，养血安胎；党参、白术益气健脾，化源充足，资生气血，有益气安胎之效，共为臣药。艾叶温经散寒，止血安胎；砂仁行气安胎，共为佐药。诸药合用，共奏补肾健脾、益气培元、养血安胎、强壮身体之功。

【临床应用】1.滑胎　因脾肾两虚，冲任不固，气血亏虚所致，症见孕后屡堕，伴腰酸，小腹空坠，神疲乏力，心悸，气短，纳呆，便溏，舌淡胖，苔白，脉细滑；习惯性流产和先兆性流产见上述证候者。

2.胎动不安　因脾肾两虚，气血亏虚，胎失所系所致，症见妊娠期阴道少量出血，色红或淡红，小腹绵绵坠痛，腰腿酸软，伴气短乏力，食少纳差，小便频数，大便溏或少，舌淡苔薄白，脉沉细滑；先兆流产见上述证候者。

3.胎漏　因脾肾两虚，气血虚弱，胎元不固所致，症见妊娠期阴道少量出血，色红或淡红，伴气短乏力，食少纳差，小便频数，大便溏或少，舌淡苔薄白，脉沉细滑；先兆流产见上述证候者。

文献报道，可治疗老年肾虚证，配合用于多囊卵巢综合征，治疗黄体不健性月经失调，对体外受精—胚胎移植患者胚胎种植率有一定影响。

【**不良反应**】1.消化系统：恶心、呕吐、便秘、腹泻、口干、胃不适，少数患者出现腹胀、口苦。

2.皮肤及其附件：皮疹、瘙痒。

【**禁　　忌**】尚不明确。

【**注意事项**】1.血热证者慎用。

2.感冒发热者勿服。

3.服药时饮食宜清淡，忌辛辣食物，忌食萝卜、薏苡仁、绿豆芽。

4.若出现口干、口苦、恶心症状，可予以淡盐水或蜂蜜水送服。

5.服药时间长短不一，有的服4～8d见效，有的滑胎患者需服药1～3个月，以服药后临床症状消除为原则，但滑胎者一般均服至3个月后渐停药。

6.孕妇禁房事。

【**用法用量**】规格（1）、（2）浓缩水蜜丸，口服。一次5g，一日3次。淡盐水或蜂蜜水送服。

【**剂型规格**】丸剂：（1）每瓶装60g；（2）每袋装5g。

第四节 散结剂

一、消肿散结

乳癖消颗粒（胶囊、片）-208

【药物组成】鹿角、蒲公英、昆布、天花粉、鸡血藤、三七、赤芍、海藻、漏芦、木香、玄参、牡丹皮、夏枯草、连翘、红花。

【功能主治】软坚散结，活血消痈，清热解毒。用于痰热互结所致的乳癖、乳痈，症见乳房结节、数目不等、大小形态不一、质地柔软，或产后乳房结块、红热疼痛；乳腺增生，乳腺炎早期见上述证候者。

【方　解】方中鹿角滋补肝肾，调理冲任，化痰散结，为君药。鸡血藤、红花养血活血，化瘀散结，为臣药。三七、牡丹皮、赤芍活血化瘀止痛；蒲公英、连翘、天花粉、玄参、夏枯草、漏芦、昆布、海藻清热解毒，散结消肿；木香行气止痛，为佐药。全方共奏软坚散结、活血消痈、清热解毒之功。

【临床应用】1.乳癖　因痰热互结所致，症见单侧或双侧乳房胀痛、肿块明显、皮温微热；乳腺增生见上述证候者。

2.乳痈　因痰热互结或乳汁瘀积所致，症见产后乳房结块无波动、皮肤微红、胀痛；急性乳腺炎见上述证候者。

【不良反应】文献报道本品可致颜面、双眼睑水肿、上下肢凹陷性水肿，伴全身不适感和胸闷。

【禁　忌】孕妇禁用。

【注意事项】1.阴疽流注者慎用。

2.饮食宜清淡，忌辛辣、油腻。

3.因服该药引起全身不适者需及时停药。

【用法用量】颗粒剂：开水冲服。一次8g，一日3次。

胶囊：口服。一次5～6粒，一日3次。

片剂：

规格（1）、（3）口服。一次5～6片，一日3次。

规格（2）口服。一次3片，一日3次。

【剂型规格】颗粒剂：每袋装8g（相当于原药材6g）。

胶囊：每粒装0.32g。

片剂：（1）薄膜衣片每片重0.34g；（2）薄膜衣片每片重0.67g；（3）糖衣片片芯重0.32g。

二、活血化瘀

桂枝茯苓丸（胶囊）–209

桂枝茯苓丸 209–1

【药物组成】桂枝、茯苓、牡丹皮、桃仁、赤芍。

【功能主治】活血，化瘀，消癥。用于妇人宿有癥块，或血瘀经闭，行经腹痛，产后恶露不尽。

【方　　解】方中桂枝味辛甘，性温，温通经脉，行滞化瘀，为君药。桃仁味苦，善泄血滞，破恶血，消癥瘕；牡丹皮味微苦，性微寒，能散血行瘀，凉血清热；赤芍味苦酸，性微寒，和血养血，使癥消而不伤正，共为臣药。茯苓健脾渗湿，以资化源，为佐药。诸药合用，共奏活血、化瘀、消癥之功。

【临床应用】1.癥瘕　因瘀血内停，瘀阻冲任所致，症见下腹包块，推之可移，界限清楚，妇女月经不畅，血色暗紫，有小血块，腹痛如刺，痛处拒按，舌暗，有瘀斑，脉沉弦或沉涩，按之有力；子宫肌瘤、慢性盆腔炎性包块、卵巢囊肿见上述证候者。

2.痛经　因瘀血内阻所致，症见经前或经期小腹刺痛拒按，量多或少，色暗红有血块，血块下后痛减，舌暗或有瘀点，脉沉弦或涩；原发性痛经、子宫内膜异位症见上述证候者。

3.闭经　由瘀血内阻所致，症见经闭不行，小腹刺痛拒按，舌暗或有瘀点，脉沉涩；继发性闭经见上述证候者。

4.产后恶露不尽　因瘀血阻滞胞宫所致，症见产后恶露淋漓不尽，量少，色紫暗有块，小腹疼痛拒按，舌紫暗或边有瘀点，脉弦涩；产后子宫复旧不全见上述证候者。

此外，有报道本品还可用于治疗输卵管囊肿、前列腺增生症、乳房结块、慢性肾炎、肝硬化、尿路结石、药流后出血者。

【不良反应】偶见药后胃脘不适，隐痛，停药后可自行消失。

【禁　　忌】孕妇禁用。

【注意事项】1.体弱、阴道出血量多者慎用。

2.素有癥瘕，妊娠后漏下不止，胎动不安者，需遵医嘱使用，以免误用伤胎。

3.经期及经后3d内停用。

4.忌生冷、肥腻、辛辣食物。

【用法用量】规格（1）大蜜丸，口服。一次1丸，一日1～2次。

规格（2）水蜜丸，口服。一次4g，一日1～2次。

规格（3）浓缩水丸，口服。一次9丸，一日1～2次。

规格（4）浓缩水丸，口服。一次6丸，一日1～2次。

【剂型规格】丸剂：（1）每丸重6g；（2）每100丸重10g；（3）素丸每10丸重1.5g；（4）素丸每10丸重2.2g。

桂枝茯苓胶囊 209-2

【药物组成】桂枝、茯苓、牡丹皮、桃仁、白芍。

【功能主治】活血，化瘀，消癥。用于妇人瘀血阻络所致癥块、经闭、痛经、产后恶露不尽；子宫肌瘤，慢性盆腔炎包块，痛经，子宫内膜异位症，卵巢囊肿见上述证候者；也可用于女性乳腺囊性增生病属瘀血阻络证，症见乳房疼痛、乳房肿块、胸胁胀闷；或用于前列腺增生属瘀阻膀胱证，症见小便不爽、尿细如线，或点滴而下、小腹胀痛者。

【方　　解】方中桂枝味辛甘，性温，温通经脉，行滞化瘀，为君药。桃仁味苦，善泄血滞，破恶血，消癥瘕；牡丹皮味微苦，性微寒，能散血行瘀，凉血清热；白芍味苦酸，性微寒，和血养血，使癥消而不伤正，共为臣药。茯苓健脾渗湿，以资化源，为佐药。诸药合用，共奏活血、化瘀、消癥之功。

【临床应用】1.癥瘕　因瘀血内停，瘀阻冲任所致，症见下腹包块，推之可移，界限清楚，妇女月经不畅，血色暗紫，有小血块，腹痛如刺，痛处拒按，舌暗，有瘀斑，脉沉弦或沉涩，按之有力；子宫肌瘤、慢性盆腔炎性包块、卵巢囊肿见上述证候者。

2.痛经　因瘀血内阻所致，症见经前或经期小腹刺痛拒按，量多或少，色暗红有血块，血块下后痛减，舌暗或有瘀点，脉沉弦或涩；原发性痛经、子宫内膜异位症见上述证候者。

3.闭经　由瘀血内阻所致，症见经闭不行，小腹刺痛拒按，舌暗或有瘀点，脉沉涩；继发性闭经见上述证候者。

4.产后恶露不尽　因瘀血阻滞胞宫所致，症见产后恶露淋漓，量少，色紫暗有块，小腹疼痛拒按，舌紫暗或边有瘀点，脉弦涩；产后子宫复旧不全见上述证候者。

5.乳癖　因瘀血阻络所致，症见乳房疼痛、乳房肿块、胸胁胀痛；乳腺囊性增生病见上述证候者。

6.癃闭　因瘀阻膀胱所致，症见小便不爽、尿细如线或点滴而下，小腹疼痛者。前列腺增生见上述证候者。

此外，有报道本品还可用于中年妇女黄褐斑、无症状性心肌缺血、免疫性不孕、药物流产不全、盆腔淤血综合征。

【不良反应】偶见药后胃脘不适，隐痛，停药后可自行消失。

【禁　　忌】孕妇禁用。

【注意事项】1. 体弱、阴道出血量多者慎用。

2. 素有癥瘕，妊娠后漏下不止，胎动不安者，须遵医嘱使用，以免误用伤胎。

3. 经期及经后3d内停用。

4. 忌生冷、肥腻、辛辣食物。

【用法用量】口服。一次3粒，一日3次。饭后服。前列腺增生疗程8周，其余适应证疗程12周，或遵医嘱。

【剂型规格】胶囊：每粒装0.31g。

乳块消颗粒（胶囊、片）–210

【药物组成】橘叶、丹参、皂角刺、王不留行、川楝子、地龙。

【功能主治】疏肝理气，活血化瘀，消散乳块。用于肝气郁结，气滞血瘀，乳腺增生，乳房胀痛。

【方　　解】方中橘叶疏肝理气，散结止痛，丹参养血活血，祛瘀消肿，合用取行气活血之效，为君药。川楝子疏肝行气，散结消肿；王不留行活血散结，通络止痛，助君药理气化瘀之力，共为臣药。皂角刺软坚散结，消肿止痛；地龙活血通络，消肿止痛，共为佐药。全方共奏疏肝理气、活血化瘀、消散乳块之功。

【临床应用】乳癖 因肝气郁结，气滞血瘀所致，症见乳房单侧或双侧肿块、疼痛，肿块边界欠清，与周围组织不粘连，每随喜怒而消长，常在月经前加重，月经后缓解；乳腺增生见上述证候者。

【不良反应】极少数患者服药后，可见经期提前，停药后可自行恢复。

【禁　　忌】孕妇禁用。

【注意事项】1. 保持情绪舒畅，忌气恼。

2. 服药期间忌生冷、油腻之品。

【用法用量】颗粒剂：规格（1）、（2）开水冲服。一次1袋，一日3次；或遵医嘱。

胶囊：口服。一次4～6粒，一日3次。

片剂：口服。一次4～6片，一日3次。

【剂型规格】颗粒剂：（1）每袋装5g；（2）每袋装10g。

胶囊：每粒装0.3g。

片剂：薄膜衣片每片重0.36g。

宫瘤清胶囊（颗粒）–211

【药物组成】熟大黄、土鳖虫、水蛭、桃仁、蒲黄、黄芩、枳实、牡蛎、地黄、白芍、甘草。

【功能主治】活血逐瘀，消癥破积。用于瘀血内停所致的妇女癥瘕，症见小腹胀痛、经色紫暗有块，经行不爽；子宫肌瘤见上述证候者。

【方　　解】方中熟大黄活血祛瘀，消癥散结，为君药。土鳖虫、水蛭破血逐瘀通经；桃仁、蒲黄活血祛瘀；枳实破气消积，使气行则血行，四药相伍，增强大黄活血逐瘀、消癥散结之效，共为臣药。黄芩清肝泄热，协大黄以清瘀热；牡蛎软坚散结；地黄、白芍养血和血，使癥消攻邪而不伤正，共为佐药。甘草调和诸药，为使药。诸药合用，共奏活血逐瘀、消癥破积之功。

【临床应用】癥瘕 因瘀血内停所致，症见下腹包块，推之可移，界限清楚，经血量多，经色紫暗夹块，或经行不爽，或月经周期紊乱，经期延长或久漏不止，面色晦暗，口干不欲饮，大便干结，舌紫暗，或有瘀斑或瘀点，脉沉弦；子宫肌瘤见上述证候者。

【不良反应】尚不明确。

【禁　　忌】孕妇禁用。

【注意事项】1. 体弱、阴道出血量多者慎用。

2. 经期及经后3d内禁用。

3. 忌生冷、肥腻、辛辣食物。

【用法用量】胶囊：口服。一次3粒，一日3次；或遵医嘱。

颗粒剂：口服。一次1袋，一日3次；或遵医嘱。

【剂型规格】胶囊：每粒装0.37g。

颗粒剂：每袋装4g。

第四章

眼科用药

第一节 清热剂

一、清热散风

明目上清丸（片）-212

【药物组成】桔梗、熟大黄、天花粉、石膏、麦冬、玄参、栀子、蒺藜、蝉蜕、甘草、陈皮、菊花、车前子、当归、黄芩、赤芍、黄连、枳壳、薄荷脑、连翘、荆芥油。

【功能主治】清热散风，明目止痛。用于外感风热所致的暴发火眼、红肿作痛、头晕目眩、眼边刺痒、大便燥结、小便赤黄。

【方　　解】方中菊花、连翘疏散风热以明目，黄芩、黄连清泻肝经实火湿热，四药清热疏风明目，共为君药。薄荷脑、荆芥油、蝉蜕、蒺藜助君药疏风散热；栀子、熟大黄、石膏、天花粉清入里无形之邪热，合为臣药。以麦冬、玄参养阴清热；赤芍、当归活血散瘀；车前子清热明目，引邪热由小便而解；枳壳、陈皮条达气机，宽中导滞，七味共为佐药。桔梗载药上行，甘草清热解毒，调和诸药，而为佐使药。诸药合用，共奏清热散风、明目止痛之功。

【临床应用】1.暴风客热　由肝经风热上扰所致，症见白睛红肿虚浮，甚则眼睑红赤，肿胀，灼热，异物感，眵多如脓，或有身热恶风，耳前淋巴结肿大，大便干结，小便黄赤，舌红苔黄，脉洪数；急性细菌性结膜炎见上述证候者。

2.睑弦赤烂　由风热夹湿所致，症见眼睑边缘红赤刺痒，灼热疼痛，甚则眼睑边缘及附近皮肤溃烂，流脓水，睫毛乱生或脱落，口苦咽干，舌红苔黄，脉数；溃疡性睑缘炎见上述证候者。

【不良反应】尚不明确。

【禁　　忌】孕妇禁用。年老体弱者、白内障患者忌服。

【注意事项】1.本品脾胃虚寒者慎用。

2.服药期间忌辛辣燥热、油腻黏滞食物。

3. 有高血压、心脏病、肾病、糖尿病等慢性病严重患者应在医师指导下服用。

4. 暴发火眼，表现为眼白充血发红，怕光、流泪、眼屎多，易起变证。常有角膜疾患并发，如出现头痛眼痛、视力明显下降，并伴有呕吐、恶心，应及时去医院就诊。

5. 应用本药时一般应配合治疗暴发火眼的外用眼药，不能仅用本药。

6. 服药3d后症状无改善者，应去医院就诊。

7. 按照用法用量服用，小儿应在医师指导下服用。

【用法用量】丸剂：口服。一次9g，一日1~2次。

片剂：规格（1）、（2）口服。一次4片，一日2次。

【剂型规格】丸剂：每袋（瓶）装9g。

片剂：（1）素片每片重0.6g；（2）薄膜衣片每片重0.63g。

二、泻火明目

黄连羊肝丸 –213

【药物组成】黄连、胡黄连、黄芩、黄柏、龙胆、柴胡、醋青皮、木贼、密蒙花、茺蔚子、炒决明子、石决明（煅）、夜明砂、鲜羊肝。

【功能主治】泻火明目。用于肝火旺盛，目赤肿痛，视物昏暗，畏光流泪，胬肉攀睛。

【方　解】方中黄连、龙胆苦寒，皆入肝经，相须为用，清肝泻火之力甚著，切中病机，故为君药。胡黄连、黄芩、黄柏、密蒙花、木贼、茺蔚子、夜明砂、决明子、石决明散风清热，平肝明目，为臣药。柴胡、青皮入肝经，调畅气机，疏泄郁热，为佐药。鲜羊肝取其以脏养脏之用，为使药。全方配伍，共奏清肝泻火明目之功。

【临床应用】1.暴风客热　因肝火旺盛所致，症见白睛红赤壅肿，眵多干结，目中灼热；急性卡他性结膜炎见上述证候者。

2.天行赤眼　与时疫疠有关，易于传染，多为双眼发病，白睛红赤，可见片状出血，灼热涩痛，畏光流泪，少眵或无眵；流行性角膜结膜炎见上述证候者。

3.胬肉攀睛　因肝火上炎所致，症见刺痒磨痛或轻度畏光；翼状胬肉见上述证候者。

4.视瞻昏渺　因肝火上炎所致，表现为眼外观正常而视力逐渐下降，昏渺蒙昧不清，或伴有眼球疼痛；球后视神经炎、视神经萎缩早期见上述证候者。

【不良反应】尚不明确。

【禁　　忌】尚不明确。

【注意事项】1. 本品阴虚火旺、体弱年迈、脾胃虚寒者慎用。

2. 感冒时不宜服用。

3. 服药期间忌辛辣、肥甘食物，忌鱼、虾等腥物。

4. 有高血压、心脏病、肝病、糖尿病、肾病等慢性病严重者应在医师指导下服用。

5. 儿童、孕妇、哺乳期妇女、年老体弱、脾虚便溏者应在医师指导下服用。

6. 平时有头痛、眼胀、虹视或青光眼等症状的患者应去医院就诊。

7. 眼部如有炎症或眼底病者应去医院就诊。

8. 用药后如视力下降明显应去医院就诊。

9. 本品为内治法，有外眼症状者，要配合外用眼药或其他方法治疗，以便尽早取得疗效。

10. 若小儿疳积，发现黑睛（角膜）生星起翳，应速到医院就诊。

【用法用量】规格（1）大蜜丸，口服。一次1丸，一日1～2次。

规格（2）水蜜丸，口服。一次6g，一日1～2次。

规格（3）小蜜丸，口服。一次9g（45丸），一日1～2次。

【剂型规格】丸剂：（1）每丸重9g；（2）每20丸重1g；（3）每100丸重20g。

珍珠明目滴眼液 –214

【药物组成】珍珠液、冰片。

【功能主治】清热泻火，养肝明目。用于视力疲劳症和慢性结膜炎。

【方　　解】方中珍珠液为珍珠层粉经现代工艺加工水解而成，含多种氨基酸，便于滴眼后吸收，更易发挥珍珠养阴息风、退翳明目功能。冰片性凉味苦，气清香透达可入诸窍，解郁火，消肿止痛。二药合用，共奏清热泻火、养肝明目之功。

【临床应用】1.干涩昏花　多因肝阴内耗不能濡养目窍所致，症见眼痒刺痛，干涩不舒，隐涩难开，眼睑沉重；慢性结膜炎见上述证候者。

2.视力疲劳　肝阴不足、肝气偏旺所致，症见阅读不能持久，久则模糊，串行，复视，甚则头疼，眩晕，眼胀痛。

此外，尚有用于老年性白内障初期的临床报道。

【不良反应】文献报道过敏反应1例。

【禁　　忌】尚不明确。

【注意事项】1.过敏体质者慎用。

2.使用本品时，要排除物理或化学方面的刺激。

3.检查是否需要佩戴合适的眼镜。

4.检查是否有其他慢性全身性疾病的存在，如糖尿病等。

5.药物滴入有沙涩磨痛、流泪频频者停用。

6.用药后有眼痒、眼睑皮肤潮红、结膜水肿者停药，并到医院就诊。

7.用药1周后症状未减者应到医院就诊。

【用法用量】规格（1）~（4）滴入眼睑内。一次1~2滴，一日3~5次。

【剂型规格】滴眼剂：（1）每支装8mL；（2）每支装10mL；（3）每支装12mL；（4）每支装15mL。

第二节　扶正剂

一、滋阴养肝

明目地黄丸 –215

【**药物组成**】熟地黄、山茱萸（酒制）、牡丹皮、山药、茯苓、泽泻、枸杞子、菊花、当归、白芍、蒺藜、煅石决明。

【**功能主治**】滋肾，养肝，明目。用于肝肾阴虚，目涩畏光，视物模糊，迎风流泪。

【**方　　解**】方中熟地黄滋补肾阴，填精益髓，精气充则神旺，神旺则目精光明，故为君药。山茱萸（酒制）、枸杞子、山药、当归、白芍补精养血，血盛则形强，以充养神光，为臣药。蒺藜、煅石决明平肝祛翳，明目除昏；牡丹皮凉血散瘀，治血中郁热；茯苓、泽泻清热利湿，引浮越之火下行；菊花清热散风，除头痛目赤，共为佐药。诸药合用，共奏滋肾、养肝、明目之功。

【**临床应用**】1.视瞻昏渺　因劳神竭视，血少，元气弱或精血亏损所致，眼外观端好，无异常人，自觉视力渐降，蒙昧不清；一些慢性视神经视网膜疾病如慢性球后视神经炎，轻度视神经萎缩、视网膜黄斑部的退行性病变见上述证候者。

2.干涩昏花　因劳瞻竭视，过多思虑，或房劳过度，致伤神水所致，症见目干涩不爽，视物昏花，甚则黑睛枯干光损，常伴口干鼻燥，妇女月经不调，白带稀少；角膜结膜干燥症见上述证候者。

3.溢泪症　因年老体衰，精血不足，筋肉弛缓，眼液失约所致，症见初起迎风流泪，甚则时时泪下，但冲洗泪道检查，仍然通畅；泪囊吸引泪液下行的功能减弱见上述证候者。

此外，尚有治疗年龄相关性白内障、干眼症的临床报道。

【**不良反应**】尚不明确。

【**禁　　忌**】暴发火眼者忌用，其表现为眼白充血发红，怕光、流泪、眼屎多。

【**注意事项**】1.肝经风热、肝胆湿热、肝火上扰者慎用。

2. 感冒时不宜服用。

3. 忌烟、酒、辛辣刺激性食物。

4. 有高血压、心脏病、肝病、糖尿病、肾病等慢性病严重者应在医师指导下服用。

5. 儿童、孕妇、哺乳期妇女、年老体弱、脾虚便溏者应在医师指导下服用。

6. 平时有头痛、眼胀、虹视或青光眼等症状的患者应去医院就诊。

7. 眼部如有炎症或眼底病者应去医院就诊。

8. 如出现迎风流泪和视力急剧下降情况，应去医院就诊。

9. 服药1～2周症状无缓解，应去医院就诊。

【用法用量】规格（1）大蜜丸，口服。一次1丸，一日2次。

规格（2）水蜜丸，口服。一次6g，一日2次。

规格（3）小蜜丸，口服。一次9g，一日2次。

规格（4）浓缩丸，口服。一次8～10丸，一日3次。

【剂型规格】丸剂：（1）每丸重9g；（2）每袋装6g；（3）每袋装9g；（4）每8丸相当于原生药3g。

障眼明片（胶囊）–216

【药物组成】石菖蒲、决明子、肉苁蓉、葛根、青葙子、党参、蔓荆子、枸杞子、车前子、白芍、山茱萸、甘草、菟丝子、升麻、蕤仁（去内果皮）、菊花、密蒙花、川芎、黄精、熟地黄、关黄柏、黄芪。

【功能主治】补益肝肾，退翳明目。用于肝肾不足所致的干涩不舒、单眼复视、腰膝酸软，或轻度视力下降；早、中期老年性白内障见上述证候者。

【方　　解】方中熟地黄、菟丝子、枸杞子、肉苁蓉、山茱萸温补肝肾，益精明目，为君药。白芍、川芎、黄精、黄芪、党参、甘草养血益气，助君药补益肝肾之力，为臣药。决明子、青葙子、蕤仁、密蒙花、蔓荆子、菊花、石菖蒲、车前子平肝清肝，祛风明目；关黄柏泻火坚阴明目，共为佐药。升麻、葛根升举清阳之气引诸药上行，为使药。诸药为伍，共奏补益肝肾、退翳明目之功。

【临床应用】圆翳内障　因肝肾不足所致，多发于50岁以上老年人，双眼先后或同时发病，视物逐渐昏蒙，视力缓慢下降或有单眼复视、多视，伴干涩不舒，腰膝酸软，不能久视；早、中期老年性白内障见上述证候者。

【不良反应】个别患者用药后出现轻度胃部灼热、胃不适、嗳气、胀闷。

【禁　　忌】尚不明确。

【注意事项】1.忌辛辣、油腻食物，忌烟酒等。

2.脾胃虚寒、消化不良及老人用量酌减。

3.如遇外感发热等应停用本药。

4.可配合有关外用滴眼药的治疗。

5.治疗过程中应定期检查，视力下降到一定程度时，即可手术治疗。

【用法用量】片剂：

规格（1）、（2）口服。一次4片，一日3次。

规格（3）口服。一次2片，一日3次。

胶囊：

规格（1）口服。一次4粒，一日3次。

规格（2）口服。一次3粒，一日3次。

【剂型规格】片剂：（1）糖衣片片芯重0.21g；（2）薄膜衣片每片重0.21g；（3）薄膜衣片每片重0.42g。

胶囊：（1）每粒装0.25g；（2）每粒装0.4g。

二、补肝明目

石斛夜光丸 –217

【药物组成】石斛、人参、山药、茯苓、甘草、肉苁蓉、枸杞子、菟丝子、地黄、熟地黄、五味子、天冬、麦冬、苦杏仁、防风、川芎、麸炒枳壳、黄连、牛膝、菊花、盐蒺藜、青葙子、决明子、水牛角浓缩粉、山羊角。

【功能主治】滋阴补肾，清肝明目。用于肝肾两亏，阴虚火旺，内障目暗，视物昏花。

【方　　解】方中石斛、天冬、麦冬、地黄清热凉血，养阴生津，以清虚热；熟地黄、枸杞子、肉苁蓉、菟丝子、五味子、牛膝补益肝肾，益精明目；人参、山药、茯苓、甘草补脾益气，以助气血生化之源；以上诸药补肝肾，益精血，益气养阴，濡养眼目。水牛角、山羊角、黄连、决明子、青葙子清热泻火，凉血明目；菊花、盐蒺藜、川芎、防风、苦杏仁、麸炒枳壳活血行气，疏风明目。诸药合用，共奏滋阴补肾、清肝明目之功。

【临床应用】1.圆翳内障　多因肝肾不足，阴虚火旺，目失所养所致，多发于50岁以上的人群，双眼同时或先后发病，早期眼前有黑影，随眼球转动而动，视物昏花，不能久视，老花眼的度数减低，或变为近视，或单眼视物时有复视或多视，以后视力逐渐减退，最后只能辨别手动或光感；早期老年性白内障见上述证候者。

2.视瞻昏渺　多因肝肾不足，精血亏虚，目失所养而致，眼外观正常，自觉视力逐渐下降，视物昏花不清的眼内病变，其区别于云雾移睛、视瞻有色、视物变形等有视觉异常的眼底病变；视神经萎缩轻症见上述证候者。

3.青盲　多因肝肾不足，虚火上炎所致，眼内外无障翳气色可寻，只是自视不见者，为视瞻昏渺之重症。一眼或双眼之视力逐渐下降，视物昏蒙，直至不辨人物，年轻人多为双眼同时或先后发病，瞳神内无任何气色可辨，伴见头晕耳鸣，腰膝酸软，双目干涩；视神经萎缩重症见上述证候者。

此外，文献报道用石斛夜光丸治疗中心性浆液性脉络膜视网膜病变、干眼症、干燥综合征、青光眼。

【不良反应】尚不明确。

【禁　　忌】尚不明确。

【注意事项】1. 本品适用于早期圆翳内障（老年性白内障）。

2. 忌烟酒、辛辣刺激性食物。

3. 孕妇哺乳期妇女及脾虚便溏者应在医师指导下服用。

4. 有高血压、心脏病、肝病、糖尿病、肾病等慢性病严重者应在医师指导下服用。

5. 服药2周症状无缓解，应去医院就诊。

【用法用量】规格（1）大蜜丸，口服。一次2丸，一日2次。

规格（2）大蜜丸，口服。一次1丸，一日2次。

规格（3）、（4）、（6）水蜜丸，口服。一次6g，一日2次。

规格（5）水蜜丸，口服。一次7.3g，一日2次。

【剂型规格】丸剂：（1）每丸重5.5g；（2）每丸重9g；（3）每瓶装60g；（4）每袋装6g；（5）每袋装7.3g；（6）每100粒重10g。

三、和血明目

和血明目片 -218

【药物组成】蒲黄、丹参、地黄、墨旱莲、菊花、黄芩（炒炭）、决明子、车前子、茺蔚子、女贞子、夏枯草、龙胆、郁金、木贼、赤芍、牡丹皮、山楂、当归、川芎。

【功能主治】凉血止血，滋阴化瘀，养肝明目。用于阴虚肝旺，热伤络脉所引起的眼底出血。

【方　　解】方中地黄、牡丹皮均具有清热凉血之功，其中地黄滋肾阴，牡丹皮清肝热、散瘀血；女贞子、墨旱莲补肝益肾，共为君药。当归善补血和血，赤芍清热凉血，散瘀血留滞；丹参、川芎、山楂活血化瘀，畅通气血；蒲黄、茺蔚子凉血止血，兼以化瘀，使凉血而不凝血，止血而不滞血，共为臣药。龙胆草、夏枯草清泻肝火；黄芩炭清热止血；菊花散风清热，除翳明目；木贼疏风散热，解肌退翳；郁金凉血疏肝，以上六药合用，既清泻肝火，又疏散风热而退翳明目，共为佐药。决明子清肝明目，车前子清热明目，二药合用，既可引诸药直达病所，清热而明目，又可引火热下行，为佐使药。诸药合用，共奏凉血止血、滋阴化瘀、养肝明目之功。

【临床应用】眼底出血　因阴虚肝旺，热伤脉络，血溢脉外所致，症见眼底出血，兼见腰膝酸软，五心烦热，烦躁易怒，口苦咽干，舌红或有瘀斑，脉细数；视网膜静脉阻塞、糖尿病视网膜病变、视网膜血管炎等见上述证候者。

此外，尚有将本品应用于球结膜下出血及玻璃体积血的报道。

【不良反应】可能出现恶心、呕吐等胃肠系统反应，也可能出现皮疹、瘙痒等反应。

【禁　　忌】尚不明确。

【注意事项】1. 本品多种出血性眼底病变均可应用。

2. 脾胃虚弱者，应佐以补脾和胃食物，以防凉遏过度，气血凝滞。

3. 服药期间忌辛辣、油腻之品。

4. 孕妇及哺乳期妇女慎用。儿童应在医师指导下服用。

【用法用量】规格（1）、（2）口服。一次5片，一日3次。

【剂型规格】片剂：（1）片心重0.3g；（2）薄膜衣片每片重0.31g。

四、益气养阴

复方血栓通胶囊（片）-219

【**药物组成**】三七、黄芪、丹参、玄参。

【**功能主治**】活血化瘀，益气养阴。用于治疗血瘀兼气阴两虚证的视网膜静脉阻塞。症见视力下降或视觉异常、眼底瘀血征象、神疲乏力、咽干、口干等，以及用于血瘀兼气阴两虚的稳定型劳累性心绞痛，症见胸闷、胸痛、心悸、心慌、气短、乏力、心烦、口干。

【**方　　解**】方中以三七通脉行瘀，去瘀血而生新血，为君药。黄芪补气行滞，生津益血，使气旺血生而助血行，为臣药。丹参活血通经，凉血宁神，治因血热而成瘀滞者，为佐药。玄参滋阴清热，引虚浮之火下行，以助明目之功，为使药。诸药合用，共奏活血化瘀、益气养阴之功。

【**临床应用**】1.视瞻昏渺　因血瘀兼气阴两虚所致，症见眼前黑影遮挡，视物不清或有视物变形，眼底检查可见视网膜出血、水肿、渗出征象，伴口苦咽干，舌质淡紫，脉缓涩；视网膜中央静脉阻塞见上述证候者。

2.胸痹　由血瘀兼气阴两虚所致，症见胸闷气短，胸痛时作，心悸心慌，倦怠乏力，自汗盗汗，心烦，口干，舌质淡紫，少苔，脉细涩或结代；稳定性劳累型心绞痛见上述证候者。

此外，尚有治疗糖尿病视网膜病变、外伤性前房出血的报道。

【**不良反应**】个别用药前GPT（ALT）异常的患者服药过程中出现GPT增高，是否与服用药物有关，尚无结论。

【**禁　　忌**】孕妇禁用。

【**注意事项**】1.本品痰瘀阻络、气滞血瘀者慎用。

2.用药期间不宜食用辛辣厚味、肥甘滋腻食物。

3.在治疗过程中，应密切观察眼底及相应体征的变化，以防病变发生。

【**用法用量**】胶囊：口服。一次3粒，一日3次。

片剂：

规格（1）薄膜衣片，口服。一次2片，一日3次。

规格（2）薄膜衣片，口服。一次3片，一日3次。

【**剂型规格**】胶囊：每粒装0.5g。

片剂：（1）每片重0.35g；（2）每片重0.4g。

第五章
耳鼻喉科用药

第一节　耳病

滋肾平肝

耳聋左慈丸 -220

【**药物组成**】磁石（煅）、熟地黄、山茱萸（制）、牡丹皮、山药、茯苓、泽泻、竹叶柴胡。

【**功能主治**】滋肾平肝。用于肝肾阴虚的耳鸣耳聋，头晕目眩。

【**方　　解**】方中重用熟地黄滋阴补肾，填精益髓，为君药。山茱萸补养肝阴，山药补益脾阴，为臣药。泽泻利湿泄浊，茯苓健脾渗湿，并助山药之健运；牡丹皮清泄相火，并制山茱萸之温涩；又配竹叶柴胡疏肝解郁；用磁石重镇平肝，潜纳浮阳，聪耳明目，均为佐药。诸药合用，共奏滋补肾阴、平肝潜阳、宣通耳窍之功。

【**临床应用**】1.**耳鸣**　由肝肾阴虚，阴虚阳亢，肝火上扰清窍所致，症见耳内蝉鸣，伴头晕，头痛，面红，目赤，口苦咽干，烦躁不宁，或有手足心热，盗汗，腰膝酸软，舌红，苔少，脉弦细数；神经性耳鸣见上述证候者。

2.**耳聋**　由肝肾阴虚，阴虚阳亢，肝火上扰清窍所致，症见听力下降，伴头晕，头痛，面红，目赤，口苦咽干，烦躁不宁，或有手足心热，盗汗，腰膝酸软，舌红，苔少，脉弦细数；神经性耳聋见上述证候者。

【**不良反应**】有本品引起药疹的个案报道。

【**禁　　忌**】突发耳鸣、耳聋者禁用。

【**注意事项**】1. 肝阳上亢、痰瘀阻滞证者慎用。

2. 感冒时不宜服用。

3. 注意饮食调理，忌食或少食辛辣、油腻食物。

4. 有高血压、心脏病、肝病、糖尿病、肾病等慢性病严重者应在医师指导下服用。

5. 儿童、孕妇、哺乳期妇女、年老体弱者应在医师指导下服用。

6. 本品只用于肝肾阴虚证之听力逐渐减退，耳鸣如蝉声者，凡属外耳、中耳病变而出现的耳鸣，如外耳道异物等，应去医院就诊。

7. 突发耳鸣耳聋者应去医院就诊。

8. 服药2周症状无缓解，应去医院就诊。

【用法用量】 规格（1）大蜜丸，口服。一次1丸，一日2次。

规格（2）浓缩丸，口服。一次8丸，一日3次。

规格（3）水蜜丸，口服。一次6g，一日2次。

【剂型规格】 丸剂：（1）每丸重9g；（2）每8丸相当于原生药3g；（3）每100粒重10g。

通窍耳聋丸 –221

【药物组成】 柴胡、龙胆、芦荟、熟大黄、黄芩、青黛、天南星（矾炙）、木香、青皮（醋炙）、陈皮、当归、栀子（姜炙）。

【功能主治】 清肝泻火，通窍润便。用于肝经热盛，头目眩晕，耳聋蝉鸣，耳底肿痛，目赤口苦，胸膈满闷，大便燥结。

【方　　解】 方中龙胆苦寒沉降，泻肝胆实火，清肝经湿热，故为方中君药。黄芩、栀子性味苦寒，清热燥湿，泻火解毒，为臣药。芦荟苦寒，清肝泻火，泻下通便；大黄苦寒，泻下通便；青黛咸寒，善清肝火；天南星燥湿化痰，当归补血，柴胡疏肝，木香行气，青皮散结化滞，陈皮理气燥湿，共为佐药。诸药合用，共奏清肝泻火、通窍润便之功。

【临床应用】 1.**耳聋** 因肝胆火盛，循经上扰耳窍所致，症见听力下降，伴头痛，眩晕，面红，目赤，口苦咽干，烦躁易怒，舌红苔薄黄，脉弦数；神经性耳聋见上述证候者。

2.**耳疖** 因肝经热盛，正盛邪实，壅塞耳道所致，症见耳道红肿高突，如半球状，或疖肿多发，顶部可见黄色脓头，脓溃则痛减，发热，小便短赤，大便干结，舌质红，苔黄，脉弦数；外耳道疖见上述证候者。

3.**脓耳** 因肝胆火热，上攻耳窍所致，症见耳底肿痛，耳鸣，耳聋，口苦，咽干，目眩，检查见鼓膜充血，或有穿孔，舌质红，苔黄，脉弦数。

【不良反应】 尚不明确。

【禁　　忌】 孕妇禁用。

【注意事项】 1. 阴虚火旺、脾胃虚寒者忌用。

2.本药苦寒，易伤正气，体弱年迈者慎服，且不可过服、久服。

3.服药期间饮食宜清淡，忌辛辣、油腻之品，以免助热生湿。

4.服用本品期间，应注意保持耳道卫生。

5.疖肿局部可配合外用药涂敷患处。

6.本品含天南星，请在医生指导下使用，不可超量服用。

【**用法用量**】水丸，口服。一次6g，一日2次。

【**剂型规格**】丸剂：每100粒重6g。

第二节 鼻病

一、宣肺通窍

鼻炎康片 -222

【药物组成】广藿香、苍耳子、鹅不食草、麻黄、野菊花、当归、黄芩、猪胆粉、薄荷油、马来酸氯苯那敏。

【功能主治】清热解毒，宣肺通窍，消肿止痛。用于风邪蕴肺所致的急、慢性鼻炎，过敏性鼻炎。

【方　　解】方中野菊花疏散风热、清热解毒；黄芩苦寒清热燥湿，泻火解毒；猪胆粉苦寒清热解毒，三药配伍，清热解毒力胜，共为君药。麻黄、薄荷宣肺散邪，苍耳子散风通窍止痛，三药辅助君药，增强疏风散邪、宣肺通窍之功，共为臣药。广藿香芳香化湿，鹅不食草祛湿化浊，以助君臣药物化湿浊之功；当归和血行血，以防辛温燥烈之品耗伤气血，共为佐药。加上抗组胺之西药马来酸氯苯那敏直接抑制过敏反应。诸药合用，各取所长，标本兼顾，共达清热解毒、宣肺通窍、消肿止痛之效。

【临床应用】1.伤风鼻塞　由风热外袭，热毒蕴肺，肺失宣肃，热壅鼻道，鼻失通畅所致，症见鼻塞较重，鼻流黏稠黄涕，擤出不爽，鼻黏膜色红肿胀，鼻道有黄色脓涕积留，伴发热、头痛、微恶风、口渴、咳嗽、痰黄黏稠、舌尖红、苔薄黄、脉浮数；急性鼻炎见上述证候者。

2.鼻窒　由风热上攻，热毒蕴肺所致，症见鼻塞时轻时重，或交替性鼻塞，遇冷则塞减，鼻气灼热，鼻涕色黄量少，嗅觉减退；伴有头昏不清，咳嗽痰黄，时有胸中烦热，舌尖红，苔薄黄，脉浮有力；慢性鼻炎见上述证候者。

3.鼻鼽　由风热上攻，热毒蕴肺所致，症见阵发性鼻痒，喷嚏，流鼻涕，小便色黄，大便干燥，舌尖红，苔薄黄，脉浮数；过敏性鼻炎见上述证候者。

【不良反应】可见困倦、嗜睡、口渴、虚弱感；个别患者服药后偶有胃部不适，停药后可消失；有服用本品出现药疹的个案报道。

【禁　　忌】尚不明确。

【注意事项】1. 肺脾气虚或气滞血瘀鼻窒者慎用。

2. 凡过敏性鼻炎属虚寒证者慎用。

3. 忌辛辣、鱼腥食物。

4. 个别患者服药后偶有胃部不适，停药后可消失；建议饭后服用。

5. 本品含马来酸氯苯那敏，不宜与其他含有马来酸氯苯那敏的药品合用。服药期间不得驾驶机、车、船，从事高空作业、机械作业及操作精密仪器。

6. 膀胱颈梗阻、甲状腺功能亢进、青光眼、高血压和前列腺肥大者慎用。

7. 孕妇及哺乳期妇女慎用。

8. 运动员慎用。

9. 儿童、老年患者应在医师指导下使用，新生儿、早产儿不宜使用。

10. 心脏病、肝病、糖尿病、肾病等患者应在医师指导下使用。

11. 本品含苍耳子，不宜过量、久服。

12. 急性鼻炎服药3d后症状无改善，或出现其他症状，应去医院就诊。

【用法用量】口服。一次4片，一日3次。

【剂型规格】片剂：每片重0.37g（含马来酸氯苯那敏1mg）。

二、清热通窍

藿胆丸（片、滴丸）-223

【药物组成】藿胆丸：广藿香叶、猪胆粉。

藿胆片：广藿香叶提取物、猪胆粉。

藿胆滴丸：广藿香油、猪胆酸。

【功能主治】芳香化浊，清热通窍。用于湿浊内蕴、胆经郁火所致的鼻塞、流清涕或浊涕、前额头痛。

【方　　解】方中藿香气味芳香，化湿浊，通窍。"善理中州湿浊痰涎，为醒脾快胃，振动清阳妙品"（《本草正义》）。猪胆味苦性寒，归肝胆经，可清热解毒。二药合用，共奏芳香化浊、清热通窍之功。

【临床应用】1. 鼻窒　因胆失疏泄，气郁化火，胆经郁火所致，症见鼻塞、流清涕或浊涕、前额头痛，烦躁易怒，口苦咽干，舌红，舌苔黄腻，脉弦滑；急、慢性鼻炎见上述证候者。

2.鼻渊 因湿浊内蕴、胆经郁火所致，症见鼻塞、流清涕或浊涕、量多不止，头痛，烦躁易怒，口苦咽干，舌红，舌苔黄腻，脉弦滑；急、慢性鼻窦炎见上述证候者。

【不良反应】有服用藿胆丸致剥脱性皮炎、麻疹样药疹、过敏反应、四肢浅静脉黑染的个案报道。藿胆滴丸偶见轻度皮疹。

【禁　　忌】尚不明确。

【注意事项】1. 慢性鼻炎属虚寒证者不宜用。

2. 不宜在服药期间同时服用滋补性中药。

3. 忌烟酒、辛辣、鱼腥食物。

4. 孕妇慎用。儿童、哺乳期妇女、年老体弱、脾虚便溏者应在医师指导下服用。

5. 有高血压、心脏病、肝病、糖尿病、肾病等慢性病严重者应在医师指导下服用。

6. 服药3d症状无缓解，应去医院就诊。

【用法用量】丸剂：

规格（1）、（2）水丸，口服。一次3～6g，一日2次。

规格（3）口服。一次3～6g，一日2次。

片剂：口服。一次3～5片，一日2～3次。儿童酌减或饭后服用，或遵医嘱。

滴丸剂：口服。一次4～6粒，一日2次。

【剂型规格】丸剂：（1）每瓶装36g；（2）每10丸重0.24g；（3）每195粒约重3g。

片剂：糖衣片片芯重0.2g。

滴丸剂：每丸重50mg。

三、疏风清热

辛夷鼻炎丸 –224

【药物组成】辛夷、薄荷、紫苏叶、甘草、广藿香、苍耳子、鹅不食草、板蓝根、山白芷、防风、鱼腥草、菊花、三叉苦。

【功能主治】祛风宣窍，清热解毒。用于风热上攻、热毒蕴肺所致的鼻塞、鼻流清涕或浊涕、发热、头痛；慢性鼻炎、过敏性鼻炎、神经性头痛见上述证候者。

【方　　解】方中苍耳子散风热，化湿浊，通鼻窍；辛夷芳香透窍，有散风邪、通鼻窍之功，二药配伍散风邪，升清阳，化湿浊，通鼻窍，共为君药。薄荷宣散风热、清利头目，紫苏叶解表散风，防风解表散风、除湿止痛，山白芷发散风寒、排脓止痛，菊花疏散风热、清热解毒，以辅助君药增强宣散风热、通窍止痛之功，共为臣药。广藿香、鹅不食草芳香，化湿浊，通鼻窍；板蓝根、鱼腥草、三叉苦清热解毒消肿，以佐助君、臣药物化湿浊、解热毒、通鼻窍之功，共为佐药。甘草既可清热解毒，又能调和诸药，为使药。诸药合用，共奏祛风宣窍、清热解毒之功。

【临床应用】1.伤风鼻塞　由风热外袭，上犯于鼻，热毒蕴肺，肺失宣肃，热壅鼻道所致，症见鼻塞较重，鼻流黏稠黄涕，擤出不爽，鼻黏膜色红肿胀，鼻道有黄色脓涕积留，伴发热、头痛、微恶风、口渴、咳嗽、痰黄黏稠、舌尖红、苔薄黄、脉浮数；急性鼻炎见上述证候者。

2.鼻鼽　由风热上攻，热毒蕴肺所致，症见阵发性鼻痒，喷嚏，流鼻涕，小便色黄，大便干燥，舌尖红，苔薄黄，脉浮数；过敏性鼻炎见上述证候者。

3.鼻窒　由风热上攻，热毒蕴肺所致，症见鼻塞时轻时重，或交替性鼻塞，遇冷则塞减，鼻气灼热，鼻涕色黄量少，嗅觉减退；伴有头昏不清，咳嗽痰黄，时有胸中烦热，舌尖红，苔薄黄，脉浮有力；慢性鼻炎见上述证候者。

4.头痛　由风热上攻，上扰清窍所致，症见头痛而胀，甚则头痛如裂，发热或恶风，面红目赤，口渴欲饮，便秘，溲黄，舌质红，苔黄，脉浮数；神经性头痛见上述证候者。

【不良反应】尚不明确。

【禁　　忌】尚不明确。

【注意事项】1.外感风寒、肺脾气虚、气滞血瘀者慎用。

2.饮食宜清淡，多食新鲜蔬菜水果，忌辛辣、鱼腥食物，保持大便通畅。

3.按照用法用量服用，儿童应在医师指导下服用。

4.用药后如感觉唇部麻木者应停药。

5.本品含苍耳子，不宜长期、过量应用。

6.服药3d后症状无改善，或出现其他症状，应去医院就诊。

【用法用量】浓缩水丸，口服。一次3g，一日3次。

【剂型规格】丸剂：每10丸重0.75g。

香菊胶囊（片）–225

【药物组成】化香树果序（除去种子）、夏枯草、野菊花、黄芪、辛夷、防风、白芷、甘草、川芎。

【功能主治】辛散祛风，清热通窍。用于急、慢性鼻窦炎，鼻炎。

【方　　解】方中化香树果序祛风燥湿、消肿止痛，为君药。夏枯草清热泻火、消结止痛，黄芪益卫固表，共为臣药。防风祛风除湿，辛夷散风邪、通鼻窍，野菊花疏风清热解毒，白芷疏风通窍止痛，川芎活血行气、祛风止痛，五药配伍，佐助君药以疏散风热，清热解毒，宣通鼻窍，共为佐药。甘草既可清热解毒，又能调和诸药，为使药。诸药合用，共奏祛风通窍、解毒固表之功。

【临床应用】1.鼻渊　由风热蕴肺，表虚不固所致，症见发病急，鼻塞，涕黄或白黏，量少，检查见鼻内黏膜红肿，中鼻道有稠涕，窦窍部位压痛，多伴有头痛、发热、恶风，舌质红，苔薄黄，脉浮数；急、慢性鼻窦炎见上述证候者。

2.鼻窒　由风热蕴肺，表虚不固所致，症见鼻塞时轻时重，或交替性鼻塞，冷则塞减，鼻气灼热，鼻涕色黄量少，嗅觉减退。伴有头昏不清，咳嗽痰黄，时有胸中烦热，舌尖红，苔薄黄，脉浮无力；急、慢性鼻炎见上述证候者。

【不良反应】尚不明确。

【禁　　忌】尚不明确。

【注意事项】1. 虚寒者及胆腑郁热所致鼻渊者慎用。

2. 凡外感风寒之鼻塞、流清涕者，应在医师指导下使用。

3. 忌辛辣、鱼腥食物。

4. 孕妇慎用。

5. 按照用法用量服用，儿童应在医师指导下服用。

6. 急性鼻炎服药3d后症状无改善，或出现其他症状，应去医院就诊。

【用法用量】胶囊：口服。一次2～4粒，一日3次。

片剂：规格（1）、（2）口服。一次2～4片，一日3次。

【剂型规格】胶囊：每粒装0.3g。

片剂：（1）素片每片重0.3g；（2）薄膜衣片每片重0.32g。

鼻窦炎口服液 –226

【药物组成】苍耳子、辛夷、白芷、薄荷、荆芥、竹叶柴胡、川芎、栀子、黄芩、龙胆草、川木通、茯苓、黄芪、桔梗。

【功能主治】疏散风热，清热利湿，宣通鼻窍。用于风热犯肺、湿热内蕴所致的鼻塞不通、流黄稠涕；急慢性鼻炎、鼻窦炎见上述证候者。

【方　解】方中苍耳子散风化湿、通窍止痛，辛夷散风邪、通鼻窍，二药配伍，具有辛散风邪、芳香通窍之功，共为君药。白芷疏风通窍、活血排脓、消肿止痛，薄荷、竹叶、柴胡疏散风热，荆芥解表散风，川芎祛风止痛，四药配伍，辅助君药，增强散风、活血排脓、消肿止痛之功，共为臣药。栀子苦寒清降，既可泻三焦实火，又可凉血解毒；黄芩、龙胆草清热燥湿、泻火解毒；川木通清热燥湿、化瘀消肿；茯苓健脾利湿；黄芪托毒排脓、生肌消肿，共为佐药。桔梗载药上行，宣肺利气，为使药。诸药合用，共奏疏散风热、清热利湿、宣通鼻窍之效。

【临床应用】1.伤风鼻塞　由风热外袭，上犯于鼻，肺失宣肃，热壅鼻道，鼻失通畅所致，症见鼻塞较重，鼻流黏稠黄涕，擤出不爽，鼻黏膜红肿胀，鼻道有黄色脓涕积留，伴发热、头痛、微恶风、口渴、咳嗽、痰黄黏稠，舌尖红，苔薄黄，脉浮数；急性鼻炎见上述证候者。

2.鼻窒　由风热蕴肺或湿热内蕴所致，症见鼻塞时轻时重，或交替性鼻塞，遇冷则塞减，鼻气灼热，鼻涕色黄量少，嗅觉减退，鼻黏膜与鼻甲色红肿胀，鼻甲柔软，表面光滑，伴头昏不清，咳嗽痰黄，时有胸中烦热，舌尖红，苔薄黄，脉浮有力；慢性鼻炎见上述证候者。

3.鼻渊　由风热蕴肺或湿热内蕴所致，发病急，症见鼻塞，涕黄或白黏，量少；检查见鼻内黏膜红肿，中鼻道有稠涕，窦窍部位压痛；多有头痛、发热、畏寒、咳嗽等症，舌质红，苔薄黄，脉浮数；鼻窦炎见上述证候者。

【不良反应】尚不明确。

【禁　忌】尚不明确。

【注意事项】1.外感风寒、肺脾气虚及气滞血瘀者慎用。

2.服药期间戒烟酒，忌辛辣、鱼腥食物。

3.不宜在服药期间同时服用滋补性中药。

4.孕妇慎用。

5.有高血压、心脏病、肝病、糖尿病、肾病等慢性病严重者应在医师指导下服用。

6.儿童、哺乳期妇女、年老体弱、脾虚便溏者应在医师指导下服用。

7.严格按用法用量服用，本品含苍耳子，不宜过量、久用。

8. 服药3d症状无缓解，应去医院就诊。

【用法用量】口服。一次10mL，一日3次，20d为1个疗程。

【剂型规格】合剂：每支装10mL。

四、扶正解表

辛芩颗粒 –227

【药物组成】白术、黄芪、防风、细辛、荆芥、桂枝、白芷、苍耳子、黄芩、石菖蒲。

【功能主治】益气固表，祛风通窍，用于肺气不足、风邪外袭所致的鼻痒、喷嚏、流清涕、易感冒；过敏性鼻炎见上述证候者。

【方　　解】方中以白术健脾益气，黄芪补气升阳，益卫固表，防风能引黄芪、白术走表而御风邪，补而不滞，无恋邪之弊，三药合用，共为君药。细辛辛散温通、疏风散寒、通窍止痛，荆芥、桂枝发表疏风，调达荣卫，共为臣药。白芷解表散风、通窍止痛，苍耳子散风化浊、通窍止痛，黄芩清热燥湿、泻火解毒，石菖蒲芳香化浊开窍，四药合用，共为佐药。诸药合用，共奏益气固表、祛风通窍之功。

【临床应用】1.鼻鼽　由肺气虚弱，卫表不固，腠理疏松，风寒之邪乘虚而入，肺受寒邪，肺气不得通调，鼻为肺窍，肺气不宣，鼻窍不利所致，症见鼻窍奇痒，喷嚏连连，继则流大量清涕，鼻塞不通，嗅觉减退，平素恶风怕冷，易感冒，每遇风冷则易发作，反复不愈。伴倦怠懒言，气短音低，或自汗，舌质淡红，苔薄白，脉虚弱；过敏性鼻炎见上述证候者。

2.鼻窒　由肺气虚弱，卫表不固，肺失清肃，风寒外袭所致，症见鼻塞呈交替性，或鼻塞时轻时重，鼻涕清稀，遇寒时症状加重，检查见鼻内黏膜肿胀色淡。伴有咳嗽痰稀、气短、面色白，舌质淡红，苔薄白，脉缓或浮无力；慢性鼻炎见上述证候者。

此外，尚有治疗鼻息肉术后复发、喉源性咳嗽、上呼吸道感染、春季性结膜炎的报道。

【不良反应】有服用本品后出现骨关节疼痛的个案报道。

【禁　　忌】孕妇、婴幼儿及肾功能不全者禁用。

【注意事项】1. 外感风热或风寒化热者慎用。

2. 服药期间，应戒烟酒，忌辛辣食物，以免生热助湿，加重病情。

3. 本品含有苍耳子、细辛，不宜过量、久用。

4. 儿童及老年人慎用。

5. 本品宜在饭后服用，如偶感胃痛不适，应慎用。

【用法用量】 规格（1）、（2）开水冲服。一次1袋，一日3次。20d为1个疗程。

【剂型规格】 颗粒剂：（1）每袋装5g（无蔗糖）；（2）每袋装20g。

第三节 咽喉、口腔病

一、化痰利咽

黄氏响声丸 -228

【药物组成】桔梗、薄荷、薄荷脑、蝉蜕、诃子肉、胖大海、浙贝母、儿茶、川芎、酒大黄、连翘、甘草。

【功能主治】疏风清热，化痰散结，利咽开音。用于风热外束、痰热内盛所致的急、慢性喉瘖，症见声音嘶哑、咽喉肿痛、咽干灼热、咽中有痰，或寒热头痛，或便秘尿赤；急慢性喉炎及声带小结、声带息肉初起见上述证候者。

【方　　解】方中桔梗辛散苦泄，主入肺经，功能开宣肺气、祛痰宽胸、利咽开音，故为君药。薄荷、薄荷脑、蝉蜕辛凉宣散、利咽开音；诃子肉苦泄酸收、敛肺止咳、清咽开音；胖大海甘寒清润、化痰利咽开音，兼有润肠通便之功；浙贝母苦寒清热，儿茶苦涩性凉，共为臣药。川芎活血行气止痛；大黄清热解毒、攻积导滞，引火下行，连翘清热解毒、疏散风热，共为佐药。甘草清热解毒，调和诸药，为使药。诸药合用，共奏疏风清热、化痰散结、利咽开音之功。

【临床应用】喉瘖　因风热外束，痰热内盛，壅结喉门而致，症见声音嘶哑，咽喉肿痛，咽干灼热，咽中有痰，或寒热、头痛，或便秘、尿赤，舌红苔黄，脉数；急、慢性喉炎及声带小结、声带息肉初起见上述证候者。

此外，本品还有用于治疗习惯性便秘、带状疱疹的报道。

【不良反应】上市后不良反应监测数据及文献报道显示本品可见以下不良反应：

1. 胃肠系统疾病，主要表现为腹泻、恶心、呕吐、腹痛、腹部不适、上腹痛、口干、消化不良、腹胀、胃肠疾病、便秘、胃肠胀气、上腹不适等。

2. 过敏反应与类过敏反应相关的主要表现为过敏性鼻炎、瘙痒，以及包括荨麻疹、红疹、红斑疹、斑丘疹等在内的各种皮疹等。

　　3. 各类神经系统疾病：头晕、头痛、嗜睡等。

　　4. 其他：潮红、心悸、胸部不适、乏力、口渴等。有急性喉水肿的个案报道。

【禁　　忌】尚不明确。

【注意事项】1. 阴虚火旺所致急、慢喉瘖者慎用。

　　2. 声嘶、咽痛，兼见恶寒发热、鼻流清涕等属外感风寒者慎用。

　　3. 胃寒便溏者慎用。

　　4. 服药期间饮食宜清淡，忌辛辣、鱼腥、油腻食物，戒烟酒。

　　5. 不宜在服药期间同时服用温补性中成药。

　　6. 孕妇、老人、儿童及素体脾胃虚弱者慎用。

　　7. 声哑、咽喉痛，同时伴有其他症状，如心悸、胸闷、咳嗽气喘、痰中带血等，应及时去医院就诊。

　　8. 用于声带小结、息肉之初起，凡声带小结、息肉较重者应当在医生指导下使用。

　　9. 服药10d后症状无改善，或出现其他症状，应去医院就诊。

【用法用量】规格（1）口服。一次8丸，一日3次，饭后服用；儿童减半。

　　规格（2）口服。一次6丸，一日3次，饭后服用；儿童减半。

　　规格（3）口服。一次20丸，一日3次，饭后服用；儿童减半。

【剂型规格】丸剂：（1）炭衣丸每丸重0.1g；（2）炭衣丸每丸重0.133g；（3）糖衣丸每瓶装400丸。

清咽滴丸 -229

【药物组成】人工牛黄、薄荷脑、青黛、冰片、诃子、甘草。

【功能主治】疏风清热，解毒利咽。用于外感风热喉痹，咽痛、咽干、口渴；或微恶风、发热、咽部红肿，急性咽炎见上述证候者。

【方　　解】方中人工牛黄清热解毒，消肿利咽，为君药。薄荷脑凉散风热，清利咽喉；青黛清热解毒，凉血消肿；冰片清热泻火，解毒消肿，共为臣药。诃子敛肺气，利咽喉，为佐药。甘草解毒利咽，调和药性，为使药。诸药合用，共奏疏风清热、解毒利咽之效。

【临床应用】急喉痹　因外感风热，火毒内蕴所致，症见咽部肿痛，咽干，口渴，或微恶风，发热，咽部红肿，舌边尖红，苔薄白或薄黄，脉浮数或滑数；急性咽炎见上述证候者。

【不良反应】有服用本品出现胃肠不适、瘙痒的个案报道。

【禁　　忌】尚不明确。

【注意事项】1. 虚火喉痹者慎用。

2. 服药期间饮食宜清淡，忌辛辣、刺激性食物，以免助热生痰。

3. 不宜在服药期间同时服用温补性中成药。

4. 孕妇慎用。

5. 本药苦寒，易伤胃气，老人、儿童及素体脾胃虚弱者慎服。

6. 服药3d后症状无改善，或出现其他症状，应去医院就诊。

【用法用量】含服。一次4～6丸，一日3次。

【剂型规格】滴丸剂：每丸重20mg。

二、利咽散结

金嗓散结胶囊（片、颗粒、丸）-230

【药物组成】金银花、丹参、板蓝根、马勃、蒲公英、桃仁、红花、醋三棱、醋莪术、玄参、麦冬、浙贝母、泽泻、炒鸡内金、蝉蜕、木蝴蝶。

【功能主治】清热解毒，活血化瘀，利湿化痰。用于热毒蕴结、气滞血瘀所致的声音嘶哑、声带充血、肿胀；慢性喉炎、声带小结、声带息肉见上述证候者。

【方　　解】方中重用金银花、丹参清热解毒、活血化瘀、消肿利咽，共为君药。板蓝根、马勃、蒲公英清热凉血、解毒散结、消肿利咽，桃仁、红花养血活血，醋三棱、醋莪术破血散瘀，共为臣药。玄参、麦冬养阴清热，浙贝母、泽泻利湿化痰、散结利咽，炒鸡内金善消结块，蝉蜕、木蝴蝶疏风清肺、润燥利咽，共为佐药。诸药合用，共奏清热解毒、活血化瘀、利湿化痰之效。

【临床应用】慢喉喑　因热毒蕴结、气滞血瘀而致，症见声音不扬或见嘶哑，声带充血、肿胀；慢性喉炎、声带小结、声带息肉见上述证候者。

【不良反应】偶见皮肤过敏的不良反应。

【禁　　忌】孕妇禁用。

【注意事项】1. 虚火喉痹者慎用。

2. 服药期间不宜同时服用温补性中成药，忌辛辣、油腻食物，忌烟酒，以免生痰生湿。

【**用法用量**】胶囊：口服。一次2～4粒，一日2次。

片剂：口服。一次2～4片，一日2次。

颗粒剂：开水冲服。一次1～2袋，一日2次。

丸剂：水蜜丸，口服。一次60～120粒，一日2次。

【**剂型规格**】胶囊：每粒装0.4g。

片剂：每片重0.4g。

颗粒剂：每袋装3g。

丸剂：每10丸重1g。

三、滋阴清热

口炎清颗粒 -231

【**药物组成**】天冬、麦冬、玄参、山银花、甘草。

【**功能主治**】滋阴清热，解毒消肿。用于阴虚火旺所致的口腔炎症。

【**方　　解**】方中天冬滋阴润燥、清肺降火，为君药。麦冬清心润肺，养胃生津；玄参滋阴降火、解毒利咽、消肿润燥，共为臣药。山银花清热解毒、消肿止痛，为佐药。甘草调和诸药，清热和中，为佐使药。诸药合用，共奏滋阴清热、解毒消肿之功。

【**临床应用**】口疮　阴虚火旺所致，症见黏膜破溃，反复发作，口渴口干，失眠，乏力，手足心热，便干，尿黄，舌苔薄黄，脉沉细弦；复发性口疮见上述证候者。

【**不良反应**】尚不明确。

【**禁　　忌**】尚不明确。

【**注意事项**】1. 脾胃虚寒者慎用。

2. 服药期间，忌烟、酒及辛辣、油腻食物。

3. 老人、儿童慎用。

4. 糖尿病患者及有高血压、心脏病、肝病、肾病等慢性病严重者应在医师指导下服用。

5. 孕妇、哺乳期妇女、脾虚便溏者应在医师指导下服用。

6. 服药3d症状无缓解，应去医院就诊。

【**用法用量**】规格（1）、（2）口服。一次2袋，一日1～2次。

【剂型规格】颗粒剂：（1）每袋装3g（无蔗糖）；（2）每袋装10g。

玄麦甘桔颗粒（胶囊）–232

【药物组成】玄参、麦冬、桔梗、甘草。

【功能主治】清热滋阴，祛痰利咽。用于阴虚火旺，虚火上浮，口鼻干燥，咽喉肿痛。

【方　　解】方中玄参甘寒养阴，苦寒清热，具有清热解毒、滋阴降火、散结消肿之功，针对阴虚火旺、热毒蕴结的主要病机，故为君药。麦冬润肺养阴、益胃生津，加强君药养阴润喉之功，同时配以桔梗宣肺祛痰利咽，共为臣药。甘草清热解毒利咽、调和药性，为佐使药。诸药合用，共奏清热解毒、滋阴降火、祛痰利咽之效。

【临床应用】1.慢喉痹　因热病伤阴，阴虚火旺，虚火上炎，熏灼咽喉所致，症见咽部红肿，干燥灼热，痒痛不适，咽内异物感，口鼻干燥，干咳少痰，舌红少津，脉细数；慢性咽炎见上述证候者。

2.慢乳蛾　因邪热烧伤肺阴，阴亏津伤，咽窍失于濡养，虚火上攻喉核所致，症见喉核红肿，咽喉干燥，微痒微痛，干咳少痰，鼻干少津，舌红而干，脉细数；慢性扁桃体炎见上述证候者。

此外，本品还有用于治疗上呼吸道感染的报道。

【不良反应】有服用本品后出现药疹的个案报道。

【禁　　忌】尚不明确。

【注意事项】1. 风热喉痹、乳蛾者慎用。

2. 脾胃虚寒者不宜服用。

3. 服药期间，饮食宜清淡，忌烟酒、辛辣、油腻、鱼腥食物。

4. 糖尿病患者及有高血压、心脏病、肝病、肾病等慢性病严重者应在医师指导下服用。

5. 儿童、孕妇、哺乳期妇女，以及年老体弱、脾虚便溏者应在医师指导下服用。

6. 服药3d症状无缓解，应去医院就诊。

【用法用量】颗粒剂：开水冲服。一次1袋，一日3～4次。

胶囊：口服。一次3～4粒，一日3次。

【剂型规格】颗粒剂：每袋装10g。

胶囊：每粒装0.35g。

四、清热凉血

口腔溃疡散 –233

【药物组成】青黛、枯矾、冰片。

【功能主治】清热，消肿，止痛。用于火热内蕴所致的口舌生疮、黏膜破溃、红肿灼痛，复发性口疮、急性口炎见上述证候者。

【方　　解】方中青黛味咸，性寒，归肝经，咸能入血，寒能清热、凉血消肿，为君药。白矾解毒杀虫、燥湿止痒、收敛生肌，为臣药。冰片味辛苦，性微寒，入心、脾经，辛散苦泄，芳香走窜，散郁热、清热止痛、消肿生肌，为佐药。诸药合用，共奏清热消肿止痛之功。

【临床应用】口疮　因火热内蕴，蕴久火毒结聚，循经上发于口所致，症见口腔黏膜充血水肿，破溃有渗出，局部疼痛，口干灼热，口渴喜冷饮，便干，尿黄，舌红苔黄，脉弦数；复发性口疮、急性口炎见上述证候者。

【不良反应】尚不明确。

【禁　　忌】尚不明确。

【注意事项】1. 阴虚火旺者慎用。

2. 用药期间，饮食宜清淡，忌辛辣、油腻食物。

3. 孕妇、老人、儿童及脾胃虚弱者慎用。

4. 本品不可内服。

5. 一般症状在1周内未改善，或加重者，应去医院就诊。

【用法用量】用消毒棉球蘸药涂抹患处。一日2～3次。

【剂型规格】散剂：每瓶装3g。

冰硼散 –235

【药物组成】冰片、硼砂（煅）、朱砂、玄明粉。

【功能主治】清热解毒，消肿止痛。用于热毒蕴结所致的咽喉疼痛、牙龈肿痛、口舌生疮。

【方　　解】方中冰片辛散苦泄，芳香走窜，性偏寒凉，外用以清热泻火、消肿止痛、生肌敛疮见长，故为君药。硼砂清热解毒、防腐生肌，以加强君药清热解毒、防腐消肿之功，为臣药。朱砂善消疮毒肿毒，玄明粉清热消肿，二药合用清热利咽、散结消肿，共为佐药。诸药合用，共奏清热解毒、消肿止痛之功。

【临床应用】1.急喉痹　因热毒蕴结，火毒上灼咽喉所致，症见咽部红肿，咽痛，吞咽困难，口干渴，小便黄赤，大便秘结，舌红苔黄，脉数；急性咽炎见上述证候者。

2.急乳蛾　因风热火毒上攻所致，症见喉核红肿疼痛，表面有黄白色分泌物，发热，大便秘结，小便黄赤，舌红苔黄，脉数。

3.牙宣　因胃热壅盛，循经上攻所致，症见牙龈红肿疼痛，烦渴多饮，大便秘结，舌红苔黄，脉数；牙周炎见上述证候者。

4.口疮　因热毒蕴结，火毒上攻所致，症见口舌溃烂，疼痛灼热，心烦，失眠，大便秘结，舌红苔黄，脉数；口腔炎、口腔溃疡见上述证候者。

此外，本品还有用于治疗热毒湿浊引起的霉菌性阴道炎、宫颈糜烂的报道。

【不良反应】有文献报道，冰硼散可致过敏性休克、严重过敏性口炎、腹部剧痛、新生儿中毒死亡等不良反应。

【禁　　忌】孕妇及哺乳期妇女禁用。

【注意事项】1.虚火上炎者慎用。

2.脾胃虚寒证者慎用。

3.服药期间，饮食宜清淡，忌辛辣、油腻食物，戒烟酒。

4.方中含有朱砂，有毒，不宜长期大剂量使用，以免引起蓄积中毒。不宜与溴化物、碘化物同用，肝肾功能不全者慎用。

5.口腔内喷或敷药时请不要呼吸，儿童请勿哭闹，以防药粉等进入呼吸道而引起呛咳。

【用法用量】规格（1）～（4）吹敷患处。每次少量，一日数次。

【剂型规格】散剂：（1）每瓶（支）装0.6g；（2）每瓶（支）装1.5g；（3）每瓶（支）装2g；（4）每瓶（支）装3g。

五、清血止痛

西帕依固龈液 -234

【药物组成】没食子。

【功能主治】健齿固龈，清血止痛。用于牙周疾病引起的牙齿酸软，咀嚼无力，松动移位，牙龈出血以及口舌生疮，咽喉肿痛，口臭烟臭。

【方　　解】本药是由没食子组成的单方制剂。没食子是西域道地药材，具有固涩、收敛、燥湿、止血、消炎之功。

【临床应用】1.牙宣 因口腔卫生不洁等所致,症见牙龈红肿,疼痛,触痛,出血,牙齿酸软,咀嚼无力,牙齿松动,口臭;牙周疾病见上述证候者。

2.口疮 因虚火上炎或肺胃实热上攻所致,症见口舌生疮,咽喉肿痛,局部可见有溃疡。

3.喉痹 因外感风热邪毒或肺胃蕴热所致,症见咽喉疼痛,吞咽困难,发热,口渴喜饮,咽黏膜充血,表面或有脓点。

【不良反应】尚不明确。

【禁　　忌】尚不明确。

【注意事项】1.忌烟、酒及辛辣食物。

2.以牙龈出血为主症者,应排除血液系统疾患后方可使用。

3.用药的同时应注意口腔卫生,并配合牙周治疗以增加疗效。

4.按照用法用量使用,小儿、年老体弱者应在医师指导下使用。

【用法用量】规格(1)、(2)含漱2~3min,吞服无妨。一次3~5mL,一日3~5次。

【剂型规格】合剂:(1)每瓶装30mL;(2)每瓶装100mL。

六、清热解毒

六神丸(胶囊、凝胶)-236

六神丸(胶囊)236-1

【药物组成】人工麝香、人工牛黄、雄黄、蟾酥等6味。

【功能主治】清热解毒,消炎止痛。主要用于烂喉丹痧,咽喉肿痛,喉风喉痈,单双乳蛾,小儿热疖,痈疡疔疮,乳痈发背,无名肿毒等。

【临床应用】1.喉痹 因热毒炽盛、上灼咽喉所致,症见咽部红肿,咽痛较剧,吞咽困难,伴发热,口渴,心烦,尿赤,便秘,舌红苔黄,脉数有力;急性咽炎见上述证候者。

2.喉风 多因风热搏结于外,火毒炽盛于内,痰火邪毒停聚咽喉所致,症见咽喉红肿,疼痛,连及项颊,或痰涎壅盛,语声难出,吞咽、呼吸困难;急性会厌炎见上述证候者。

3.喉痈 因火热毒邪壅盛,烁灼咽喉,气血凝滞所致,症见咽痛剧烈,多偏向一侧，吞咽时疼痛难忍，语言含糊，口涎外溢，张口受限，痈肿鲜红高突，触之较硬，伴高热不退，口臭，口渴，便秘，尿赤，舌红苔黄，脉数；扁桃体炎周围脓肿见上述证候者。

4.乳蛾 因肺胃热盛，热毒循经上攻咽喉，搏结于咽所致，症见咽核红肿胀大，咽部疼痛剧烈，痛连耳根及颌下，吞咽时疼痛加重，有堵塞感，发热，口渴，口臭，便秘，尿赤，舌红，苔黄，脉洪数；急性扁桃体炎见上述证候者。

5.烂喉丹痧 因外感温热时毒所致，症见发热、咽喉肿痛糜烂，肌肤丹痧密布。

6.痈疡疔疮、发背 因火毒湿热蕴阻肌肤所致，症见疮疡局部红、肿、热、痛，顶部或见黄色脓头；或见乳痈肿痛，或见皮肤红赤漫肿无头，无名肿毒，口臭口干，便秘溲黄，舌质红，苔黄厚，脉洪数有力。

此外，本品还有用于治疗脸腺炎、急性智齿冠周炎的报道。

【不良反应】 有文献报道，六神丸可引起喉头水肿及药物性肝炎。

【禁　　忌】 孕妇、新生儿禁用。

【注意事项】 1.阴虚火旺者慎用。

2.服药期间进食流质或半流质饮食。忌辛辣、油腻、鱼腥食物，戒烟酒。

3.老人、儿童、脾胃虚弱者及心脏病患者慎用。

4.本品胶囊剂仅供成人服用。

5.运动员慎用。

6.如红肿已将出脓或已穿烂，切勿再敷。

7.本品含蟾酥、雄黄有毒药物，不宜过量、久用。

8.本品外用不可入眼。

【用法用量】 丸剂：水丸，口服。一日3次，温开水吞服；1岁每服1粒，2岁每服2粒，3岁每服3~4粒，4~8岁每服5~6粒，9~10岁每服8~9粒，成人每服10粒。另可外敷在皮肤红肿处，以丸十数粒，用冷开水或米醋少许，盛食匙中化散，敷搽四周，每日数次，常保潮润，直至肿退为止。如红肿已将出脓或已穿烂，切勿再敷。

胶囊：口服。一次1粒，一日3次。

【剂型规格】 丸剂：每1000粒重3.125g。

胶囊：每粒装0.19g。

六神凝胶 236-2

【**药物组成**】人工麝香、牛黄、蟾酥等6味。

【**功能主治**】清热解毒，消炎止痛。用于痈疽疔疮，乳痈发背，小儿热疖，无名肿毒。

【**临床应用**】**痈疽疔疮、发背** 因火毒湿热蕴阻肌肤所致，症见疮疡局部红、肿、热、痛，顶部或见黄色脓头；或见乳痈肿痛，或见皮肤红赤漫肿无头，无名肿毒，口臭口干，便秘溲黄，舌质红，苔黄厚，脉洪数有力。

【**不良反应**】尚不明确。

【**禁　　忌**】孕妇忌用。

【**注意事项**】1. 如红肿已将出脓或已穿烂，切勿再敷。

2. 运动员慎用。

3. 本品含蟾酥、雄黄有毒药物，请严格按用法用量使用，不宜过量、久用。外用不可入眼内。

【**用法用量**】外搽在皮肤红肿处。每日1g，分数次搽敷，直至肿退为止。

【**剂型规格**】凝胶剂：每支装10g。

七、清热宣肺

百蕊颗粒 -237

【**药物组成**】百蕊草。

【**功能主治**】清热消炎，止咳化痰。用于急、慢性咽喉炎，气管炎，鼻炎，感冒发热，肺炎等。

【**方　　解**】本方是由百蕊草全草入药的单方制剂。方中百蕊草味辛、微苦，性寒，归肺、脾、肾经。通过清热、利湿、解毒之功，而达清热消炎、止咳化痰之效。

【**临床应用**】1.**喉痹** 因风热毒邪或肺经郁热所致，症见咽干、咽痛、咳嗽、发热、舌偏红、苔黄或黄腻；急性咽炎、慢性咽炎见上述证候者。

2.**喉喑** 因风热毒邪或肺经郁热所致，症见咽干、咽痛、咳嗽、声音嘶哑，或有发热、舌偏红、苔黄或黄腻；急性喉炎、慢性喉炎见上述证候者。

3.**咳嗽** 因外感风热或肺经郁热所致，症见咳嗽，黄痰或白痰，或见胸痛，胸闷，舌边尖红，苔薄白或薄黄，脉浮数；气管炎、肺炎见上述证候者。

4.伤风鼻塞 因风热毒邪或肺经郁热所致，症见鼻塞，喷嚏，流清涕或黄涕，鼻黏膜充血，总鼻道有分泌物，舌边尖红，苔薄白或薄黄，脉浮数；鼻炎见上述证候者。

5.感冒 因外感风热或风寒化热所致，症见发热，恶风，头胀痛，咽干，咽痛，鼻塞，流浊涕，咳嗽，咯黄黏痰，舌边尖红，苔薄白或薄黄，脉浮数。

【不良反应】监测数据显示，本品可见以下不良反应：恶心、呕吐、腹痛、腹泻等胃肠道反应，以及皮疹、瘙痒等过敏反应。

【禁　　忌】尚不明确。

【注意事项】1. 脾胃虚寒者慎用。

2. 服药期间饮食宜清淡，忌辛辣、刺激性食物，以免助热生痰。

3 .不宜在服药期间同时服用温补性中成药。

4. 当使用出现不良反应时，应及时停药。

【用法用量】开水冲服。一次5g，一日3次。

【剂型规格】颗粒剂：每1g相当于饮片2.4g。

第六章

骨伤科用药

一、接骨续筋

接骨七厘散（丸、片）-238

【**药物组成**】接骨七厘散：当归、土鳖虫、硼砂、乳香（制）、没药（制）、骨碎补（烫）、熟大黄（酒蒸）、自然铜（醋煅）、血竭。

接骨七厘丸：当归、土鳖虫、硼砂、醋乳香、醋没药、烫骨碎补、血竭、煅自然铜、酒大黄。

接骨七厘片：当归、土鳖虫、硼砂、醋乳香、醋没药、烫骨碎补、龙血竭、煅自然铜、酒大黄。

【**功能主治**】活血化瘀，接骨止痛。用于跌打损伤，续筋接骨，血瘀疼痛。

【**方　　解**】方中自然铜散瘀止痛、接骨续筋，为君药。土鳖虫破血、逐瘀、通络，为伤科接骨之要药；骨碎补补肾强骨、活血续伤；乳香、没药活血止痛、消肿生肌，常相兼合用，共为臣药。大黄清热凉血、活血逐瘀、通经止痛，血竭活血逐瘀、消肿定痛、续筋接骨，当归补血活血、通脉止痛，硼砂消肿散积，同为佐药。诸药合用，共收活血化瘀、接骨续筋之功。

【**临床应用**】1.**跌打损伤**　多因外伤扭挫，瘀血阻滞，经络不通所致，症见局部疼痛，皮肤青肿，活动受限，舌质紫暗，脉弦涩；软组织损伤见上述证候者。

2.**闪腰岔气**　多因局部跌打损伤致瘀血阻滞，经络不通，症见腰痛，活动受限或胸胁胀痛，痛呈走窜，胸闷气急，呼吸、说话时有牵掣痛；急性腰扭伤见上述证候者。

3.**骨折筋伤**　多因外力撞击所致，症见伤处剧烈疼痛，肢体畸形，活动受限，焮肿疼痛，青紫斑块，舌红或暗，脉弦或弦数；骨折、脱臼见上述证候者。

【**不良反应**】1.服用本品后偶见便秘、胃胀气、口干。

2.本品可引起皮疹、瘙痒过敏反应，亦可引起食欲下降。

【禁　　忌】孕妇禁用。

【注意事项】1. 有移位的骨折先复位固定后，再用药物治疗。

2. 本品含有乳香、没药，脾胃虚弱者慎用。

3. 服药期间忌生冷、油腻食物。

【用法用量】散剂：口服。一次1.5g，一日2次；小儿酌减。

丸剂：规格（1）、（2）水丸，口服。一次1袋，一日2次；小儿酌减。

片剂：口服。一次5片，一日2次，温开水或黄酒送服。

【剂型规格】散剂：每袋装1.5g。

丸剂：（1）每袋装1.5g；（2）每袋装2g。

片剂：每片相当于原生药量0.3g。

伤科接骨片 –239

【药物组成】红花、土鳖虫、朱砂、马钱子粉、没药（炙）、三七、海星（炙）、鸡骨（炙）、冰片、自然铜（煅）、乳香（炙）、甜瓜子。

【功能主治】活血化瘀，消肿止痛，舒筋壮骨。用于跌打损伤，闪腰岔气，筋伤骨折，瘀血肿痛。

【方　　解】方中红花活血通经，祛瘀止痛，用于治疗跌打损伤、瘀血作痛，为君药。土鳖虫破血、逐瘀、通络，是伤科接骨之要药；朱砂解毒消肿止痛，合为臣药。马钱子消肿止痛、治疗骨折；甜瓜子、鸡骨、自然铜、海星具有散结消瘀、舒筋壮骨之功，治疗跌打损伤，筋断骨折，血瘀疼痛；乳香、没药散血祛瘀、消肿定痛，用于治疗跌损、金疮、筋骨诸痛；三七散瘀止血，消肿定痛，可治跌扑瘀血，痛肿疼痛，以上诸药共为佐药。冰片通诸窍，芳香走窜，散郁火、消肿止痛，引药直达病所，为佐使药。诸药合用，共收活血化瘀、消肿止痛、舒筋壮骨之功。

【临床应用】1. 跌打损伤　多系外伤扭挫导致血离其经，瘀血阻络所致，症见肢体肿胀疼痛，局部皮肤青紫，活动受限；急性软组织损伤见上述证候者。

2. 筋伤骨折　多因暴力撞击导致筋伤骨折，症见骨折或筋伤错位，肿胀疼痛，活动不利；外伤骨折见上述证候者。

3. 闪腰岔气　多因挑担负重、搬物屏气等所致，症见腰痛甚则连及下肢，活动受限或胸胁胀痛，痛呈走窜，胸闷气急，呼吸、说话时有牵掣痛；急性腰扭伤、胸胁迸伤见上述证候者。

此外，本品还有用于治疗颈椎病、骨质疏松症、腰椎间盘突出症、网球肘的报道。

【不良反应】 上市后不良反应监测数据及文献报道显示本品可见以下不良反应：

1. 消化系统：恶心、呕吐、厌食、腹痛、腹泻、肝生化指标异常等。

2. 皮肤及其附件：皮疹、瘙痒、红斑疹、斑丘疹、荨麻疹等。

3. 全身性损害：过敏反应、发热、乏力、寒战和个例过敏性休克等。

4. 精神及神经系统：头晕、头痛、抽搐、失眠等。

5. 呼吸系统：胸闷、憋气等。

6. 其他：心悸、血压升高、潮红、血尿、月经过多、阴道出血、紫癜、关节痛、耳鸣等。

【禁　　忌】 1. 孕妇及哺乳期妇女禁用。

2. 10岁以下儿童禁用。

3. 肝、肾功能不全者禁用。

【注意事项】 1. 有移位的骨折应先行复位固定后，再用药物治疗。

2. 本品含有乳香、没药，脾胃虚弱、大便溏薄者慎用。

3. 用药期间忌生冷、油腻食物。

4. 运动员慎服。

5. 本品不可随意增加服量，增加时，需遵医嘱。

6. 本品含马钱子、朱砂，不可过服、久服。不宜与含马钱子、朱砂等成分的其他药品同时服用。如出现中毒症状时，应立即停药并采取相应急救措施。

7. 本品含朱砂，用药时注意肝、肾功能检测。不宜与溴化物、碘化物同用。

8. 用药后如出现不良反应，应及时停药，去医院就诊。

【用法用量】 规格（1）、（2）口服。成人一次4片，10～14岁儿童一次3片，一日3次。温开水或黄酒送服。

【剂型规格】 片剂：（1）薄膜衣片每片重0.33g；（2）糖衣片片芯重0.33g。

二、活血化瘀

云南白药（胶囊、膏、酊、气雾剂）–240

云南白药（胶囊）240-1

【**药物组成**】国家保密方，本品含草乌（制），其余成分略。

【**功能主治**】化瘀止血，活血止痛，解毒消肿。用于跌打损伤，瘀血肿痛，吐血、咳血、便血、痔血、崩漏下血，手术出血，疮疡肿毒及软组织挫伤，闭合性骨折，支气管扩张及肺结核咯血，溃疡病出血，以及皮肤感染性疾病。

【**临床应用**】1.**跌打损伤**　因瘀血阻滞所致软组织损伤，症见伤处青红紫斑，痛如针刺，焮肿闷胀，不敢触摸，活动受限，舌质紫暗；也可用于闭合性骨折的辅助治疗。

2.**吐血**　因热毒灼伤胃络所致的吐血，血色鲜红，夹有食物残渣，身热，烦躁，牙龈肿痛，便秘，尿赤；胃及十二指肠溃疡出血、食管炎出血见上述证候者。

3.**咯血**　因热毒灼伤肺络所致的咯血，血色鲜红，夹有痰涎，咽痒咳嗽，舌红苔黄，脉数有力；支气管扩张、肺结核咯血见上述证候者。

4.**便血**　因热毒壅遏肠道，灼伤脉络所致的大便带血，血色鲜红，肛门肿胀；胃及十二指肠溃疡出血、痔疮、肛裂出血见上述证候者。

5.**崩漏**　因热毒内盛、冲任失固所致的经血非时而下，量多或淋漓不尽，血色鲜红或有瘀块；功能性子宫出血、人流后出血见上述证候者。

6.**疮疡**　因热毒蕴结肌肤所致，症见肌肤红赤、肿胀、微热、疼痛，舌尖红，脉浮数；体表急性感染性疾病见上述证候者。

7.**手术出血**　因手术过程中伤及血脉而引起的出血，有减少出血，促进伤口愈合的作用。

【**不良反应**】1.消化系统：恶心、呕吐、腹痛、腹泻、胃不适等。

2.呼吸系统：呼吸困难、呼吸急促、咽喉不适等。

3.皮肤及其附件：眼睑水肿、皮肤发红、全身奇痒、躯干及四肢等部位出现荨麻疹、斑丘疹等。

4.其他：有高热、寒战、头晕、头痛、心悸、心慌、胸闷，以及假膜性结膜炎、急性胃炎、月经紊乱、月经增多、过敏性休克等。

【**禁　　忌**】1.孕妇禁用。

2.皮肤及黏膜破溃、化脓者禁外用。

【注意事项】 1. 服药一日内，忌蚕豆、鱼类及酸冷食物。

2. 经期及哺乳期妇女慎用。

3. 运动员慎用。

4. 外用前务必清洁创面，且仅用于毒疮初起时。

5. 严格按照说明书用法用量使用，不宜长时间、大面积使用。临床上确实需使用大剂量给药时，一定要在医师的安全监控下使用。

6. 用药后若出现过敏反应，应立即停用。视症状轻重给予抗过敏治疗，若外用可先清除药物。

7. 胶囊：保险子放置在标有"保险子"字样的透明胶囊内；本包装内有2粒透明胶囊，每粒透明胶囊内装1粒保险子，共2粒保险子；服用保险子时，请将透明胶囊的帽体分离，取出保险子服用。透明胶囊为药用胶囊，可食用，吞服后在人体内可安全吸收和代谢。

8. 本品所含草乌（制）为炮制后的乌头属类药材，通过独特的炮制、生产工艺，其毒性成分可基本消除，在安全范围内。

【用法用量】 散剂：刀、枪、跌打诸伤，无论轻重，出血者用温开水送服；瘀血肿痛与未流血者用酒送服；妇科各症，用酒送服；但月经过多、红崩，用温开水送服。毒疮初起，口服0.25g。另取药粉，用酒调匀，敷患处。其他内出血各症均可内服。

口服。一次0.25～0.5g，一日4次（2～5岁按1/4剂量服用；6～12岁按1/2剂量服用）。

凡遇较重的跌打损伤可先服保险子1粒，轻伤及其他病症不必服。

胶囊：刀、枪、跌打诸伤，无论轻重，出血者用温开水送服；瘀血肿痛与未流血者用酒送服；妇科各症，用酒送服；但月经过多、红崩，用温开水送服。毒疮初起，服1粒。另取药粉，用酒调匀，敷患处。其他内出血各症均可内服。

口服。一次1～2粒，一日4次（2～5岁按1/4剂量服用；6～12岁按1/2剂量服用）。

凡遇较重的跌打损伤可先服保险子1粒，轻伤及其他病症不必服。

【剂型规格】 散剂：每瓶装4g，保险子1粒。

胶囊：每粒装0.25g。

云南白药膏 240-2

【药物组成】国家保密方，本品含草乌（制）、雪上一支蒿（制），其余成分略。

【功能主治】活血散瘀，消肿止痛，祛风除湿。用于跌打损伤，瘀血肿痛，风湿疼痛等症。

【临床应用】1.**跌打损伤**　因瘀血阻滞所致软组织损伤，症见伤处青红紫斑，痛如针刺，焮肿闷胀，不敢触摸，活动受限，舌质紫暗。

2.**痹病**　因风湿瘀阻经络而致关节疼痛，痛处不移或痛而重着，肢体麻木，筋骨拘急。

【不良反应】1. 过敏性体质患者可能有胶布过敏反应或药物接触性瘙痒反应。因此，贴用时间不宜超过12h。

2. 偶见红肿、水疱等，遇此应停药。

【禁　　忌】孕妇禁用。

【注意事项】1. 服药一日内，忌蚕豆、鱼类及酸冷食物。

2. 皮肤破损处不宜用。

3. 皮肤过敏者停用。

4. 经期及哺乳期妇女慎用。

5. 每次贴于皮肤的时间少于12h，使用中发生皮肤发红、瘙痒等轻微反应时可适当减少粘贴时间。

6. 小儿、年老患者应在医师指导下使用。

7. 本品为外用制剂，所含草乌（制）、雪上一枝蒿（制）分别为中药炮制品，通过炮制，毒性降低，请仔细阅读说明书并按说明使用或在药师指导下购买和使用。

【用法用量】规格（1）、（2）贴患处。

【剂型规格】贴膏剂：（1）6.5cm×10cm；（2）6.5cm×4cm。

云南白药酊 240-3

【药物组成】国家保密方。本品含草乌（制），其余成分略。

【功能主治】活血散瘀，消肿止痛。用于跌打损伤，风湿麻木、筋骨及关节疼痛，肌肉酸痛及冻伤。

【临床应用】1.**跌打损伤**　因瘀血阻滞所致软组织损伤，症见伤处青红紫斑，痛如针刺，焮肿闷胀，不敢触摸，活动受限，舌质紫暗。

2.**痹病**　因风湿瘀阻经络而致关节疼痛，痛处不移或痛而重着，肢体麻木，筋骨拘急。

3.冻疮　因寒邪侵袭、瘀血阻络所致的局部或全身性损伤，症见局部肿胀、麻木、痛痒、青紫，或起水疱，甚至破溃成疮；冻伤见上述证候者。

【不良反应】尚不明确。

【禁　　忌】1. 孕妇禁用。

2. 酒精过敏者禁用。

【注意事项】1. 胃肠道不适者慎内服。

2. 不宜饮酒者慎内服。

3. 用药后一日内，忌蚕豆、鱼类、酸冷食物。

4. 皮肤破损处不宜用。

5. 皮肤过敏者停用。

6. 经期及哺乳期妇女慎用。

7. 对酒精及本品过敏者禁用，过敏体质者慎用。

8. 按照用法用量使用，常用量一次3~5mL，内服5mL以上者及小儿、年老患者应在医师指导下使用。

9. 本品所含草乌（制）为炮制后的乌头属类药材，通过独特的炮制、生产工艺，其毒性成分可基本消除，在安全范围内。

【用法用量】规格（1）~（11）外用。取适量擦揉患处，每次3min左右，一日3~5次，可止血消炎；风湿筋骨疼痛，蚊虫叮咬，一、二度冻伤可擦揉患处数分钟，一日3~5次。

规格（1）~（11）口服。常用量一次3~5mL，一日3次，最大量一次10mL。

【剂型规格】酊剂：（1）每瓶装20mL；（2）每瓶装25mL；（3）每瓶装30mL；（4）每瓶装40mL；（5）每瓶装45mL；（6）每瓶装50mL；（7）每瓶装60mL；（8）每瓶装80mL；（9）每瓶装90mL；（10）每瓶装100mL；（11）每瓶装120mL。

云南白药气雾剂 240-4

【药物组成】国家保密方。本品含草乌（制）、雪上一支蒿（制），其余成分略。

【功能主治】活血散瘀，消肿止痛。用于跌打损伤，瘀血肿痛，肌肉酸痛及风湿疼痛。

【临床应用】1.跌打损伤　因瘀血阻滞所致软组织损伤，症见伤处青红紫斑，痛如针刺，焮肿闷胀，不敢触摸，活动受限，舌质紫暗。

2.痹病　因风湿瘀阻经络而致关节疼痛，痛处不移或痛而重着，肢体麻木，筋骨拘急。

【不良反应】极少数患者服药后导致过敏性药疹，出现全身奇痒、躯干及四肢等部位出现荨麻疹，停药即消失。

【禁　　忌】1. 孕妇禁用。

2. 酒精过敏者禁用。

3. 皮肤及黏膜破溃、化脓者禁用。

4. 禁止内服。

【注意事项】1. 本品只限于外用，切勿喷入口、眼、鼻。使用后即洗手。

2. 皮肤过敏者停用。

3. 皮肤破损处不宜用。

4. 运动员慎用。

5. 小儿、年老患者应在医师指导下使用。

6. 使用云南白药气雾剂保险液时先振摇，喷嘴离皮肤5～10cm，喷射时间应限制在3～5秒钟，以防止局部冻伤。

7. 使用本品后请勿按摩、揉搓。

8. 使用及保存本品请勿倒置。

9. 使用时勿近明火，切勿受热，应置于阴凉处保存。

10. 严格按照说明书用法用量使用，不宜长时间、大面积使用。

11. 本品为外用制剂，所含草乌（制）、雪上一支蒿（制）分别为中药炮制品，通过炮制，毒性降低，请仔细阅读说明书并按说明使用或在药师指导下购买和使用。

12. 本品含乙醇（酒精），用药期间不得与头孢菌素类（如头孢氨苄、头孢呋辛、头孢他啶等）、甲硝唑、替硝唑、酮康唑、呋喃唑酮等含甲硫四氮唑结构的药物联合使用，以免导致双硫仑样反应。

13. 如出现不良反应或疑似不良反应，应立即停药，彻底清洁用药部位，并视症状轻重给予适当治疗。

14. 本品自行用药宜在14d以内，如用药超过14d，应向医师咨询。

【用法用量】规格（1）～（6）外用，喷于伤患处。使用云南白药气雾剂，一日3～5次。凡遇较重闭合性跌打损伤者，先喷云南白药气雾剂保险液，若剧烈疼痛仍不缓解，间隔1～2min重复给药，一天使用不得超过3次。喷云南白药气雾剂保险液间隔3min后，再喷云南白药气雾剂。

【剂型规格】气雾剂：

（1）云南白药气雾剂每瓶装85g，含药液65g；云南白药气雾剂保险液每瓶装60g，含药液28g。

（2）云南白药气雾剂每瓶装85g，含药液65g；云南白药气雾剂保险液每瓶装30g，含药液14g。

（3）云南白药气雾剂每瓶装85g，含药液65g；云南白药气雾剂保险液每瓶装100g，含药液47g。

（4）云南白药气雾剂每瓶装50g，含药液38g；云南白药气雾剂保险液每瓶装60g，含药液28g。

（5）云南白药气雾剂每瓶装50g，含药液38g；云南白药气雾剂保险液每瓶装30g，含药液14g。

（6）云南白药气雾剂每瓶装50g，含药液38g；云南白药气雾剂保险液每瓶装100g，含药液47g。

活血止痛散（胶囊、软胶囊）-241

【药物组成】当归、三七、乳香（制）、冰片、土鳖虫、煅自然铜。

【功能主治】活血散瘀，消肿止痛。用于跌打损伤，瘀血肿痛。

【方　　解】方中土鳖虫破血逐瘀、续筋接骨、疗伤止痛，为君药。自然铜活血散瘀、消肿止痛；当归补血活血、通经止痛，辅助君药增强疗伤止痛之效，共为臣药。三七散瘀止血、消肿定痛；乳香活血行气、消肿止痛，佐助君药消肿疗伤止痛；冰片清热消肿止痛，既可佐助君药疗伤止痛，又能佐制诸药，防止温燥，共为佐药。诸药合用，共奏活血散瘀、消肿止痛之功。

【临床应用】跌打损伤　因外受损伤，瘀血阻滞所致，症见伤处青红紫斑，痛如针刺，焮肿闷胀，不敢触摸，活动受限，舌质紫暗，脉弦涩；软组织损伤见上述证候者。

此外，还有用活血止痛软胶囊治疗骨折合并软组织损伤致局部肿胀及疼痛的作用机制研究报道；用本品联合维骨力治疗膝骨关节炎的报道。

【不良反应】1. 消化系统：恶心、呕吐、嗳气、呃逆、腹痛、腹泻、腹胀、纳差、口干等。

2. 皮肤及其附件：皮疹、瘙痒等。

3. 神经系统：头痛、眩晕等。

4. 其他：过敏或过敏样反应、发热、寒战、心悸、潮红、呼吸困难、水肿等。

有过敏性休克、肝功能异常、肾功能异常、血尿、月经过多等个案报告。

【禁　　忌】1. 孕妇及6岁以下儿童禁用。

2. 肝肾功能异常者禁用。

【注意事项】1. 本品含乳香，脾胃虚弱者慎用，且不宜大剂量应用。

2. 服药期间忌生冷、油腻食物。

3. 饭后0.5h服用。

4. 经期及哺乳期妇女慎用。

5. 儿童、年老体弱者应在医师指导下服用。

6. 有高血压、心脏病、糖尿病等慢性疾病患者应在医师指导下服用。

7. 有出血或出血倾向者慎用。

8. 严格按用法用量服用，饮酒不适者可用温开水送服，不宜大剂量、长期服用。

9. 服药期间注意监测肝生化指标，如发现肝生化指标异常或出现全身乏力、食欲不振、厌油、恶心、上腹胀痛、尿黄、目黄、皮肤黄染等可能与肝损伤有关的临床表现时，应立即停药并就医。

10. 应避免与其他有肝肾毒性药物、抗凝药物、抗血小板聚集药物联合使用。

11. 服药3d症状无缓解应去医院就诊。

【用法用量】散剂：用温黄酒或温开水送服。一次1.5g，一日2次。

胶囊：

规格（1）用温黄酒或温开水送服。一次6粒，一日2次；或一次4粒，一日3次。

规格（2）用温黄酒或温开水送服。一次3粒，一日2次。

软胶囊：口服。一次2粒，一日3次，温开水送服。疗程7d。

【剂型规格】散剂：每袋（瓶）装1.5g。

胶囊：（1）每粒装0.25g；（2）每粒装0.5g。

软胶囊：每粒装0.65g。

七厘散（胶囊）-242

【药物组成】血竭、乳香（制）、没药（制）、红花、儿茶、冰片、人工麝香、朱砂。

【功能主治】化瘀消肿，止痛止血。用于跌打损伤，血瘀疼痛，外伤出血。

【方　　解】方中重用血竭为君药，可活血止血、散瘀止痛、生肌敛疮。乳香、没药、红花功善活血止痛，祛瘀消肿；儿茶收敛止血，共为臣药。冰片、麝香辛香走窜，能除瘀滞而止疼痛；朱砂清热解毒、镇心安神，尚可防腐，共为佐药。诸药合用，共奏化瘀消肿、止痛止血之效。

【临床应用】1.**跌打损伤**　多由外伤、扭伤所致，症见伤处肿胀疼痛，青紫，活动受限；软组织损伤见上述证候者。

2.**外伤出血**　多由外力诸如跌打、刀伤所致，症见出血，肢体局部肿胀，畸形，活动受限，舌质紫暗，脉弦涩；脱臼、骨折、切割伤见上述证候者。

【不良反应】尚不明确。

【禁　　忌】1. 孕妇禁用。

2. 皮肤过敏者禁用。

【注意事项】1. 骨折、脱臼者宜手法复位后，再用药物治疗。

2. 本品宜饭后服用。

3. 运动员慎用。

4. 本品处方中含朱砂，不宜过量、久服，不宜与溴化物、碘化物同用，肝肾功能不全者慎用。

【用法用量】散剂：规格（1）、（2）口服。一次1～1.5g，一日1～3次。

散剂：规格（1）、（2）外用。调敷患处。

胶囊：口服。一次2～3粒，一日1～3次。

【剂型规格】散剂：（1）每瓶装1.5g；（2）每瓶装3g。

胶囊：每粒装0.5g。

消痛贴膏 –243

【药物组成】本品系藏族验方，由独一味、姜黄等药味加工而成。

【功能主治】活血化瘀，消肿止痛。用于急慢性扭挫伤、跌打瘀痛、骨质增生、风湿及类风湿疼痛。亦适用于落枕、肩周炎、腰肌劳损和陈旧性伤痛等。

【方　　解】方中独一味活血祛风止痛，专用于跌打损伤和风湿痹痛；姜黄破血行气、通络止痛，诸药配伍，共成活血瘀、消肿止痛之效。

【临床应用】1.**跌打损伤**　因外伤、扭伤、气血凝滞导致，症见局部肿胀疼痛，皮肤青紫，活动受限，舌质紫暗，脉细涩；急慢性扭挫伤见上述证候者。

2.**骨痹**　因肝肾不足，瘀血阻络所致，症见肢体关节疼痛肿胀，活动受限，舌质紫暗，脉细涩；骨质增生见上述证候者。

3.**痹病**　因外感风湿，痹阻经络所致，症见关节疼痛，屈伸不利，或见晨僵；风湿及类风湿性疼痛、肩周炎见上述证候者。

4.**落枕** 因睡姿不良，颈盘受挫，或风湿侵袭，气血凝滞，筋脉不舒所致，症见颈肩疼痛，转输不利，局部僵硬重浊。

5.**腰痛** 因长期劳损，伤及腰脊，气血阻滞所致，症见腰部酸胀疼痛或刺痛，活动受限，遇劳则发；腰肌劳损、陈旧性伤痛见上述证候者。

【不良反应】过敏性体质患者可能有胶布过敏或药物接触性反应，如瘙痒、红肿、水疱、色素沉着等。

【禁　　忌】开放性创伤禁用。

【注意事项】1. 皮肤破伤处不宜使用。

2. 皮肤过敏者停用。本品对皮肤敏感的患者可能出现不同程度的刺激反应，如瘙痒、烧灼感、疼痛，出现红斑、丘疹；极少数患者出现过敏。如出现轻度刺激反应，可缩短贴敷时间至 8h；如出现明显水肿、水疱等重度皮肤刺激反应或过敏反应，应立即停药，并在医生指导下处理。

3. 孕妇慎用。

4. 小儿、年老患者应在医师指导下使用。

5. 对本品过敏者禁用，过敏体质者慎用。

【用法用量】规格（1）、（2）外用。将小袋内湿润剂均匀涂于药芯袋表面，润湿后直接敷于患处或穴位。每贴敷 24h。

【剂型规格】贴膏剂：（1）每贴装1.0g；（2）每贴装1.2g。

独一味胶囊（片）-244

【药物组成】独一味。

【功能主治】活血止痛，化瘀止血。用于多种外科手术后的刀口疼痛、出血，外伤骨折，筋骨扭伤，风湿痹痛以及崩漏、痛经、牙龈肿痛、出血。

【方　　解】独一味味苦、性微寒，入肾经，功能活血祛瘀、消肿止痛，《青藏高原药物图鉴》以其"止血"。故本品可用于治疗手术、外伤引起的疼痛出血、风寒瘀阻所引起的风湿疼痛，及瘀血闭阻经络引起的经行腹痛。

【临床应用】1.**外伤出血** 多由外伤、手术所致，症见局部皮破肉绽，剧烈疼痛，出血；切割伤见上述证候者。

2.**骨折筋伤** 多由外伤而致，症见伤处剧烈疼痛，肢体畸形，活动受限，肿胀疼痛，青紫斑块；脱臼、骨折见上述证候者。

3.**痹病**　多为外感风湿，闭阻经络而致，症见关节痛，痛如针刺样；风湿性关节炎、类风湿关节炎见上述证候者。

4.**痛经**　多由血瘀闭阻经络而致，症见经前或经期小腹疼痛拒按，经行不畅，血色紫暗有块，舌紫暗，脉沉弦。

5.**崩漏**　因瘀血阻络，冲任不固所致，症见经血非时而下，量多或淋漓不尽，经血紫暗有瘀块。

6.**牙龈出血**　因瘀血阻络，血不归经所致，症见牙龈肿痛，出血，血色紫暗。

【**不良反应**】1. 消化系统：胃（脘）不适、腹痛、腹胀、腹泻、恶心、呕吐、口干等，有肝生化指标异常病例报告。

2. 全身性反应：疼痛、水肿、乏力、潮红、过敏反应等。

3. 皮肤：皮疹、瘙痒等。

4. 神经系统：头晕、头痛等。

5. 心血管系统：心悸、胸闷等。

6. 其他：有鼻衄、黑便、紫癜病例报告。

【**禁　　忌**】1. 对本品过敏或有严重不良反应病史者禁用。

2. 孕妇禁用。

【**注意事项**】1. 骨折、脱臼者宜手法复位后，再用药物治疗。

2. 饮食宜清淡，多选易消化食品。

3. 严格按照药品说明书规定的功能主治及用法用量使用。

4. 目前尚无儿童应用本品的系统研究资料，不建议儿童使用。

5. 用药后一旦出现潮红、皮疹、瘙痒、心悸、胸闷、憋气、血压下降等可能与严重不良反应有关的症状时，应立即停药并就医。

【**用法用量**】胶囊：口服。一次3粒，一日3次，7d为1个疗程；或必要时服用。

片剂：规格（1）、（2）、（3）口服。一次3片，一日3次，7d为1个疗程；或必要时服用。

【**剂型规格**】胶囊：每粒装0.3g。

片剂：（1）每片重0.28g；（2）薄膜衣片每片重0.28g；（3）糖衣片片芯重0.26g。

三、活血通络

颈舒颗粒 –245

【药物组成】三七、当归、川芎、红花、肉桂、天麻、人工牛黄。

【功能主治】活血化瘀，温经通窍止痛。适用于神经根型颈椎病瘀血阻络证，症见颈肩部僵硬、疼痛，患侧上肢窜痛。

【方　　解】方中三七活血化瘀、通络止痛，当归补血活血、温经止痛，共为君药。川芎活血祛风、通痹止痛，红花活血化瘀、通络止痛，合为臣药。肉桂温经散寒、活血止痛，天麻祛风通痹、息风止痉，人工牛黄清心开窍、凉肝息风，为佐使药。诸药合用，共奏活血化瘀、温经通窍止痛之功。

【临床应用】骨痹　因瘀血阻络所致，症见头晕，颈项僵硬，肩背酸痛，患侧上肢窜痛，手臂麻木；神经根型颈椎病见上述证候者。

【不良反应】偶见轻度恶心、呕吐、腹泻、腹痛等胃肠道反应。

【禁　　忌】孕妇禁用。

【注意事项】1. 服药期间忌生冷、油腻食物。

2. 有高血压、心脏病、肝病、糖尿病、肾病等慢性病严重者应在医师指导下服用。

3. 儿童、经期及哺乳期妇女、年老体弱者应在医师指导下服用。

4. 服药7d症状无缓解，应去医院就诊。

【用法用量】温开水冲服。一次1袋，一日3次。1个月为1个疗程。

【剂型规格】颗粒剂：每袋装6g。

颈复康颗粒 –246

【药物组成】羌活、川芎、葛根、秦艽、威灵仙、苍术、丹参、白芍、地龙（酒炙）、红花、乳香（制）、黄芪、党参、地黄、石决明、煅花蕊石、关黄柏、炒王不留行、桃仁、没药（制）、土鳖虫（酒炙）。

【功能主治】活血通络，散风止痛。用于风湿瘀阻所致的颈椎病，症见头晕、颈项僵硬、肩背酸痛、手臂麻木。

【方　　解】方中黄芪、党参、白芍补中益气，养血荣筋，以扶正祛邪。威灵仙、秦艽祛风除湿，舒筋活络，止痛。羌活祛风胜湿，散寒止痛。丹参、花蕊石、王不留行、川芎、桃仁、红花、乳香、没药、土鳖虫活血化瘀，通络止痛。苍术燥湿健脾，祛风散寒。石决明平肝潜阳，以治头晕。葛根可除颈项僵痛。地龙通络止痛。生地黄清热养阴，黄柏清热燥湿，两药苦寒，可佐制诸辛热食物。诸药合用，共收活血通络、散风止痛之功。

【临床应用】骨痹　多因风湿瘀阻所致，症见头晕，颈项僵硬，肩背痛，手臂麻木，日久者关节畸形僵硬，舌质淡白，脉缓；颈椎病见上述证候者。

【不良反应】本品可引起皮疹瘙痒、恶心、胃部不适。

【禁　　忌】孕妇禁用。

【注意事项】1. 本品含乳香、没药，脾胃虚弱者不宜使用。

2. 消化道溃疡、肾性高血压患者慎服或遵医嘱。

3. 本品宜饭后服用。

4. 服药期间饮食宜清淡，忌生冷、油腻食物。

5. 有高血压、心脏病、肝病、糖尿病、肾病等慢性病严重者应在医师指导下服用。

6. 儿童、经期及哺乳期妇女、年老体弱者应在医师指导下服用。

7. 如有感冒、发热、鼻咽痛等患者，应暂停服用。

8. 头晕或手臂麻木严重者，应去医院就诊。

9. 服药7d症状无缓解，应去医院就诊。

【用法用量】60℃以下温开水冲服。一次1~2袋，一日2次。饭后服用。

【剂型规格】颗粒剂：每袋装5g。

腰痹通胶囊 –247

【药物组成】三七、川芎、延胡索、白芍、狗脊、独活、熟大黄、牛膝。

【功能主治】活血化瘀，祛风除湿，行气止痛。用于血瘀气滞、脉络闭阻所致腰痛，症见腰腿疼痛，痛有定处，痛处拒按，轻者俯仰不便，重者剧痛不能转侧；腰椎间盘突出症见上述证候者。

【方　　解】方中三七散瘀止血、消肿定痛，祛除在经之瘀血，为君药。川芎活血行气、祛风止痛，延胡索活血、行气、止痛，白芍养血敛阴、柔筋止痛，共为臣药。狗脊补益肝肾、除风湿、健腰膝、利关节，独活祛风、胜湿、散寒、止痛，熟大黄活血化瘀、消肿止痛，共为佐药。牛膝逐瘀通经、补肝肾、强筋骨、引药下行，为佐使药。诸药合用，共奏活血化瘀、祛风除湿、行气止痛之功。

【临床应用】**腰痛**　多由长期劳损，经络气血运行不畅所致，症见腰腿不适，痛有定处，拒按，轻者仰俯不便，重者则因剧痛而不能转侧，舌暗或有瘀点、瘀斑，脉涩；腰椎间盘突出症、强直性脊柱炎见上述证候者。

【不良反应】1. 消化系统：恶心、呕吐、腹痛、腹泻、胃不适等，有消化道出血、肝生化指标异常个例报告。

2. 其他：头痛、头晕、瘙痒、皮疹等。

【禁　　忌】孕妇禁用。

【注意事项】1. 脾虚便溏者慎用。

2. 服药期间饮食宜清淡，忌生冷、油腻食物。

3. 消化性溃疡性患者慎用或遵医嘱。

4. 肝功能异常者慎用。

【用法用量】口服。一次3粒，一日3次，宜饭后服用。30d为1个疗程。

【剂型规格】胶囊：每粒装0.42g。

滑膜炎颗粒（片）–248

【药物组成】夏枯草、女贞子、枸骨叶、黄芪、防己、薏苡仁、土茯苓、丝瓜络、泽兰、丹参、当归、川牛膝、豨莶草。

【功能主治】清热祛湿，活血通络。用于湿热闭阻、瘀血阻络所致的痹病，症见关节肿胀疼痛、痛有定处、屈伸不利；急、慢性滑膜炎及膝关节术后见上述证候者。

【方　　解】方中夏枯草味苦辛，性寒，辛能散结，苦以降泄，能散湿热郁结，故为君药。土茯苓解毒除湿，通利关节；防己苦寒降泄，善走下行，祛风除湿通络；薏苡仁甘淡渗湿除痹，共为臣药。丹参、当归、泽兰、川牛膝活血化瘀，利水消肿；丝瓜络、豨莶草祛风湿，利关节；黄芪益气利湿；另加入女贞子、枸骨叶滋补肝肾，扶正培本，共为佐药。诸药相合，共奏清热利湿、活血通络之功。

【临床应用】**痹病**　湿热瘀阻于关节经络所致，症见关节红肿热痛，或关节积液，屈伸不利，或伴发热，口苦口黏，口渴不欲饮，溲黄，舌质红或暗，苔黄腻，脉滑数；急、慢性滑膜炎及膝关节术后见上述证候者。

【不良反应】轻度上腹部不适、轻度腹泻。

【禁　　忌】孕妇禁用。

【**注意事项**】1. 本品清热燥湿，故寒湿痹阻、脾胃虚寒者慎用。

2. 服药期间，宜食用清淡易消化之品，忌辛辣、油腻之品，以免助热生湿。

3. 小儿、年老体虚者及糖尿病患者应在医师指导下服用。

4. 急性滑膜炎关节积液多者，可配合关节穿刺抽出积液后服用。

5. 长期服用，应向医师咨询。

【**用法用量**】颗粒剂：开水冲服。一次1袋，一日3次。

片剂：规格（1）、（2）口服。一次3片，一日3次。

【**剂型规格**】颗粒剂：每袋装12g（每1g相当于饮片3g）。

片剂：（1）每片重0.5g；（2）每片重0.6g。

四、祛风活络

舒筋活血丸（片）–249

舒筋活血丸 249–1

【**药物组成**】土鳖虫、红花、桃仁、牛膝、骨碎补、续断、熟地黄、白芷、栀子、赤芍、桂枝、三七、乳香（制）、苏木、自然铜（醋煅）、大黄、儿茶、制马钱子、当归、冰片。

【**功能主治**】舒筋通络，活血止痛。用于跌打损伤，闪腰岔气，筋断骨折，瘀血作痛。

【**方　　解**】方中土鳖虫、红花、桃仁、赤芍、三七、乳香舒筋活血，散瘀止痛。苏木、自然铜、儿茶、制马钱子行血祛瘀，通络止痛，散结消肿，接骨疗伤。牛膝、骨碎补、续断补肝肾，强筋骨，续折伤，利关节。熟地黄、当归补血活血。桂枝、白芷温通经脉，除湿止痛。大黄逐瘀通经，栀子、冰片消肿止痛。诸药合用，共奏舒筋通络、活血止痛之功。

【**临床应用**】1.**跌打损伤**　因外伤致肌肉、筋膜、韧带损伤，症见局部瘀血肿胀、剧烈疼痛、关节活动不利。

2.**闪腰岔气**　因突然遭受间接暴力引起腰肌筋膜、腰部韧带损伤和小关节错缝所致，症见腰部疼痛、压痛、肿胀或屈伸不利。

【**不良反应**】尚不明确。

【**禁　　忌**】孕妇禁用。

【**注意事项**】1. 本品含乳香，脾胃虚弱者慎用。

2. 服药期间忌生冷、油腻食物。

3. 经期及哺乳期妇女慎用。

4. 运动员慎用。

5. 本品含马钱子，不宜过量服用。

【用法用量】黄酒或温开水送服。一次1丸，一日2次；或遵医嘱。

【剂型规格】丸剂：每丸重6g。

舒筋活血片 249-2

【药物组成】红花、醋香附、烫狗脊、香加皮、络石藤、伸筋草、泽兰、槲寄生、鸡血藤、煅自然铜。

【功能主治】舒筋活络，活血散瘀。用于筋骨疼痛，肢体拘挛，腰背酸痛，跌打损伤。

【方　　解】方中红花活血通经，散瘀止痛。鸡血藤补血活血，通络止痛。醋香附行气止痛。烫狗脊、槲寄生、香加皮补肝肾，强腰膝，祛风湿，止痹痛。络石藤、伸筋草祛风除湿，舒筋活络。泽兰活血化瘀，通经止痛。煅自然铜活血散瘀，接骨疗伤，舒筋止痛。诸药合用，共奏舒筋活络、活血散瘀之功。

【临床应用】1.跌打损伤　因外伤致肌肉、筋膜、韧带损伤，症见局部瘀血肿胀、剧烈疼痛、关节活动不利；软组织损伤见上述证候者。

2.痹病　因风湿瘀血闭阻经络所致，症见筋骨疼痛，肢体拘挛，腰背酸痛。

【不良反应】监测数据显示，本品可见以下不良反应：恶心、腹痛、腹部不适、呕吐、腹泻、腹胀、瘙痒、皮疹、头晕、头痛、口干、心悸、过敏反应等，有月经过多、牙龈出血的个案报告。

【禁　　忌】孕妇禁用。

【注意事项】1.服药期间忌辛辣、生冷、油腻食物。

2. 经期及哺乳期妇女慎用。

3. 本品含香加皮，按照用法用量服用，不宜过量服用。

【用法用量】口服。一次5片，一日3次。

【剂型规格】片剂：每片重0.3g。

狗皮膏 -250

【药物组成】生川乌、生草乌、羌活、独活、青风藤、香加皮、防风、铁丝威灵仙、苍术、蛇床子、麻黄、高良姜、小茴香、官桂、当归、赤芍、木瓜、苏木、大黄、油松节、续断、川芎、白芷、乳香、没药、冰片、樟脑、丁香、肉桂。

【功能主治】 祛风散寒，活血止痛。用于风寒湿邪、气血瘀滞所致的痹病，症见四肢麻木、腰腿疼痛、筋脉拘挛，或跌打损伤、闪腰岔气、局部肿痛；或寒湿瘀滞所致的脘腹冷痛、行经腹痛、寒湿带下、积聚痞块。

【方　　解】 本品为外用制剂。方中生川乌、生草乌、肉桂、官桂大辛大热合用，温经散寒止痛。其中生川乌、生草乌辛散温通，祛风除湿，散寒止痛作用尤佳，川乌、草乌生用，毒性虽大，效用更显；肉桂、官桂益阳消阴，温经通脉而止痛。羌活、独活、青风藤、香加皮、防风、铁丝威灵仙、苍术、蛇床子、麻黄、高良姜、小茴香、白芷、丁香、木瓜、油松节合用，以祛风除湿，散寒止痛。其中羌活、独活、防风、苍术祛风湿，止疼痛；青风藤、铁丝威灵仙祛风湿，通经络，止疼痛；香加皮、蛇床子功善祛风除湿，又能温肾以强筋骨；麻黄、白芷、高良姜、小茴香、丁香散寒止痛；木瓜长于舒筋活络；油松节善利骨节，止疼痛。当归、赤芍、苏木、大黄、续断、川芎、乳香、没药、冰片、樟脑合用，以活血散瘀，通络止痛，其中当归、赤芍、川芎养血和血，散瘀止痛；苏木、大黄活血通经，祛瘀止痛；续断既能补肝肾，壮筋骨，又能通利血脉，流畅气血，消除瘀血肿痛；乳香、没药活血散瘀，行气散滞，消肿止痛；冰片、樟脑芳香走窜行散，消肿止痛。诸药合用，共奏祛风散寒除湿、舒筋活血止痛之功。

【临床应用】 1.**痹病**　因风寒湿阻、气血瘀滞所致，症见肢体麻木，肩臂、腰腿疼痛，筋脉拘挛；风湿性关节炎、类风湿性关节炎见上述证候者。

2.**跌扑损伤**　因气血瘀滞所致，症见伤处肿胀疼痛，活动受限或局部青紫；软组织损伤见上述证候者。

3.**闪腰岔气**　由经络受损，气血阻遏所致，症见腰胁疼痛，不能转侧，或痛连背脊，呼吸受限；急性腰扭伤、胸胁挫伤见上述证候者。

4.**行经腹痛**　因寒客冲任，血为寒凝，气血不畅所致，症见经前或经期小腹冷痛拒按，得热则舒，经行不畅，有血块，舌暗苔白，脉沉涩；原发性痛经见上述证候者。

5.**带下**　由寒湿下注所致，症见带下量多，色白清稀，畏寒肢冷，面色无华，舌淡苔白，脉迟缓。

【不良反应】 尚不明确。

【禁　　忌】 孕妇忌贴腰部和腹部。

【注意事项】 1. 风湿热痹，局部红肿热痛者慎用。

2. 忌生冷、油腻食物。

3. 经期及哺乳期妇女慎用。

4. 运动员慎用。

5. 皮肤过敏者慎用。

6. 本品不宜长期或大面积使用，用药后皮肤出现瘙痒、皮疹等现象时，应停止使用。

【用法用量】规格（1）~（4）外用。用生姜擦净患处皮肤，将膏药加温软化，贴于患处或穴位。

【剂型规格】膏药：（1）每张净重12g；（2）每张净重15g；（3）每张净重24g；（4）每张净重30g。

骨痛灵酊 –251

【药物组成】雪上一枝蒿、干姜、龙血竭、乳香、没药、冰片。

【功能主治】温经散寒，祛风活血，通络止痛。用于腰、颈椎骨质增生，骨性关节炎，肩周炎，风湿性关节炎。

【方　解】方中雪上一枝蒿祛风除湿、活血止痛，干姜温经散寒止痛，共为君药。龙血竭、乳香、没药活血消肿、散寒止痛，共为臣药。冰片辛香走窜、消肿止痛，为佐药。诸药合用，共奏温经散寒、祛风通络、活血止痛之功。

【临床应用】1.骨痹　多因风、寒、湿瘀阻而致，症见颈腰腿部痛有定处，重着而痛，肢重步艰，遇风、寒、湿邪后颈腰腿痛加重，自觉肢端冷痛，得温热减轻，多有下肢麻木刺痛感，苔白腻，脉沉而迟缓；骨性关节炎、创伤性关节炎、强直性脊柱炎、脊柱骨关节病见上述证候者。

2.痹病　多为外感风寒湿邪，经络瘀阻而致，症见关节痛不肿或肿胀而不红不热，遇寒加重，得热症减，不发热或微热，小便清长，舌质淡白或白腻，脉弦紧或浮紧；风湿性关节炎、类风湿性关节炎见上述证候者。

【不良反应】本品可能引起瘙痒、刺痛、皮疹（如红斑、丘疹、水疱）等。患者局部出现灼热感，连续多次使用时部分患者在用药部位可能会产生皮疹，或局部痒感，停止用药后即可消失。每次用药后可涂少量润肤膏，可减轻和防止。

【禁　忌】1. 孕妇、婴幼儿禁用。

2. 对酊剂、酒精过敏者禁用。

3. 皮肤破溃、皮损或感染处禁用。

4.类风湿患者、关节红肿热痛者禁用。

【注意事项】 1. 忌生冷、油腻食物。

2. 经期及哺乳期妇女慎用，儿童、年老体弱者应在医师指导下使用，高血压患者用于颈椎处应慎用。

3. 有出血倾向者慎用。

4. 糖尿病严重者慎用，以防止使用不当引起皮肤损伤。

5. 本品含雪上一枝蒿，不宜长期或大面积使用。自行用药应在7日以内，如用药超过7日，应向医师咨询。

6. 用药后局部皮肤如出现瘙痒、刺痛、皮疹时，应立即取下，停止使用，症状严重者应及时就医。如出现皮肤以外的不适，应立即停用，严重者应及时就医。

7. 本品为局部疼痛的对症用药，治疗类风湿性关节炎应去医院就诊。

8. 本品为外用药，不可内服。

9. 切勿接触眼睛、口腔等黏膜处，使用后立即洗手。

10. 用药后3h内不得吹风，不接触冷水。

11. 患者可视病症及敷贴浸药液情况调整每次使用量（5～10mL）。

12. 本品放置后稍有浑浊或沉淀，不影响疗效，摇匀后使用。

13. 用药7d症状无缓解，应去医院就诊。

【用法用量】 规格（1）～（5）外用。一次10mL，一日1次。将药液浸于敷带上贴敷患处30～60min，20d为1个疗程。

【剂型规格】 酊剂：（1）每袋装10mL；（2）每瓶装30mL；（3）每瓶装60mL；（4）每瓶装100mL；（5）每瓶装250mL。

通络祛痛膏 -252

【药物组成】 当归、川芎、红花、山柰、花椒、胡椒、丁香、肉桂、荜茇、干姜、大黄、樟脑、冰片、薄荷脑。

【功能主治】 活血通络，散寒除湿，消肿止痛。用于腰部、膝部骨性关节炎瘀血停滞、寒湿阻络证，症见关节刺痛或钝痛，关节僵硬，屈伸不利，畏寒肢冷。用于颈椎病（神经根型）瘀血停滞、寒湿阻络证，症见颈项疼痛、肩臂疼痛，颈项活动不利，肢体麻木，畏寒肢冷，肢体困重等。

【方　解】 方中当归补血活血、通脉止痛，川芎活血行气、祛风止痛，红花活血通经、祛瘀止痛，三药合用，活血通络、消肿止痛，共为君药。山柰温中除湿、行气止痛，花椒、胡椒温中散寒、下气止痛，丁香温中暖肾、行气止痛，肉桂散寒止痛、补火助阳、温经止痛，干姜温中逐寒、回阳通脉，荜茇温中散寒止痛，合以辅助君药温经散寒、通络止痛，以祛经脉筋骨之寒湿邪气，共为臣药。大黄逐瘀通经、凉血消肿，兼可佐制辛热温燥之品耗伤阴津，薄荷脑祛风止痛，冰片开散郁火、消肿止痛，樟脑消肿止痛，三药走窜外达肌表、内透筋骨，为佐使药。诸药合用，共收活血通络、散寒除湿、消肿止痛之功。

【临床应用】**骨痹** 多因外感寒湿瘀阻脉络所致，症见腰腿疼痛有定处，重着而痛，肢重步艰，遇寒湿之邪后腰腿疼痛加重，自觉肢端冷痹，得温热减轻，多有下肢麻木刺痛感，苔白腻，脉沉而迟缓；骨性关节炎、创伤性关节炎、强直性脊柱炎、脊柱骨关节病见上述证候者。

【不良反应】偶见贴敷处皮肤瘙痒、潮红、皮疹，过敏性皮炎。

【禁　　忌】1. 孕妇禁用。

2. 皮肤破损处禁用。

【注意事项】1. 关节红肿、热痛者慎用。

2. 经期及哺乳期妇女应在医师指导下使用。

3. 按照用法用量服用，小儿、年老体虚者应在医师指导下使用。

4. 本品为外用药，对橡胶膏剂过敏者慎用。

5. 每次贴敷不宜超过12h，防止贴敷处发生过敏。临床试验中1例发生心慌、心悸、恶心，无法判定和药物的关系。

6. 用药后皮肤过敏如出现瘙痒、皮疹等现象时，应停止使用。症状严重者应去医院就诊。

7. 本品为对症治疗用药，如症状较重者应及时去医院就诊。

8. 用药7d症状无缓解，应去医院就诊。

【用法用量】外贴患处。每次1~2贴，一日1次。用于腰部、膝部骨性关节病15d为1个疗程；用于颈椎病（神经根型），每次2贴，贴12h，每日换药1次，21d为1个疗程。

【剂型规格】贴膏剂：7cm×10cm。

复方南星止痛膏 –253

【**药物组成**】生天南星、生川乌、丁香、肉桂、白芷、细辛、川芎、徐长卿、乳香（制）、没药（制）、樟脑、冰片。

【**功能主治**】散寒除湿，活血止痛。用于寒湿瘀阻所致的关节疼痛、肿胀，活动不利，遇寒加重。

【**方　　解**】方中用生天南星辛散苦燥，祛风燥湿；生川乌辛苦性温，祛风除湿，散寒止痛，共为君药。丁香、肉桂、细辛、白芷辛香性温，散寒止痛，共为臣药。川芎、乳香、没药活血散滞，行气止痛；徐长卿祛风通络，活血止痛，四药均为佐药。樟脑、冰片芳香走窜，通络止痛，为使药。诸药共奏散寒除湿、活血止痛之功。

【**临床应用**】痹病　因寒湿痹阻所致，症见关节疼痛、肿胀，屈伸不利，遇寒加重，舌质暗或有瘀斑；风湿性关节炎、类风湿性关节炎见上述证候者。

此外，本品还可用于治疗肩周炎、急性软组织损伤、颈椎病、膝关节骨质增生、膝关节炎、腰椎间盘突出症。

【**不良反应**】1. 个别患者贴药处局部皮肤发红发痒，起小水疱。

2. 有外用本品致全身发热、面部潮红、呼吸困难、声音嘶哑等过敏反应的文献报道。

【**禁　　忌**】1. 孕妇禁用。

2. 婴幼儿禁用。

3. 皮肤病者禁用。皮肤破溃、皮损或感染处禁用。

4. 对本品及所含成分（包括辅料）过敏者禁用。

5. 对橡胶膏过敏者禁用。

【**注意事项**】1. 风湿热痹者慎用。

2. 有出血倾向者慎用。

3. 忌生冷、油腻食物。

4. 经期及哺乳期妇女慎用，儿童、年老体弱者应在医师指导下使用。

5. 糖尿病严重者慎用，以防使用不当引起皮肤损伤。

6. 切勿接触眼睛、口腔等黏膜处，使用后立即洗手。

7. 本品含有毒性成分，不宜长期或大面积使用，自行用药应在7d以内，如用药超过7d症状无缓解，应向医师咨询。用药后皮肤过敏（皮肤瘙痒明显）者应及时自行揭除、停止使用，症状严重者应去医院就诊。

8. 用药3d症状无缓解，应去医院就诊。

9. 本品为外用药，禁止内服。

【用法用量】外贴。选最痛部位，最多贴3个部位，贴24h，隔日1次，共贴3次。

【剂型规格】贴膏剂：10cm×13cm。

麝香追风止痛膏 –254

【药物组成】麝香追风止痛流浸膏、樟脑、冰片、水杨酸甲酯、薄荷脑、芸香浸膏、颠茄流浸膏。

【功能主治】祛风除湿，散寒止痛。用于寒湿痹阻所致的关节、肌肉疼痛，扭伤疼痛。

【方　　解】方中重用麝香追风止痛流浸膏祛风散寒，温经止痛除湿；芸香浸膏祛风镇痛，舒筋活血；樟脑、冰片、薄荷脑透皮通络，西药水杨酸甲酯消炎止痛，颠茄流浸膏解痉止痛。中西合璧，共奏祛风除湿、散寒止痛之功。

【临床应用】1.痹病　因风寒湿邪痹阻脉络，筋脉不通所致，症见关节、肌肉疼痛，遇寒湿加重。

2.跌打损伤　因外伤扭挫，血离其经，瘀血阻络所致，症见局部肿胀疼痛，皮肤青紫，活动受限，舌质紫暗，脉弦涩。

【不良反应】本品可能引起瘙痒、刺痛、皮疹（如红斑、丘疹、水疱）等。

【禁　　忌】1. 孕妇、儿童禁用。

2. 皮肤破溃、皮损或感染处禁用。

3. 对本品及所含成分（包括辅料）过敏者禁用。

4. 对橡胶膏过敏者禁用。

【注意事项】1. 本品为外用药。

2. 切勿接触眼睛、口腔等黏膜处，使用后立即洗手。

3. 忌生冷、油腻食物。

4. 有出血倾向者慎用。

5. 糖尿病严重者慎用，以防使用不当引起皮肤损伤。

6. 运动员慎用，且应在医师指导下使用。

7. 青光眼、前列腺肥大患者应在医师指导下使用。

8. 经期及哺乳期妇女慎用，年老体弱者应在医师指导下使用。

9. 本品含生草乌、生川乌、生马钱子，不宜长期或大面积使用。自行用药宜在7d以内，如用药超过7d症状无缓解，应向医师咨询。

10. 用药后局部皮肤如有明显灼热感或瘙痒、局部红肿等情况，应立即取下，停止使用。症状严重者应及时就医。如出现皮肤以外的全身不适，应立即停用，严重者应及时就医。

11. 过敏体质者慎用。

【**用法用量**】外用。一次1贴，一日1次。

【**剂型规格**】橡胶膏剂：7cm×10cm。

五、补肾壮骨

仙灵骨葆胶囊（片）–255

【**药物组成**】淫羊藿、续断、丹参、知母、补骨脂、地黄。

【**功能主治**】滋补肝肾，接骨续筋，强身健骨。用于骨质疏松和骨质疏松症，骨折，骨关节炎，骨无菌性坏死等。

【**方 解**】方中淫羊藿辛甘性温，补肾阳、益精血、强筋骨、祛风湿、疗骨痿，为方中君药。续断补肝肾、强筋骨、续折伤，补骨脂温补肾阳、通痹止痛，辅助君药增强滋补肝肾、通痹止痛之效，共为臣药。丹参活血化瘀、通络止痛，佐助君药化瘀止痛；地黄、知母滋肾阴、补精血，既可佐助君药补益精血、强筋壮骨之能，且药性寒凉、益阴清热，又能佐制君药温肾助阳、燥烈伤阴之弊，使补而不燥，共为佐药。诸药合用，共奏滋补肝肾、活血通络、强筋壮骨之功效。

【**临床应用**】1. 骨痿 因肝肾不足、瘀血阻络、筋骨失养所致，症见腰脊疼痛，足膝酸软，乏力困倦，骨脆易折；骨质疏松症见上述证候者。

2. 骨痹 因肝肾不足、瘀血阻络、筋骨失养所致，症见关节肿痛，屈伸不利，腰膝酸软；骨关节炎见上述证候者。

3. 骨蚀 因肝肾不足、瘀血阻络、筋骨失养所致，症见髋部疼痛，动则痛甚，肢节屈伸无力，腰膝酸胀；骨无菌性坏死见上述证候者。

4. 骨折 因肝肾不足，外力撞击所致，症见伤处疼痛肿胀，关节屈伸不利，腰膝酸软。

【**不良反应**】1. 过敏反应：皮疹、瘙痒等。

2. 消化系统：恶心、呕吐、纳差、胃部不适、腹痛、腹泻、便秘等。

3. 肝脏：丙氨酸氨基转移酶、天冬氨酸氨基转移酶、胆红素等升高，严重者可出现肝衰竭。

4. 全身症状：乏力、外周水肿、尿色加深等。

【禁　　忌】1. 孕妇禁用。

2. 有肝病史或肝生化指标异常者禁用。

【注意事项】1. 脾胃虚弱者慎用。

2. 重症感冒期间不宜服用。

3. 本品应避免与有肝毒性的药物联合用药。

4. 服药期间忌生冷、油腻食物。

5. 患有多种慢性病的老年人，合并用药时应在医师指导下服用。

6. 用药期间应定期监测肝生化指标，出现肝生化指标异常或全身乏力、食欲不振、厌油、恶心、上腹胀痛、尿黄、目黄、皮肤黄染等可能与肝损伤有关的临床表现时，应立即停药并到医院就诊。

【用法用量】胶囊：口服。一次3粒，一日2次，4～6周为1个疗程；或遵医嘱。

片剂：口服。一次3片，一日2次，4～6周为1个疗程；或遵医嘱。

【剂型规格】胶囊：每粒装0.5g。

片剂：每片重0.3g。

第七章

儿科用药

第一节 解表剂

辛凉解表

小儿柴桂退热颗粒（口服液）-256

【药物组成】柴胡、桂枝、葛根、浮萍、黄芩、白芍、蝉蜕。

【功能主治】发汗解表，清里退热。用于小儿外感发热。症见发热，头身痛，流涕，口渴，咽红，溲黄，便干等。

【方　　解】方中柴胡、桂枝发汗解表，共为君药。葛根、浮萍解肌透表，共为臣药。白芍敛阴和营，以防柴胡、桂枝发汗太过；黄芩清表里之热；蝉蜕疏散风热，清热利咽，共为佐药。诸药相配，共奏发汗解表、清里退热之功。

【临床应用】感冒　风热外袭，邪犯卫表，腠理失宣所致，症见发热，恶风，头身痛，流涕，咳嗽，咳痰，咽痛，舌苔薄黄，脉浮数；急性上呼吸道感染见上述证候者。

此外，文献报道本品还可用于治疗手足口病、疱疹性咽峡炎。

【不良反应】本品有腹泻、呕吐、皮疹、瘙痒等不良反应报告。

【禁　　忌】尚不明确。

【注意事项】1. 本品适用于小儿外感引起的发热性疾病，对食积引起的内伤性发热不宜用。

2. 不宜在服药期间同时服用滋补性中药。

3. 忌烟、酒及辛辣、生冷、油腻食物。

4. 婴儿应在医师指导下服用。

5. 糖尿病患儿、脾虚易腹泻者应在医师指导下服用。

6. 发热体温超过38.5℃的患者，应去医院就诊。

7. 按照用法用量服用，如病情较重或服药2d后疗效不明显者，应及时去医院就诊。

【用法用量】颗粒剂：

　　　　　　规格（1）、（2）开水冲服。周岁以内，一次0.5袋；1~3岁，一次1袋；4~6岁，一次1.5袋；7~14岁，一次2袋，一日4次，3d为1个疗程。

　　　　　　规格（3）开水冲服。周岁以内，一次1袋；1~3岁，一次2袋；4~6岁，一次3袋；7~14岁，一次4袋，一日4次，3d为1个疗程。

　　　　　　合剂：口服。周岁以内，一次5mL；1~3岁，一次10mL；4~6岁，一次15mL；7~14岁，一次20mL，一日4次，3d为1个疗程。

【剂型规格】颗粒剂：（1）每袋装2.5g（每1g相当于饮片1g）；（2）每袋装4g；（3）每袋装5g（相当于饮片5g）。

　　　　　　合剂：每支装10mL。

小儿金翘颗粒 –257

【药物组成】金银花、连翘、葛根、大青叶、山豆根、柴胡、甘草。

【功能主治】疏风清热，解毒利咽，消肿止痛。用于风热袭肺所致乳蛾，症见恶寒发热，咽部红肿疼痛，吞咽时加剧，咽干灼热，喉核红肿；小儿急性扁桃体炎见上述证候者。

【方　　解】方中金银花甘寒，其气清芬，宣散平和，长于疏解肺卫温热之邪，既能辛凉解表，又可清热解毒；连翘苦微寒，疏散风热，清热解毒，消肿散结，共为君药。葛根解肌透邪退热，生津止渴；大青叶清热解毒，凉血利咽，二药合用，助君药增强疏散风热，凉血解毒之效，用为臣药。山豆根清热解毒，利咽消肿；柴胡疏散退热，共为佐药。甘草清咽解毒，调和药性为佐使药。诸药合用，共奏疏风清热、解毒利咽、消肿止痛之功。

【临床应用】乳蛾　因外感风邪，肺卫蕴热，邪客喉核所致，症见咽部肿痛，吞咽不便，咽喉干燥，有灼热感，喉核红肿，伴有发热恶寒，头痛鼻塞，咳嗽有痰；小儿急性扁桃体炎见上述证候者。

【不良反应】偶见腹痛，便稀。

【禁　　忌】尚不明确。

【注意事项】1. 脾胃虚寒者慎用。

　　　　　　2. 服用期间忌生冷、刺激性食物。

【用法用量】规格（1）、（2）开水冲服。5~7岁，一次7.5g，一日3次；8~10岁，一次7.5g，一日4次；11~14岁，一次10g，一日3次；5岁以下小儿遵医嘱。

【剂型规格】颗粒剂：（1）每袋装5g；（2）每袋装7.5g。

小儿宝泰康颗粒 -258

【药物组成】连翘、地黄、滇柴胡、玄参、桑叶、浙贝母、蒲公英、南板蓝根、滇紫草、桔梗、莱菔子、甘草。

【功能主治】解表清热，止咳化痰。用于小儿风热外感，症见发热、流涕、咳嗽、脉浮。

【方　　解】方中连翘清热解毒，凉散上焦风热，为君药。柴胡、桑叶辛凉解表，疏风清热；蒲公英、南板蓝根清热凉血，解毒利咽，共为臣药。地黄、玄参、紫草滋阴清热凉血，解毒散结；桔梗、浙贝母宣肺止咳，清热化痰；莱菔子既能降气化痰，止咳平喘，亦可消食导滞，兼顾脾胃，共为佐药。甘草调和诸药，兼以清热，为使药。诸药合用，共奏解表清热、止咳化痰之功。

【临床应用】感冒　风热外感，邪郁肺卫，肺失宣降所致，发热、鼻流清涕、咳嗽、咽部红肿、脉浮；上呼吸道感染者见上述证候者。

【不良反应】有服用本品出现风团样皮疹的文献报道。

【禁　　忌】糖尿病患儿禁服。

【注意事项】1.本品用于风热感冒，风寒感冒者不适用，表现为发热畏冷、肢凉、流清涕，咽不红者。

2. 脾虚易腹泻者慎用。

3. 服药期间，忌辛辣、生冷、油腻食物。

4. 婴儿应在医师指导下服用。

5. 高血压、心脏病、肝病、肾病等患者应当在医师指导下服用。

6. 发热体温超过38.5℃的患者，应当去医院就诊。

7. 服药3d症状无缓解，应去医院就诊。

【用法用量】规格（1）、（2）、（3）温开水冲服。周岁以内一次2.6g，1～3岁一次4g，4～12岁一次8g，一日3次。

【剂型规格】颗粒剂：（1）每袋装2.6g；（2）每袋装4g；（3）每袋装8g。

小儿热速清口服液（颗粒）-259

【药物组成】柴胡、黄芩、板蓝根、葛根、金银花、水牛角、连翘、大黄。

【功能主治】清热解毒，泻火利咽。用于小儿外感风热所致的感冒，症见发热、头痛、咽喉肿痛、鼻塞流涕、咳嗽、大便干结。

【方　　解】方中柴胡善透表解热；黄芩主清肺火，除上焦实热，两药表里双解，共为君药。金银花、连翘清热解毒，轻宣外邪；葛根清热解肌，生津止渴；板蓝根、水牛角清热凉血解毒、利咽消肿，共为臣药。另加入大黄泻热通便，导热下行，为佐药。诸药合用，共奏清热解毒、泻火利咽之功。

【临床应用】感冒　由风热之邪犯肺，肺失清肃，气机不利所致，症见高热，头痛，咳嗽，流涕，咽喉肿痛；上呼吸道感染见上述证候者。

此外，文献报道本品可用于治疗化脓性扁桃体炎。

【不良反应】监测数据显示，小儿热速清口服制剂有恶心、呕吐、腹痛、腹泻、瘙痒、皮疹等不良反应。

【禁　　忌】1. 风寒感冒者禁用。

2. 大便次数多者忌用。

【注意事项】1. 脾虚易腹泻者应在医师指导下服用。

2. 不宜在服药期间同时服用滋补性中药。

3. 服药期间忌生冷、油腻、辛辣食物。

4. 婴儿应在医师指导下服用。

5. 高血压、心脏病、肝病、糖尿病、肾病等慢性病患儿应在医师指导下服用。

6. 严格按用法用量服用，本品不宜长期服用。

7. 使用本品4h后热仍不退者，可酌情增加剂量。

8. 发热体温超过38.5℃的患者，应去医院就诊。

9. 如病情较重或服药24h后疗效不明显者，应及时去医院就诊。

【用法用量】合剂：口服。1岁以内，一次2.5～5mL；1～3岁，一次5～10mL；4～7岁，一次10～15mL；8～12岁，一次15～20mL，一日3～4次。

颗粒剂：

规格（1）口服。1岁以内，一次0.5～1g；1～3岁，一次1～2g；4～7岁，一次2～3g；8～12岁，一次3～4g，一日3～4次。

规格（2）口服。1岁以内，一次1.5～3g；1～3岁，一次3～6g；4～7岁，一次6～9g；8～12岁，一次9～12g，一日3～4次。

【剂型规格】合剂：每支装10mL。

颗粒剂：（1）每袋装2g；（2）每袋装6g。

第二节 清热剂

清热利湿

小儿泻速停颗粒 −260

【**药物组成**】地锦草、儿茶、乌梅、焦山楂、茯苓、白芍、甘草。

【**功能主治**】清热利湿，健脾止泻，缓急止痛。用于小儿湿热壅遏大肠所致的泄泻，症见大便稀薄如水样，腹痛，纳差；小儿秋季腹泻及迁延性、慢性腹泻见上述证候者。

【**方　解**】方中地锦草苦辛，清热利湿而止泻，为君药。茯苓甘淡，健脾渗湿止泻，为臣药。儿茶、乌梅酸涩止泻，与君药相合，收涩而不敛邪；山楂消食导滞；白芍、甘草缓急止痛，共为佐药。甘草调和诸药，兼为使药。诸药合用，共奏清热利湿、健脾止泻、缓急止痛之功。

【**临床应用**】泄泻　因湿热蕴结脾胃，运化失职，升降失调所致，症见大便稀溏，或便下不爽，气味秽臭，腹痛，纳差，或肛门灼热；小儿腹泻见上述证候者。

【**不良反应**】尚不明确。

【**禁　忌**】尚不明确。

【**注意事项**】1. 虚寒泄泻者不宜使用。

2. 疫毒痢者不宜单用本品。

3. 饮食宜清淡，忌生冷、油腻、辛辣及不易消化的食物。

4. 按照用法用量服用，用药1～2d症状无改善或用药期间症状加重者，应及时就医。

5. 如病情较重，或服用1～2d后疗效不佳者，可酌情增加剂量。

6. 有脱水者，可口服或静脉补液。

7. 服药期间，腹泻严重，有较明显脱水者表现应及时就医。

【**用法用量**】规格（1）、（2）、（3）口服。6个月以下，一次1.5～3g；6个月至1岁以内，一次3～6g；1～3岁，一次6～9g；4～7岁，一次10～15g；8～12岁，一次15～20g，一日3～4次；或遵医嘱。

【剂型规格】颗粒剂：（1）每袋装3g；（2）每袋装5g；（3）每袋装10g。

第三节 止咳剂

一、清热化痰

小儿肺热咳喘颗粒（口服液）-261

【药物组成】 麻黄、苦杏仁、生石膏、甘草、金银花、连翘、知母、黄芩、板蓝根、麦冬、鱼腥草。

【功能主治】 清热解毒，宣肺止咳，化痰平喘。用于感冒，支气管炎，喘息性支气管炎，支气管肺炎属痰热壅肺证者。

【方　解】 方中生石膏、知母寒凉润燥，清肺泻火，使肺气宣肃有权，共为君药。金银花、连翘清热解毒，凉散风热；黄芩、鱼腥草清肺火，除痰热；板蓝根清热解毒，凉血利咽；麦冬养阴润燥，除肺中伏火，以上六药助君药外散风热，内泄肺火，清肺化痰止咳，共为臣药。麻黄、苦杏仁宣降肺气，止咳平喘，共为佐药。甘草甘平，润肺止咳，调和诸药，用为使药。诸药合用，共奏清热解毒、宣肺止咳、化痰平喘之功。

【临床应用】 1.感冒　因风热客犯肺卫，或寒从热化所致，症见发热重，有汗或无汗，头痛，鼻塞流涕，喷嚏，咳嗽，咽红肿痛，舌质红，舌薄白，脉浮数；急性上呼吸道感染见上述证候者。

2.咳嗽　因风热犯肺，宣降失常所致，症见发热，咳嗽，咯痰，气急喘嗽，舌淡红，苔薄黄，脉浮数而滑；急性支气管炎见上述证候者。

3.喘证　因风热闭肺所致，症见发热恶风，咳嗽气促，微有汗出，或咳嗽频频，气急鼻扇，喉间痰鸣，面色红赤，舌质红而干，苔黄，脉浮数而滑；支气管肺炎见上述证候者。

【不良反应】 监测数据显示，小儿肺热咳喘制剂可见以下不良反应：腹泻、呕吐、恶心、腹痛、腹部不适、腹胀、皮疹瘙痒、潮红、食欲减退、过敏反应等。

【禁　忌】 尚不明确。

【注意事项】 1. 风寒感冒，风寒闭肺，内伤久咳者不适用。

2. 不宜在服药期间同时服用滋补性中药。

3. 饮食宜清淡，忌辛辣刺激、生冷、油腻荤腥食物。

4. 婴儿应在医师指导下服用。

5. 高血压、心脏病患儿慎用，脾虚易腹泻者应在医师指导下服用。

6. 运动员慎用。

7. 发热体温超过38.5℃的患者，应去医院就诊。

8. 服药3d症状无缓解，应去医院就诊。

9. 对于支气管肺炎服药后病情未见减轻，喘咳加重者，应及时就医。

【用法用量】 颗粒剂：

规格（1）开水冲服。3周岁以下，一次4g，一日3次；3周岁以上，一次4g，一日4次；7周岁以上，一次8g，一日3次。

规格（2）开水冲服。3周岁以下，一次3g，一日3次；3周岁以上，一次3g，一日4次；7周岁以上，一次6g，一日3次。

合剂：口服。1～3岁，一次1支，一日3次；4～7岁，一次1支，一日4次；8～12岁，每次2支，一日3次；或遵医嘱。

【剂型规格】 颗粒剂：（1）每袋装4g（相当于饮片10.6g）；（2）每袋装3g。

合剂：每支装10mL。

金振口服液 -262

【药物组成】 山羊角、平贝母、大黄、黄芩、青礞石、石膏、人工牛黄、甘草。

【功能主治】 清热解毒，祛痰止咳。用于小儿急性支气管炎符合痰热咳嗽者，表现为发热、咳嗽、咳吐黄痰、咳吐不爽、舌质红、苔黄腻等。

【方　　解】 方中山羊角清泻肺肝蕴热，且能息风定搐；人工牛黄清热解毒，豁痰定惊，二药均有清热解毒退热之功，共为君药。石膏清肺泻火，除烦止渴；黄芩、平贝母苦寒降泻，清肺热，化痰止咳，共为臣药。青礞石质重镇坠，沉降下行，通利壅阻之痰积；大黄苦寒直降，清泻痰热从大便而解，共为佐药。甘草祛痰止咳，清热解毒，调和诸药，为使药。诸药合用，共奏清热解毒、祛痰止咳之功。

【临床应用】 咳嗽　因外邪犯肺，入里化热，热灼津液，阻滞气道，肺气壅滞所致，症见发热，咳嗽喘嗽，咳吐黄痰不爽；上呼吸道感染、小儿急性支气管炎见上述证候者。

此外，有报道本品可以用于治疗小儿支原体肺炎。

【不良反应】偶见药后便溏，停药后即可恢复正常。

【禁　　忌】风寒咳嗽或体虚久咳者忌服。

【注意事项】1. 风寒闭肺、内伤久咳者不适用。

2. 脾肺虚弱，大便稀溏者慎用。

3. 不宜在服药期间同时服用滋补性中药。

4. 忌辛辣、生冷、油腻食物。

5. 婴儿及糖尿病患儿应在医师指导下服用。

6. 发热体温超过38.5℃的患者，应去医院就诊。

7. 服药3d症状无缓解，应去医院就诊。

【用法用量】口服。6个月至1岁，一次5mL，一日3次；2～3岁，一次10mL，一日2次；4～7岁，一次10mL，一日3次；8～14岁，一次15mL，一日3次，疗程5～7d，或遵医嘱。

【剂型规格】合剂：每支装10mL。

二、消积化痰

小儿消积止咳口服液 -263

【药物组成】炒山楂、槟榔、枳实、瓜蒌、蜜枇杷叶、炒莱菔子、炒葶苈子、桔梗、连翘、蝉蜕。

【功能主治】清热肃肺，消积止咳。用于小儿饮食积滞、痰热蕴肺所致的咳嗽、夜间加重、喉间痰鸣、腹胀、口臭。

【方　　解】方中连翘清热解毒；枇杷叶清热止咳，两药合用，清热肃肺，共为君药。瓜蒌、枳实、葶苈子、桔梗清宣肺热，理气消痰，泻肺平喘，共为臣药。山楂、莱菔子、槟榔消食导滞；蝉蜕疏散风热，宣肺利咽，共为佐药。诸药合用，共奏清热肃肺、消积止咳之功。

【临床应用】咳嗽　由脾失健运，乳食停滞，化热生痰，又外感风邪，肺失清肃所致，症见咳嗽痰鸣，痰黏黄稠，腹胀，口臭；上呼吸道感染、急性支气管炎见上述证候者。

此外，有报道本品可用于治疗小儿肺炎、痰热咳嗽兼食积、支气管肺炎伴食积。

【不良反应】1. 胃肠系统：恶心、呕吐、腹泻、腹痛、胃部不适等。

2. 神经系统：头晕、头痛等。

3. 过敏反应：皮疹、瘙痒、呼吸困难等。

4. 本品有用药后出现转氨酶升高的个例病案报告。

【禁　　忌】尚不明确。

【注意事项】1. 体质虚弱、肺气不足、肺虚久咳、大便溏薄者慎用。

2. 服药期间饮食宜清淡，忌生冷、辛辣、油腻食品。

3. 3个月以下婴儿不宜用。

4. 本品具有清热导滞的功效，服用后可能出现排便频次增加或腹泻，如症状严重，应停药并及时就诊。

5. 如出现严重不良反应，应立即就医。

【用法用量】口服。周岁以内，一次5mL；1～2岁，一次10mL；3～4岁，一次15mL；5岁以上，一次20mL，一日3次，5d为1个疗程。

【剂型规格】合剂：每支装10mL。

三、健脾止咳

小儿肺咳颗粒 –264

【药物组成】人参、茯苓、白术、陈皮、鸡内金、酒大黄、鳖甲、地骨皮、北沙参、炙甘草、青蒿、麦冬、桂枝、干姜、淡附片、瓜蒌、紫菀、款冬花、桑白皮、胆南星、黄芪、枸杞子。

【功能主治】健脾益肺，止咳平喘。用于肺脾不足，痰湿内壅所致的咳嗽或痰多稠黄，咳吐不爽，气短，喘促，动辄汗出，食少纳呆，周身乏力，舌红苔厚；小儿支气管炎见以上证候者。

【方　　解】方中人参、白术益气健脾；黄芪补益肺气，共为君药。茯苓、陈皮、炙甘草助君药加强健脾益肺之功；北沙参、麦冬、枸杞子滋阴清肺；青蒿、鳖甲清肺中虚热；桑白皮、地骨皮清泻肺热，除肺中伏火；瓜蒌、款冬花、紫菀、胆南星清热化痰止咳，共为臣药。桂枝、干姜、附子少火生气，温脾肾之阳；鸡内金消食和胃；酒大黄泻火通便，共为佐药。诸药合用，共奏健脾益肺、止咳平喘之功。

【临床应用】咳嗽　肺脾不足，失于健运，痰浊内生，痰湿渍肺，肺失宣肃所致，症见咳嗽痰多，色白清稀，或痰多黄稠，咳嗽不爽，食少纳呆，乏力，舌淡红，苔白滑，脉滑；急性支气管炎见上述证候者。

【不良反应】尚不明确。

【禁　　忌】尚不明确。

【注意事项】1. 服药期间饮食宜清淡，忌辛辣、生冷、油腻食品。

2. 高热咳嗽者慎用。

【用法用量】规格（1）、（2）、（3）开水冲服。1岁以下，一次2g；1～4岁，一次3g；5～8岁，一次6g，一日3次。

【剂型规格】颗粒剂：（1）每袋装2g；（2）每袋装3g；（3）每袋装6g。

第四节　扶正剂

健脾益气

健儿消食口服液 –265

【**药物组成**】黄芪、炒白术、陈皮、麦冬、黄芩、炒山楂、炒莱菔子。

【**功能主治**】健脾益胃，理气消食。用于小儿饮食不节，损伤脾胃引起的纳呆食少，脘胀腹满，手足心热，自汗乏力，大便不调，以致厌食、恶食。

【**方　　解**】方中黄芪甘温补脾升阳、益气固表，以资化源，为君药。白术补气健脾、固表止汗，为臣药。陈皮气香性温，能行能降、理气运脾；莱菔子下气消食，长于消谷面之积；山楂助脾健胃，尤善消肉食油腻之积；脾虚食积易于化热，以苦寒之黄芩、甘寒之麦冬清湿热、益胃阴，共为佐药。诸药合用，共奏健脾益胃、理气消食之功。

【**临床应用**】厌食　因脾胃虚弱、运化失调所致，症见纳呆食少，面色萎黄，脘腹胀满，容易出汗，舌苔薄白，脉弱无力；小儿厌食症见上述证候者。

【**不良反应**】尚不明确。

【**禁　　忌**】尚不明确。

【**注意事项**】1. 胃阴不足者慎用。

2. 服药期间应调节饮食，纠正不良饮食习惯，少食巧克力、带颜色的饮料，忌油腻不易消化的食物。

【**用法用量**】口服。3岁以内，一次5～10mL；3岁以上，一次10～20mL，一日2次，用时摇匀。

【**剂型规格**】合剂：每支装10mL。

醒脾养儿颗粒 –266

【**药物组成**】毛大丁草、一点红、山栀茶、蜘蛛香。

【**功能主治**】苗医：麦靓麦韦芀索迖，洗侬阶沾，久偐阿穷，加噶奴。

中医：醒脾开胃，养血安神，固肠止泻。用于脾气虚所致的儿童厌食，腹泻便溏，烦躁盗汗，遗尿夜啼。

【**方　　解**】蜘蛛香微苦辛温，入脾胃，其理气止痛、消食止泻、镇惊安神，为君药。一点红、毛大丁草、山栀茶清热利湿、止泄泻、理气止痛，合为臣药。全方共奏醒脾开胃、养血安神、固肠止泻之功。

【**临床应用**】1.厌食　脾胃虚弱，运化无力所致，症见不思乳食，食量减少，面色少华，形体偏瘦，肢倦乏力，大便溏薄，夹有不消化的食物残渣，舌质淡，苔薄白，脉缓无力或指纹淡红；厌食见上述证候者。

2.泄泻　脾胃虚弱，运化失职所致，症见大便稀溏，色淡不臭，面色萎黄，食欲不振，神疲倦怠，舌淡苔白，脉细弱；小儿腹泻见上述证候者。

3.遗尿　因脾肾亏虚，气化不足，水道失约所致，症见神疲乏力，面色无华，食欲不振，夜间遗尿，大便溏薄，舌质淡，苔薄白，脉沉无力。

4.夜啼　因脾肾虚寒，气机不通，腹痛致啼，症见胃纳欠佳，脘腹隐痛，夜间尤甚，至夜啼哭，时发时止，兼见烦躁不安者。

【**不良反应**】本品有恶心、呕吐、口干、腹胀、腹痛、腹泻、便秘、皮疹、瘙痒、头晕、过敏反应等不良反应报告。

【**禁　　忌**】糖尿病患儿禁服。

【**注意事项**】1.湿热泄泻者慎用。

2.忌生冷、油腻及不易消化食物。

3.婴儿应在医师指导下服用。

4.长期厌食、体弱消瘦者，及腹胀重、腹泻次数增多者应去医院就诊。

5.服药7d症状无缓解，应去医院就诊。

【**用法用量**】温开水冲服。1岁以内，一次2g，一日2次；1~2岁，一次4g，一日2次；3~6岁，一次4g，一日3次；7~14岁，一次6~8g，一日2次。

【**剂型规格**】颗粒剂：每袋装2g。

第五节　安神剂

安神定志

小儿黄龙颗粒 –267

【药物组成】 熟地黄、白芍、麦冬、知母、五味子、煅龙骨、煅牡蛎、党参、石菖蒲、远志、桔梗。

【功能主治】 滋阴潜阳，安神定志。用于注意缺陷多动障碍中医辨证属阴虚阳亢证者，症见多动不宁，神思涣散，性急易怒，多言多语，盗汗，口干咽燥，手足心热等。

【方　　解】 方中熟地黄养血滋阴，填精益髓；白芍养血敛阴，平抑肝阳，二药合用，滋补肝肾，滋水涵木，用治阴虚阳亢、躁动不宁之主症，故为君药。麦冬、知母养阴润燥，清火安神，煅龙骨、煅牡蛎重镇安神，平抑肝阳，解痉息风，共奏滋阴潜阳，镇痉安神之功，用为臣药。石菖蒲、远志、五味子祛痰开窍，交通心肾，宁心安神，治儿童多动症之心窍闭阻，神志不宁之症；加以党参益气健脾，开气血生化之源，并顾护中州，共为佐药。桔梗为使药，开宣肺气，载诸药力达于脑。诸药同用，共奏滋阴潜阳、安神定志之功。

【临床应用】 **注意缺陷多动障碍**　因阴虚阳亢所致，症见多动不宁、神思涣散、多言多语、性急易怒，盗汗、口干咽燥、手足心热、失眠多梦。

【不良反应】 个别患儿用药后出现呕吐、腹泻等。

【禁　　忌】 尚不明确。

【注意事项】 1.本品用于6～14岁患儿，6岁以下患儿用药的安全性和有效性尚不明确。

2. 少数患儿用药后出现血小板升高，与药物的关系尚无法确定。

3. 本品的临床试验仅支持使用6周的安全性，用药超过6周的安全性和有效性尚不明确，连续用药不宜超过6周。

【用法用量】 温开水冲服。6～9岁，一次1袋；10～14岁，一次2袋，一日2次，疗程为6周。

【剂型规格】 颗粒剂：每袋装5g。

第六节 消导剂

消食导滞

小儿化食丸（口服液）-268

【**药物组成**】六神曲（炒焦）、焦山楂、焦麦芽、焦槟榔、醋莪术、三棱（麸炒）、大黄、炒牵牛子。

【**功能主治**】消食化滞，泻火通便。用于小儿胃热停食，脘腹胀满，恶心呕吐，烦躁，口渴，大便干燥。

【**方　解**】方中焦山楂消一切饮食积滞，尤善消肉食油腻，故为君药。六神曲消食健脾和胃；麦芽消食和中，善消米面之积；槟榔行气消积，导滞通便，共助山楂消食化滞，合为臣药。莪术、三棱行气消积；牵牛子、大黄攻积导滞，泻热通便，共为佐药。诸药共奏消食化滞、泻火通便之功。

【**临床应用**】积滞　由乳食不节，损伤脾胃，以致宿食久停，郁滞化热所致，症见厌食，恶心呕吐，烦躁，口渴，脘腹胀满，大便干燥；小儿胃肠功能紊乱见上述证候者。

此外，文献报道还用于小儿便秘的治疗。

【**不良反应**】尚不明确。

【**禁　忌**】尚不明确。

【**注意事项**】1. 脾虚夹积者慎用。

2. 忌辛辣、生冷、油腻食物。

3. 按照用法用量服用，服药3d症状未见改善或服药期间症状加重者，应及时就医。

4. 本品中病即止，不宜长期服用。

5. 丸剂服用前应除去蜡皮、塑料球壳；丸剂可嚼服，也可分份吞服。

【**用法用量**】丸剂：口服。周岁以内一次1丸；周岁以上一次2丸，一日2次。

　　　　　　合剂：口服。3岁以上每次10mL，一日2次。

【剂型规格】丸剂：每丸重1.5g。

　　　　　　合剂：每支装10mL。

药名笔画索引

五画

六画

药名汉语拼音索引